新版

経絡系統治療システム
〈VAMFIT〉

― だれでもできる経絡的治療 ―

木戸 正雄 著

医歯薬出版株式会社

This book is originally published in Japanese
under the title of：

KEIRAKUKEITO CHIRYOSHISUTEMU ⟨VAMFIT⟩

（The Meridian Therapy with VAMFIT：Verification of Affected Meridians For Instantaneous

Therapy）

KIDO, Masao
  Hanada College

© 2024 1st ed.

ISHIYAKU PUBLISHERS, INC.
  7-10, Honkomagome 1 chome, Bunkyo-ku,
  Tokyo 113-8612, Japan

しがみついていいような一般的なガイドラインは存在しない．我々は自分自身で決定しなければならず，我々のやっていくことが正しいのか，誤っているのか，前以て知ることはできない．多分，両方を少しずつ兼ねているのだろう．

—— Werner Heisenberg（1901−1976）——

新版の序

　前版『変動経絡検索法〈VAMFIT〉』が出版されたのは 2003 年（平成 15 年）であった．これまで，鍼灸師，柔道整復師，医師をはじめ，多くの読者に受け入れていただき，増刷が何回もされてきたことは，著者にとって望外の喜びである．読者，および関係者の皆様に心から感謝申し上げる．

　初版発刊から 21 年も経っている現在まで改訂を行わなかったのは，著者の怠慢であると反省しきりであるが，この間に，この書籍で提示した治療システムについての学習・研究の場としての「天地人治療会」が発足し，その学術大会も開催されるようになった．そのテキストとして使用するためにも，読者の理解を助けるためにも，加筆して内容を充実させることが急務となり，新版を出すことになった．なお，これを機に，「変動経絡検索法（VAMFIT）」の名称を改め，「経絡系統治療システム（VAMFIT）」を正式名とする．

　今回の大きな変更点は，「素経脈」についての章が新たに加えられたことである．「素経脈」とは，『黄帝内経』（『素問』刺腰痛篇第四十一）の記載から読み解ける正経十二経の各経脈の隙間を埋めている経脈のことである．経絡系統を用いた治療を行っていくなかで，既存の経脈だけでは対応できない愁訴に遭遇することがある．特に，愁訴部位を直接流れる経絡がない場合である．しかし，このような時も「素経脈」の認識があると容易に解決するため，この臨床的価値は計り知れない．

　その他，「時任奇経」と「VAMFIT－奇経本治法（「新治療システム」改め）」の項など，前回省略してしまった奇経治療の内容についても補足し，十分な説明を加え，臨床に活用できるようにした．

　この本一冊で，経絡系統を実践するに必要十分な内容を網羅しているため，東洋医学的な治療を志す鍼灸師にとって，日常の鍼灸臨床で困ることはないと自負している．

　さらに完成度の高い東洋医学的な治療を目指したい場合には，拙著『天・地・人治療』と併せて読んでいただくと，これまでもっぱら縦系と考えられてきた経絡についての横系としての側面とその運用方法が理解できると思う．

　本書が，鍼灸臨床を学ぶ方や日々臨床に勤しんでいる方のために少しでもお役に立てれば幸いである．また，前版『変動経絡検索法〈VAMFIT〉』に対する様々なご意見をお寄せいただいた方々にも感謝申し上げる．

　2024 年 8 月吉日

　　　　　　　　　　　　　　　　　　　　　　　　　　　　木　戸　正　雄

推薦のことば

　VAMFIT（変動経絡検索法）なることばを初めて耳にしたとき，何か妙な違和感を覚えました．経絡治療を標榜してきた者であれば，漢字で書かれたものにはすぐ順応できますが，横文字で書かれたものには馴染みが薄く，いくら説明を聞いても素直に入っていけないものです．これが初めて木戸先生が経絡治療学会の学術大会で発表されたときの最初の印象でありますが，それ以後学術大会で毎回 VAMFIT による症例解析を発表され，内容の理解が深まると本当の意味で東洋医学に立脚したものであることが納得でき，すばらしい研究であると感心させられました．

　経絡治療は四診（望診・聞診・問診・切診）により決定された証に随い治療を行う随証療法を特徴としています．VAMFIT は経絡治療の診断のうち，とくに難解な切診において威力を発揮します．切診では脈診・腹診・切経などを行い，脈（脈状診・六部定位診）や腹部の拍動・寒熱虚実，経絡上の知覚・温感などから，どの経絡に病変があるかを診断しますが，その診断評価は熟練度によって大きく違ってきます．この切診が，VAMFIT を使うことによって，初心者でもたやすく修得できるのです．

　本書は様々な角度から経絡と経穴の関係を考察しています．背部俞穴と後頸部の関係における新見解を提示し，経脈・経別・絡脈を陰陽一対で総合図化して経絡系統の全体を把握できるようにするなど，今までにない試みが見られます．また，奇経八脈や十二経筋にオリジナルな解釈と運用法を展開し，さらに，天・地・人の三才思想を系統的に治療体系化したことも高く評価できます．これらのまったく新しい手法や理論が，これからの鍼灸界に与える影響は計り知れないことでしょう．詳しい内容は本文を熟読して下さい．

　鍼灸医学は伝統医学であり，長い歴史があります．それゆえに理論が複雑になったり，矛盾が沢山あったりし，体系化することが大変困難な医学です．経絡治療はそんな鍼灸医学にあっても比較的シンプルな診断治療システムといえますが，今回木戸先生が提唱された VAMFIT を導入することで，評価基準がより明確になると期待しています．

　膨大な鍼灸医学をシステム化するために貢献されましたことに感謝いたします．

平成 15 年 7 月 4 日

経絡治療学会

会　長　岡　田　明　三

推 薦 の 序

"豪放と繊細" 今般,『変動経絡検索法』を出版される木戸正雄先生を一言でいえば,冒頭の表現となります. 学校法人花田学園の常勤教員および, 財団法人東洋医学研究所の主任研究員としての職務の傍ら, 少林寺拳法部の顧問を務め, 自身有段者として指導にあたる剛毅かつ心優しいナイスガイです. 人を引き込んでやまない, 魅力に富んだ素晴らしいキャラクターを有し, カリスマ的独特の世界を形成しています.

かねてより, 学生や教職員室での『木戸マジック』なる言葉に, いささか興味をひかれていました. カリスマ性を有する人望なのか, あるいは, マジシャンのように種も仕掛けもありの成せる技なのか, それらを超えた時空の中に在る独特の天才的治療家としての感性なのか, 恐らくそれら全ての上に成り立つ世界なのでしょう. その治療は受ける者をして感動的成果を享受させることとなり, 魅力に取り付かれること請合いです.

学校の教員には, 当然のこととしてまず教育者としての能力のほか, 臨床家としての能力, 研究者としての能力, 担任としてのクラス運営の能力と4つの主だった能力が要求されます. 木戸先生は, それに加え近年, 学校運営の管理職として, まさに八面六臂の活躍をなさっています.

また, 日頃から古典的アプローチの大切さに着眼されていました. その技法が, 学生を初めとし, 多くの臨床家にとって, 普遍的で使いやすい鍼灸診断技術となり得るように, 経絡治療のエビデンスを求め, MRIや超音波を通じての検証等, 研究に没頭され, さらに学校勤務の終了後も, 岩田鍼院の副院長として臨床の研鑽を通じ豊富な臨床経験を重ねられました. そのエネルギーたるや私から見ていても, 驚嘆に値するものです. その源泉はスポーツを通じての強靱な体力と, 明晰な頭脳, さらに物事に対する真摯な取組みから生まれてくるものであると拝察します.

その木戸先生が, 永年に亘る研究成果の集大成として, 今回の上梓をなさったことに心から敬意を表し, 賛辞を呈します.

今回の出版を契機に, さらに経絡治療における普遍的アプローチを追求し, 21世紀における東洋医学の普及発展に貢献されることを祈念し, 推薦の序とさせていただきます.

平成15年7月吉日

財団法人　東洋医学研究所
学校法人　花田学園　日本鍼灸理療専門学校
理事長　櫻 井 康 司

はじめに

　経絡治療学会では「経絡治療」を，すべての疾病を経絡の虚実状態として把握し，それを主に鍼灸でもって補瀉して治癒に導く伝統医術であると定めている．それは経絡治療が古典医学の原典『黄帝内経』（『素問』，『霊枢』）の説く臓腑経絡学説を生命観・健康観・疾病観に則って運用する治療法を目標としているからである．

　この経絡治療を実践するためには，陰陽，五行，気，血，津液，虚実，臓腑，経絡などの基礎理論と病因，病理，病証に精通していなければならないし，高度な診察や治療技術の習得も必要となる．しかし，これを一朝一夕で身につけられるわけではない．

　従来の経絡治療では根本治療を本治法と呼び，それ以外の局所を含む治療を標治法とし，以前から局所に対しては標治法が，全身の調整に対しては本治法が効くといわれてきた．もし，主訴に対しては標治法で対応しているとなれば，治療のうち少なくとも半分を占める施術は個人の経験と力量に任されることになってしまう．この経絡治療のばらつきが流派や個人によって実に様々な治療のバリエーションを生み出すことになった理由でもある．もちろん，先人たち，名人と呼ばれた氏方が本治法のみの刺鍼で満足な効果を得ていたことは私たちも見聞きしてきた．しかし，これはもともと持っている素質と感性，気のパワーが常人とは違う方々ばかりである．では，これらを持ち合わせていない凡人である私たちは標治法の技術をどう身につけていけばよいというのか？

　数多い標治法のバリエーションのなかからどれを選ぶのかも，どの経絡の，どの経穴に，どの順番で，どの程度の鍼を，どういった手技で刺すのか，そしてどこで治療を終了すればいいのかまですべてその施術者の経験と感覚（第六感を含む）に任されているという現状のままでは，愁訴に対応した膨大な数の特効穴や経穴の特性を覚えなければならなくなる．暗記の得意な人にはいいかもしれないが，それが効くという保証はなにもない．効果がなかった場合，次から次へ打つ経穴を変えていくことになり，そんな経穴の特性を暗記したところで労の多いばかりで役に立つとも思えない．

　本治法の技術と標治法の技術をともに向上させるためには何が必要なのだろうか．それはそのどちらにも通用する治療システムを学ぶことである．このシステムは一定の治療指針と指標を示していなければならない．

　私は長年の臨床を通じて古典医学のなかにその答えを見つけた．それは実に単純で明快なことであった．

　つまり，経絡治療の基本に戻り，『黄帝内経』（『素問』，『霊枢』）の臓腑経絡学説を忠実に鍼灸治療に実行していくことである．

　人間の身体は経絡が気血営衛を運行させることによって養われている．この経絡が正常

に働いているかぎり，人体は健常でいられるが，経絡の一つにでも異常が起これば疾病となる．すなわち治療とは，この変動経絡を正すことであり，それがすべての疾病を治癒に導いていく方法なのである．しかし診断が難しいのは，疾患はかならずしも直接その流注経絡や臓腑にあるとは限らず，他の臓腑経絡への波及から現れてくる場合も多いからである．

経絡治療学会では従来からの経絡治療の治療体系の再構築とレベルアップを目標に学際的な研究がなされてきた．これらを整理したものが 1997 年に『日本鍼灸医学』（経絡治療学会）として刊行された．ここではじめて，臓の精気の虚である"基本証"から寒熱が発生して，各臓腑経絡に波及していき愁訴を発現させることから，基本寒熱証に対する補瀉を本治法と呼び，それ以外を寒熱波及経絡の治療を含めて標治法と呼ぶことになった．この臓の精気の虚と各臓腑経絡への寒熱の波及の診断には比較脈診，祖脈診，脈位脈状診が必要である．これらの脈診のなかでもとくに脈位脈状診は高度であり，習得するまでの道程は長い．しかし，本治法と標治法の新しい区分により，一見複雑そうにみえる診断法と治療法がうまく整理されている．区分を一つずつ診断していけば，高度な技術の習得がなくても治療ができるということである．ここが経絡治療のすばらしいところである．

基本証の決定の切り札となる六部定位の比較脈診は，正しい脈診訓練法によって誰でも習得が可能である．基本証の診察ができれば，あとはそこから発生する寒熱がどの経絡に波及しているかを診断すればよいだけであるから，愁訴に関わりの深いところを検索するだけでよい．ただ，変動経絡を見つけたとしても，1 本の経絡上にはいくつもの経穴が並んでいる．どの穴を選択すればよいのか，その経絡の調整は 1 つの経穴でよいのか，あるいは，複数穴を使用するとして何穴打てばよいのか，その手技は何を選択するのか，治療の終了の目安は何にするのか，と迷いは尽きない．実はこれらのことは経験を積むうちに解決するものであるが，経験の少ない者にとって時間が解決するというのはある意味では酷であろう．私は後進への指導のなかで，治療手順が決まっていないと初心者にとって学びにくいことを知り，臨床で確認する作業を積み重ねることで治療手順の原則を確立していった．

そして寒熱波及経絡の最良の検索法，治療法として，私が見つけた答えが「変動経絡検索法」（VAMFIT）である．

すべての疾患は臓の精気の虚から起こるわけであるから，第一に基本寒熱証を本治法として施術することを考え，第二にそこから発生した寒熱の波及部位に対する施術をすることで治療に一貫性ができ，本治法と標治法が別々の独立したものではなく連続した治療法になるのである．

私は，VAMFIT が病の原因になっている経絡の変調を整えるという東洋医学の根底をなす治療法であり，誰にでも簡単に実践できるシステムであると自負している．「難しい

ことを易しく，易しいことを深く，深いことをおもしろく教えないと，人には伝わらない」とは作家永六輔氏の言葉である．本書では，せめて易しく，シンプルにと心掛けた．この書が後学の諸氏や，これから経絡治療を志される諸氏のお役に立てれば望外の喜びである．

　平成 15 年 1 月

木　戸　正　雄

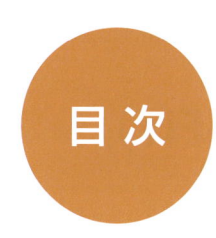

目 次

● 第1章 VAMFIT への導入 …………………… 1

● 第2章 VAMFIT の概説 ……………………… 9

協力：一般財団法人　東洋医学研究所
櫻井康司
岩田一郎
光澤　弘
武藤厚子
白石武昌

イラスト：山本恵美

VAMFITへの導入

1. はじめに

　治療者にとって，高い"患者の満足度"を得ることはもっとも大きな目標の一つであり，その達成によってもたらされる充実感は何ものにも代えがたい．これを得るためには，患者との強い信頼関係を築くことはもちろん，常に主訴の改善が患者にもはっきり自覚できる治療効果をあげていかなければならない．

　現在，鍼灸治療に関する多くの書物が出版されているが，その中には理論だけが先行しているものや，複雑な診断を必要とするもの，膨大な知識や情報量を駆使しなければならないものなどが多い．その習得のためには，それこそ気の遠くなるような時間をかけなければならない．

　いくら理論と治療効果がすばらしい治療法でも，その理論が難解，あるいは診断が複雑であれば，学問的価値はともかく，実際の臨床では使えないし，一般の治療家や患者にとって実用的なものとはいえない．

　優れた治療システムは愁訴に対して高い改善度をもっていることはもちろんのこと，診断法，治療法ともに運用がシンプルなものでなければならない．

　私たちは長年にわたり強い治療パワーをもった治療システムの構築を目指し，臨床と研究に努めてきた[1-12]．

　そのなかでも「経絡系統治療システム」（VAMFIT：Verification of Affected Meridians For Instantaneous Therapy）は治療効果が高く，初心者にでも簡単に運用できる理想的な治療システムであり，これは私が試行錯誤の末，臨床を通して古典医学に基づき構築した治療法である．VAMFITという名称は東海大学医学部の白石武昌助教授により命名されたもので，1993年の東洋療法学校協会学術大会[12]ではじめて運用法と治療効果を提唱して以来，経絡治療学会学術総会や経絡治療誌においてその実践と症例を

報告してきた[9-12]．なお，これまで治療の名称を「変動経絡検索法（VAMFIT）」としてきたが，「経絡系統治療システム（VAMFIT）」と改めた．

　本書では東洋医学でみられる難しい内容の記述は避け，できるだけ平易に VAMFIT の理論と運用法を，学生にでも実践できる初歩から，少し深い内容を含んだ段階までを順を追って紹介することにした．治療手順が決まっていないと初心者にとっては学びにくいことから，第4章までは VAMFIT 治療手順の原則を示した．そして第5章以降では少し高度になるので，施術者の力量にあった治療ができるように，あえて細かい治療手順は記述しなかった．高度になればなるほど，施術者の能力や力量に任さなければならないことが多くなってくるからである．

　この本に記載されている内容を日々の臨床のなかで活用していけば，鍼灸治療の初心者でも VAMFIT 運用の治療レベルをステップアップしていくことができるので，正経十二経だけではなく，別行の正経（十二経別）や別絡（十八絡脈）あるいは奇経（奇経八脈），さらには経筋（十二経筋）の変動などにも十分対応できるようになっていくはずである．

2. VAMFIT の簡単体験

　最初に，私が鍼灸学校の学生に，経絡の初歩的な運用による遠隔部刺鍼によって頸部の愁訴が瞬時に変化することを体験，実感させることを目的に鍼灸実技授業で指導している方法を紹介しておく．実はこれが VAMFIT 運用時にファーストチョイスになる診断確認穴（パイロット鍼）を見つける方法でもある．VAMFIT についてはじめての方には，これから本格的に VAMFIT を運用していくうえで大切なことなので，ぜひ近くの人に協力を得て試してみることをおすすめする．

＜頸部の痛みやつっぱり感を瞬時に取る＞

〔用意するもの〕

　綿花と消毒用アルコール

　寸3～寸6（40～50mm），1～3番（16～20号）のステンレス鍼または銀鍼を2本．あるいはセイリンジュニアのような円皮鍼でも可．その他，マグネット，金粒，銀粒などでも代用可能．

〔患者の愁訴を確認〕

　患者の愁訴とその程度を必ず記録しておく．愁訴の程度の記録は，はじめのつらさを visual analogue scale（VAS）などに記入させておくとよい．患者にこれといった愁訴がない場合でも，よく調べてみると肩こりがあることや，腰部の志室穴付近に圧痛が出現していることが多いので，そのこりの硬さや圧痛の程度を確認，記録する．

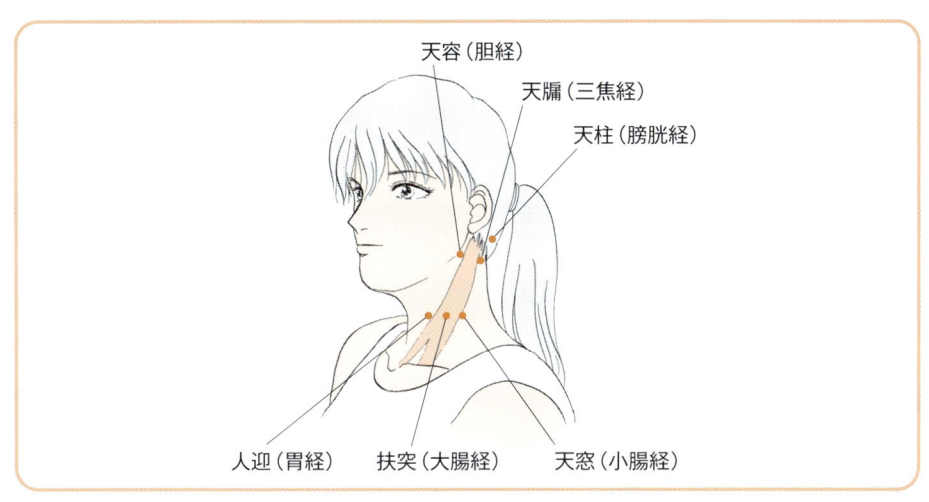

天容（胆経）
天牖（三焦経）
天柱（膀胱経）

人迎（胃経）　　扶突（大腸経）　　天窓（小腸経）

● 図 1-1　頸入穴 ●

表 1-1　頸部診断穴と治療経絡・経穴

診断穴	治療経絡	絡穴	下合穴
人　迎	足の陽明胃経	豊　隆	足三里
扶　突	手の陽明大腸経	偏　歴	上巨虚
天　窓	手の太陽小腸経	支　正	下巨虚
天　容	足の少陽胆経	光　明	陽陵泉
天　牖	手の少陽三焦経	外　関	委　陽
天　柱	足の太陽膀胱経	飛　揚	委　中

〔診　断〕

　患者の主訴にかかわらず，頸部をゆっくり左右に回旋させて，痛みや不快感，つっぱり感，ひきつれ感が左右のどちらに出現するか確認する．その出現部位が6つの頸部の診断穴，すなわち頸入穴（図 1-1）のうち，どれに相当するかを診断する．治療経絡は頸入穴から表 1-1 を参照し，決定する．痛みや不快感が出現しない場合は，患者を仰臥位にして，頸部を施術者の指腹で触診しながら，こりや圧痛の出現が最も顕著な穴を頸入穴の中から検索する．

　ここで注意をしたいのは，現代の経穴学では，手の太陽小腸経に属している "天容" が足の少陽胆経に配当されているという点である．

〔頸部診断穴（頸入穴）と取穴部位〕（図 1-1）

人迎：喉頭隆起の高さで胸鎖乳突筋の前，総頸動脈の拍動部．

　　　「任脈側之動脈」（『霊枢』本輸篇第二）[13]

　　　「頸側之動脈．在嬰筋之前」（『霊枢』寒熱病篇第二十一）[13]

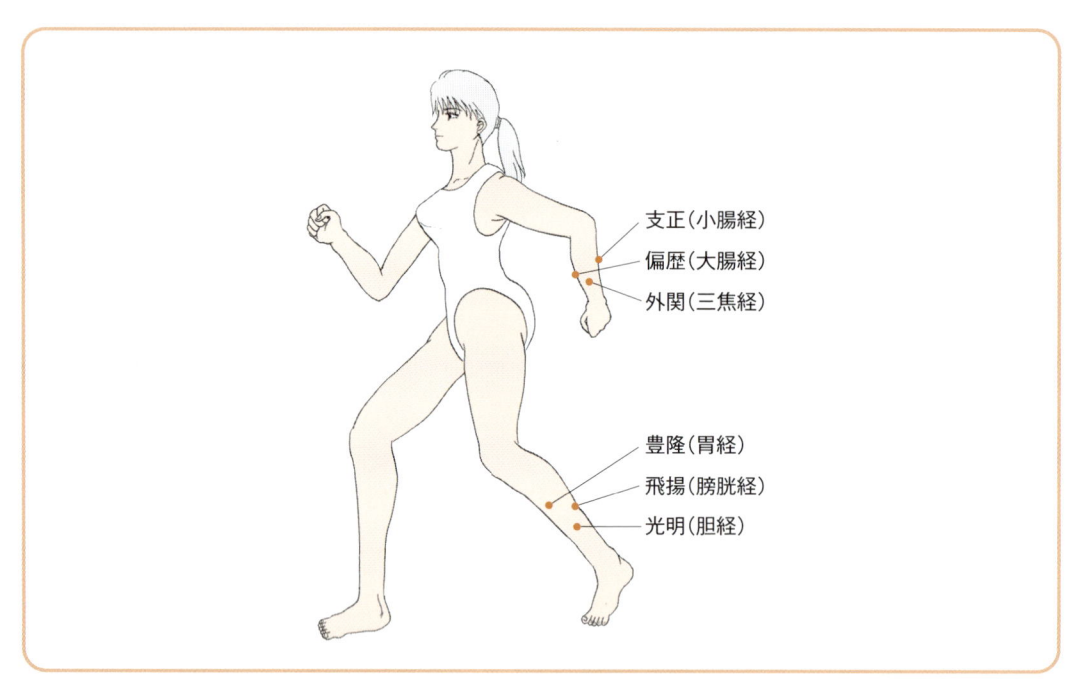

支正(小腸経)
偏歴(大腸経)
外関(三焦経)

豊隆(胃経)
飛揚(膀胱経)
光明(胆経)

● 図 1-2　絡穴 ●

　　　「一名天五會．在頸大脉．動應手．俠結喉」(『鍼灸甲乙経』)[14]

扶突：喉頭隆起の高さで胸鎖乳突筋の中央．

　　　「在其腧（人迎穴）外．不至曲頰一寸」(『霊枢』本輸篇第二)[13]

　　　「在人迎後一寸五分」(『鍼灸甲乙経』)[14]

天窓：喉頭隆起の高さで胸鎖乳突筋の後縁．

　　　「一名窓籠．在曲頰下．扶突後．動脈應手陷者中」(『鍼灸甲乙経』)[14]

天容：下顎角の後縁．

　　　「在耳曲頰後」(『鍼灸甲乙経』)[14]

天牖：天柱穴と天容穴の間で，完骨穴の直下．

　　　「在頸筋間．缺盆上．天容後．天柱前．完骨後．髪際上」(『鍼灸甲乙経』)[14]

天柱：瘂門穴の高さで，僧帽筋外縁の後髪際．

　　　「挟項大筋之中髪際」(『霊枢』本輸篇第二)[13]

　　　「在俠項後髪際．大筋外廉陷者中」(『鍼灸甲乙経』)[14]

〔診断確認穴（絡穴）と取穴部位〕(図 1-2)

豊隆：下腿の前外側．外果の上 8 寸の条口穴の外，一筋を隔てた陥凹部．

　　　「去踝八寸」(『霊枢』経脈篇第十)[13]

　　　「在外踝上八寸下廉胻外廉陷者中」(『鍼灸甲乙経』)[14]

偏歴：前腕の後橈側．手関節横紋から上 3 寸（陽渓穴から曲池穴に向かい 3 寸）．

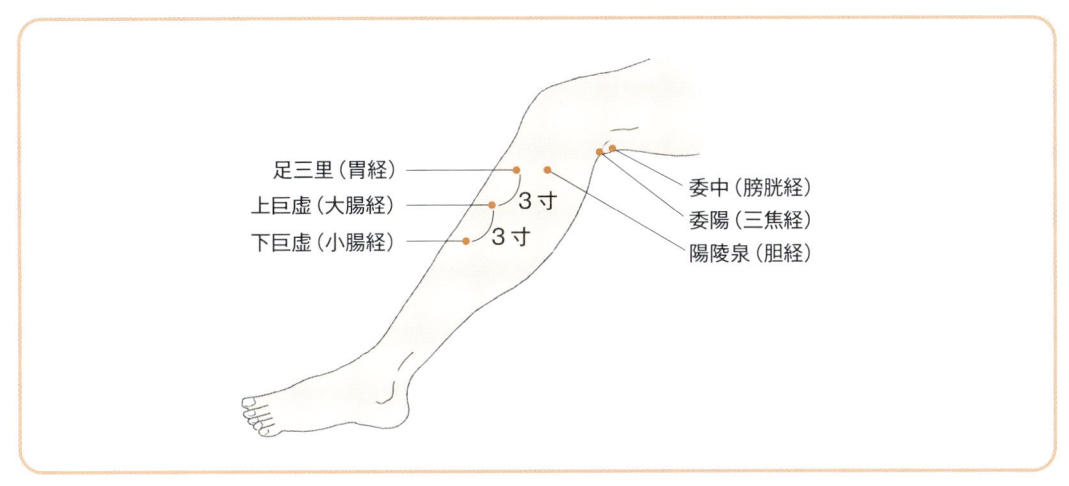

● 図 1-3　下合穴 ●

「去腕三寸」（『霊枢』経脈篇第十）[13]

「在腕後三寸」（『鍼灸甲乙経』）[14]

支正：前腕の後尺側．手関節横紋から上 5 寸（陽谷穴から小海穴に向かい 5 寸）．

「上腕五寸」（『霊枢』経脈篇第十）[13]

「在肘後五寸」（『鍼灸甲乙経』）[14]

光明：下腿の外側．外果の上 5 寸．

「去踝五寸」（『霊枢』経脈篇第十）[13]

「在足外踝上五寸」（『鍼灸甲乙経』）[14]

外関：前腕の後側．手関節横紋（陽池穴）から上 2 寸．尺骨と橈骨の間．

「去腕二寸」（『霊枢』経脈篇第十）[13]

「在腕後二寸陥者中」（『鍼灸甲乙経』）[14]

飛揚：下腿の後外側．外果後方の崑崙穴の上 7 寸．

「去踝七寸」（『霊枢』経脈篇第十）[13]

「在足外踝．上七寸」（『鍼灸甲乙経』）[14]

〔治療穴（下合穴）と取穴部位〕（図 1-3）

足三里：下腿の前外側．膝蓋骨下縁と脛骨上端の間．犢鼻穴の下 3 寸．

「下膝三寸也」（『素問』鍼解篇第五十四）[13]

「在膝下三寸．胻外廉」（『鍼灸甲乙経』）[14]

「取之三里者，低跗」（『霊枢』邪気蔵府病形篇第四）[13]

上巨虚：下腿の前外側．足三里穴から解渓穴に向かい 3 寸．犢鼻穴の下 6 寸．

「復下三里三寸」（『霊枢』本輪篇第二）[13]

「在三里下三寸」（『鍼灸甲乙経』）[14]

「取之巨虚者，挙足」（『霊枢』邪気蔵府病形篇第四）[13]

下巨虚：下腿の前外側．足三里穴から解渓穴に向かい 6 寸．犢鼻穴の下 9 寸．

「巨虚者，蹻足箭独陥者．下廉者，陥下者也」（『素問』鍼解篇第五十四）[15]

「復下上廉三寸」（『霊枢』本輸篇第二）[13]

「在上廉下三寸」（『鍼灸甲乙経』）[14]

「取之巨虚者，挙足」（『霊枢』邪気蔵府病形篇第四）[13]

陽陵泉：下腿の外側．腓骨頭の前下方の陥凹部．

「陽之陵泉，在膝外陥者中也．為合．伸而得之」（『霊枢』本輸篇第二）[13]

「陽陵泉者，正竪膝予之斉，下至委陽之陽取之」（『霊枢』邪気蔵府病形篇第四）[13]

「在膝下一寸．箭外廉陥者中」（『鍼灸甲乙経』）[14]

委陽：膝窩横紋の外端，大腿二頭筋腱の内側．

「三焦下腧，在于足大指之前，少陽之後，出于膕中外廉．名日委陽」（『霊枢』本輸篇第二）[13]

「取之委陽者，屈伸而索之」（『霊枢』邪気蔵府病形篇第四）[13]

「三焦下輔兪也．在足太陽之前．少陽之後．出於膕中外廉両筋間．扶承下六寸」（『鍼灸甲乙経』）[14]

委中：膝窩横紋の中央．

「膕中央．為合．委而取之」（『霊枢』本輸篇第二）[13]

「委中者，屈而取之」（『霊枢』邪気蔵府病形篇第四）[13]

「在膕中央．約文中動脈」（『鍼灸甲乙経』）[14]

〔施　術〕

　治療経絡が決定したら，痛みやつっぱり感が出現した頸部には手を触れずに，その治療経絡の手足にある絡穴に切皮置鍼する．鍼がない場合は，指で軽く触れるだけでもよい．この場合，重要なことは検索された頸入穴と同側のみに施術することである．すなわち，頸部の愁訴が左にあれば左の絡穴を，右にあれば右の絡穴を取る．

〔判　定〕

（1）切皮置鍼した鍼，あるいは触れた指をそのままにして，もう一度頸部をゆっくり左右に回旋させて，痛みや不快感，つっぱり感，ひきつれ感の軽減を確認させる．もし軽減がみられない場合は，刺鍼した絡穴の位置や反応をチェックして，誤りがなければ，もう一度はじめから検索をやり直す．頸部の愁訴の消失がみられたら，そのまま 10 分間置鍼した後，抜鍼して終了となる．この置鍼時間を利用して刺鍼部位のすぐ傍に半米粒大の灸を 3 壮程度してもよい．

（2）絡穴刺鍼で，頸部の愁訴軽減が認められたにもかかわらず，まだ消失していない場合は，下合穴に切皮置鍼を追加する．この刺鍼で頸部愁訴が絡穴刺鍼時以上の軽減

か消失が認められたら，10 分間置鍼して終了する．万一，愁訴が増悪したなら，ただちに下合穴の抜鍼をすること．

（3）軽症であれば，患者の頸部愁訴の消失と同時に他部位における愁訴も軽減してくるので，その確認も行う．愁訴のはっきりしなかった場合は，刺鍼前に確認した肩のこりや，腰部，志室穴付近のこりの硬さや圧痛の程度が刺鍼後でどのように変化したかを確かめる．頸部の状態の改善は全身に好影響を与えることがわかる．

（4）これらのことは，鍼灸を使用せず，指圧などの手技療法を行うことでも確認することができる．

〔補　記〕

（1）患者の愁訴の部位が明確な場合は，その愁訴部位を通過する経絡を診断し，それをファーストチョイスの変動経絡としなければならない．痛みやつらい部位があると，そこが気になって他の部分に意識がいかない．そのために頸部での運動障害や愁訴がみえにくくなって，頸部での診断が明確ではなくなるからである．このような場合も，症状が軽くなってくれば頸部での診断がはっきりしてくるものである．

（2）愁訴の優先順位は，①自発痛（なにもしなくても痛い），②運動時痛（ある動作を行うと痛い），③運動時違和感（ある動作により，ひきつれ感やつっぱり感が誘発される），④圧痛（圧されると痛い），⑤硬結や凹み（圧痛を伴わない触診異常部）の順とする．

（3）愁訴部位に複数の経絡が循行していて経絡の特定に迷う場合は，疑わしい頸入穴に対し順に圧迫を加えていって，愁訴の軽減する穴を検索すればよい．たとえば，腰痛の場合であれば腰部の圧痛や，仰臥位で立てた膝をゆっくり左右に倒したとき，腰部に出現してくる痛みや不快感，つっぱり感を指標にして，それが消失あるいは軽減する頸入穴を探せばよいのである．

　　臨床上，治療者が変動経絡の特定に迷うのは，愁訴部位がはっきりしない場合や愁訴部位がはっきりしていてもそこに多くの経絡が交雑している場合なので，確実に変動経絡を見つけ出せる VAMFIT の有用性がおわかりいただけると思う．

（4）寒熱の波及がある経絡の変動はそのまま愁訴として現れるので，陽経に寒熱波及が起こりやすいことからも，陽経への刺鍼が表面上の愁訴を取るのには有効な手段となる．もちろん，本治法ともなる陰経の重要性については後述する．

（5）学生たちのなかにも，経絡に大きな歪みがあったり，複数の経絡に変動のある人もいる．そういう人は単純な学生同士の実技では著効をあげることは難しい．教員や指導者がデモンストレーションとして，このような学生を前に出して，次章から詳述する VAMFIT を運用することで，著効例を示すことができれば説得力が倍増する．

このような誰にでもできる簡単な診断と施術で，切皮による刺鍼の効果とVAMFITの利便性を実感していただけたはずである．頸部の穴と，絡穴や下合穴との間の密接な関連を治療に運用できるということは，経絡の存在とその治療理論を支持するものであると同時に，それぞれの経絡に対応するエリアが各部位に存在し，また各エリアはそれぞれ経絡の操作に必要な情報をもっていることを示している．

頸部には身体の変調が現れやすいだけでなくすべての陽経の重要穴が存在し，その経絡反応が検出しやすい部位でもあることや，内臓疾患を含む全身における治療効果が，頸部の筋緊張やその弛緩という変化で判定できることからも，この部位は診断部位としてきわめて有用であることが示唆される．

これら頸部の穴が診断点および治療点としての重要な役割を担っているというその根拠は，私たちの臨床現場における多数の患者の症例が示しており，また中国古典のなかにも記載されている．

第2章

VAMFIT の概説

1. 経絡の調整ですべての疾患を治療できる

　鍼灸医学のなかでもっとも重要な基礎概念が臓腑経絡である．この理論は陰陽論と五行説を基礎として発展してきたもので，鍼灸医学の原典である『黄帝内経』（『素問』,『霊枢』）の時代にはすでに完成されていた.

　『黄帝内経』（『素問』,『霊枢』）には，経脈について次のように記載されている.

　　『素問』三部九候論篇第二十「経の病なる者は，其の経を治す．孫絡の病なる者は，其の孫絡の血を治す．血病にして身に痛みある者は，其の経絡を治す」[16]

　　『素問』宝命全形論篇第二十五「人に十二節あり．……（中略）……十二節の理を知る者は，聖智も欺くこと能わざるなり」[16]

　　『霊枢』経水篇第十二「経脈は，血を受けてこれを営す」[13]

　　『霊枢』経脈篇第十「経脈なる者は，能く死生を決し，百病を処し，虚実を調うるゆえんにして，通ぜざるべからず」[13]

　　『霊枢』経別篇第十一「夫れ十二経脈なる者は，人の生ずるゆえん,病の成るゆえん,人の治するゆえん，病の起こるゆえんなり．学の始まる所，工の止むる所なり」[13]

　　『霊枢』本蔵篇第四十七「経脈なる者は，血気を行らして陰陽を営み，筋骨を濡し，関節を利するゆえんの者なり」[17]

　　『霊枢』禁服篇第四十八「凡そ刺の理は，経脈を始めと為し，其の行る所を営み，其の度量を知る．内は五蔵に刺し，外は六府に刺し，審らかに衛気を察し，百病の母と為す．其の虚実を調うれば，虚実乃ち止み，其の血絡を写すれば，血尽きて殆うからず」[17]

　このなかでもとくに，以下の2つの篇の記載のなかには経絡の重要性が強調されている.

　　『霊枢』経別篇第十一「十二経脈は人体の重要な構成要素であり，人体の生存，疾

病の形成，人体の健康維持，疾病の治療などすべてと密接に関連している．だから，医学を学ぶ者は，まず，第一に十二経脈から学びはじめるべきである．治療師は十二経脈を十分に掌握してこそ，はじめて一人前といえるのだ」[13]

　『霊枢』禁服篇第四十八「およそ鍼灸で病気を治す道理を把握するためには，まず経脈を熟知し，経脈の運行する方向を知り，そして，その長短と各経ごとに気血がどれくらいあるかの差異を知らなくてはならない．病が内側にある場合は五臓に所属する経脈に鍼を刺し，病が外側にある場合には六腑に所属する経脈に鍼を刺し，同時に衛気の変化をよく調べるべきである．衛気は人体において防衛作用を果たしているから，衛気が異常を起こすと，邪気が衛から入り，百病がそれによって生じることになる．実の状態であればそれを瀉し，虚の状態であればそれを補す．その虚実をよく調え，補瀉が当を得ていれば，虚実による病変の進行を停止させることができる．病が血絡にある場合には，刺絡法を用いてその血絡を瀉し，邪血をことごとく取り去れば，病状は好転する」[17]

　古代中国では，経絡は気血営衛の運行する通路と考えられていた．気血営衛は経絡の内外を循ることによって全身に流布され，人体の各部を連結し，人身と五臓六腑を養っている．また，臓腑の気は経絡によって全身に運ばれ，臓腑の状態も経絡に現れる．この経絡が正常に機能していれば人体も健常でいられるが，どこか一つの経絡にでも異常が起これば疾病となる．したがって，この異常経絡を正すことがすべての疾患に対する治療となるのである．すなわち，VAMFIT は特殊な方法ではなく，この鍼灸医学の原典ともいうべき『黄帝内経』（『素問』，『霊枢』）の理念に則（のっと）った，病の原因になっている経絡の変調を整えるという東洋医学の基本ともいうべき正当治療法だといえる．

　臨床上は，病は直接その流注経絡や臓腑にあるとは限らないし，ほかの臓腑経絡からの波及によって現れてくる場合も多い．つまり，東洋医学的に完全な全体治療をするためには，東洋医学の基礎理論と病因，病理，病証に精通し，それを運用できる高度な診察，治療技術の習得が必要となる．毎日の治療は，全力を傾注してさえいれば，その時点での施術者の力量で行えばいいわけで，あとは努力と研鑽を怠らなければ次第に臨床技術は向上し，患者数も増えてくるものである．しかし，いたずらに年数だけを重ねても，その学習ベクトルが間違っていれば，努力が無駄になってしまうこともある．ここに臨床に則（のっと）ってシステム化された治療法を学ぶことの重要性とその意義が生ずるわけである．

　「経絡治療」は東洋医学的な全体治療を目指した，日本でも伝統ある治療システムの一つである．だから，初心者は初心者なりの，上級者は上級者なりの，名人は名人なりの治療ができるのである．

　『日本鍼灸医学（経絡治療・基礎編）』は経絡治療を「経絡治療とは，すべての疾病を経絡の虚実状態として把握し，それを主に鍼灸でもって補瀉して治癒に導く伝統医術であ

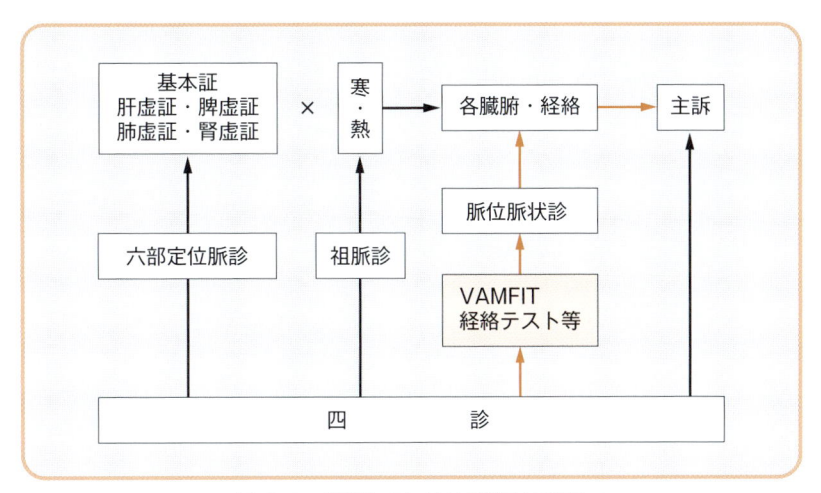

● 図 2-1　経絡治療における診察の流れ ●

る」[18] と定義している.

2. 経絡治療における診断 （図 2-1）

　経絡治療の"基本証"は肝虚証（血の不足），脾虚証（気・血・津液の不足），肺虚証（気の不足），腎虚証（津液の不足）の４つであるが，そこから寒または熱が発生して，各臓腑経絡に波及していき，主訴を発生させる [18,19]．これらの診断には四診法（望診・聞診・問診・切診）のすべてを用いるが，そのなかでも切診の一つである脈診がとくに重視されていることから，おもに基本証は六部定位脈診，寒熱証は祖脈診，寒熱を受けた臓腑経絡は脈位脈状診によって立証されている.

　患者の主訴となるのは，寒熱の波及部分である場合が多いことから，ここの診断が正確かどうかで治療効果に大きな差が生じる．しかし，難しいといわれる脈診のなかでも，脈位脈状診はとくに高度な技術が要求されるため，初心者が運用するには無理がある．前章ですでに述べたように VAMFIT はこの診断を誰にでも簡単にできるようにシステム化したものである.

3. 本治法と標治法 （図 2-2）

　経絡治療では病を根本から治療する方法，すなわち基本寒熱証に対する補瀉を**本治法**と呼び，それ以外の治療を**標治法**という．そのうち標治法は愁訴ならびに症状の発現している部位の支配経絡や特効穴を利用して遠隔部から操作する方法（遠隔治療）と，患部に直接施術する方法（局所治療）に大きく分けられる．この本治法と標治法については，従来

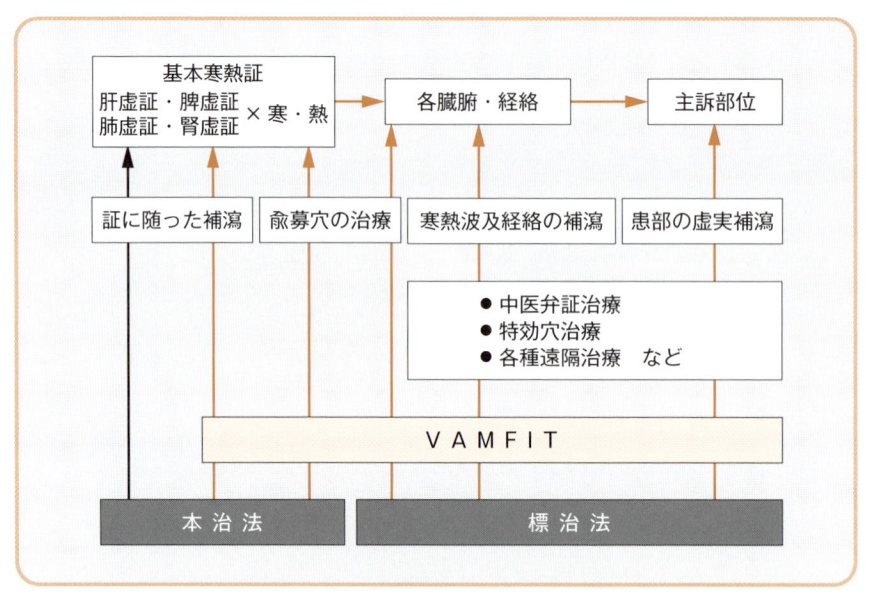

● 図2-2　経絡治療の本治法・標治法 ●

から「主訴に対しては標治法，全身の調整に対しては本治法」[20] などといわれてきた．これは経絡治療が本治法，つまり体質改善をも含めた全身の調整，根本治療に比重をおいてきたために，主訴に対しては標治法で対応しているとの誤解を生んだものと考えられる．経絡治療の本来の主旨として，岡部素道氏は随証療法の重要性とともに「一経のみの疾患もあるが，通常他の経絡と連関して症候があらわれることが多い」[21] と相生相剋理論を運用して経絡全体の調整の必要性を説いている．

　確かに，主訴の緩解も含めて，本治法のみでは対応できない症状・疾患があることは事実ではあるが，臨床上，正しく証を立てて本治法をしっかり行うことで，主訴が消失する患者に遭遇することもまれではないことをここでは強調しておきたい．しかも，本治法と標治法の区別は厳密にはつけがたく渾然一体となっていて，寒熱波及経の治療までを本治法に加える考え方もある [19] ことを考慮すると，本治法だけでほとんどの症状・疾患に対応可能となるわけである．

4. 主訴をとるのには寒熱波及経絡への施術が有効

　狭義の本治法の対象となっている基本証は精気の虚であるから，それだけで症状が起こることはほとんどない．主訴になるのは，これら精気の虚に何らかの病因が加わり，それぞれが蔵している気，血，津液も虚すことによって発生する寒や熱の波及を受けた経絡，すなわち変動経絡である．この変動経絡の流注部位が患部となるのである．このことから，主訴をとることだけを目的にするのであれば，直接主訴に関連している，変動のある経絡

だけの施術で事足りるのである.

　VAMFIT はこの変動経絡の調整を目的とした方法であり，すべての疾患は臓の精気の虚から起こるという古典病理学の考え方から，基本寒熱証に対する施術を本治法として行うことを優先して考え，そこから発生した寒熱の波及部位に対する施術ということになる. その診断と治療はあくまでも本治法と両輪とすることに意義があるのだが，その治療方式は標穴治療すなわち，本治法補助穴としての兪募穴の治療を含んでいる. もちろん，基本証から発生した寒熱が波及している経絡の五行特性を利用することにより本治法への運用も可能である.

5. 動作に対応して変動経絡が決定できるか？

　治療するべき変動経絡はどのようにすれば，見つけることができるのか？

　向野義人氏は身体の動きの分析と経絡の流注から，異常経絡を見つける独自の方法論を展開，「経絡テスト」として提唱している [22]. また，『霊枢』雑病篇第二十六は「項痛みて俛仰すべからざるは足の太陽を刺し，顧るべからざるは手の太陽を刺すなり」[13] と，項が痛み，うつむいたりあおむいたりできないときには足の太陽膀胱経の刺鍼，首が回旋できないときは手の太陽小腸経の刺鍼を指示している.『霊枢』をはじめ古典のなかにはこのように制限のある動作に対応して施術すべき経絡を指示した記載が多くある.

　私の経験でも，首が左右に回旋できない場合，小腸経で愁訴の改善がみられることは少なくなかった. しかしながら小腸経に何の反応もないときはまったく無効か，むしろ増悪することのほうが多いことを経験している.

　私はこれらの臨床経験を通して以下のような疑問が湧いてきた.

　首が回旋できないときは小腸経！とは決め付けないほうがよいのではないだろうか？

　小腸経の場合が多いと考えるべきではないのか？

　同じ動作痛に対しても効果のある経絡が異なるのはなぜか？

　頸部のなかでもその部位（この場合，site でなく region の意）によって支配経絡が異なるのはどういう理由があるのか？

　なぜ『霊枢』の根結篇第五や本輪篇第二は，要穴でもない頸部の経穴に四肢の要穴と同等の価値を与えているのか？

　各部位の異常に対し，その支配経絡が治療対象となるのは経絡学説が完成していたこれら古典時代には当然のことだったのではないだろうか？

　ちなみに「経絡テスト」では，「頸の右方への回旋は左頸部側面の大腸経に負荷がかかる動作とみなされ，最大回旋では左鎖骨下の肺経に負荷がかかり，症状が誘発されれば大腸経と肺経が治療対象となる. ただし，肺経刺激の効果のないときは小腸経も治療対象と

なる」[22] とされていて小腸経がファーストチョイスにはなっていない.

　ふたたび,「治療すべき変動経絡はどのように決定すればよいのか」と問う.

6. 頸部を診ることが全体を診ることである

　私は,身体運動の関節可動域表示部位[23] のなかで,頸部だけが経絡的にすべての陽経脈の通過する部位であることや,頸部の圧痛やこりおよび,筋肉の硬さがすぐに変化することなどを多く経験するなかで頸部に注目するようになった.頸部は身体の変調が現れやすく,診断がとくに容易な部位でもあることや,全身における治療効果が頸部の筋緊張度の変化を指標にして判定できることを知った.具体的には,刺鍼が本治法の証に合っているときは頸部にある筋肉が緩むと同時に,身体中の筋肉が弛緩して手足が暖かくなって眠くなってくるのに対し,証が間違っているときは頸部の筋肉が硬くなり,身体全体の筋肉も張ってきて,眠るどころかとてもじっとしていられず落ちつかなくなってしまうものである.このように身体全体の変化が頸部の変化と連関していることから,頸部を全身の診断部位として治療効果の判定に利用することがいかに有用であるかがわかる.

7. 変動経絡が運動障害を起こす

　筋肉がひきつれたり,運動が円滑にできないということは,筋を主る肝が深く関係していることはもちろんであるが,『霊枢』本蔵篇第四十七の「<u>経脈者,所以行血気而営陰陽,濡筋骨,利関節者也.衛気者,所以温分肉,充皮膚,肥腠理,司関闔者也.……(中略)……是故血和則経脈流行.営覆陰陽,筋骨勁強,関節清利矣.衛気和則分肉解利,皮膚調柔,腠理緻密矣</u>」[17] の記載によると,正経十二経いずれの経脈の変動からでも起こると考えられている.すなわち,営衛の気と精神の正常活動によって健康状態が保持されるのであるから,営気を巡らす経脈が一つでも運行障害を起こせば,筋肉がひきつれたり,運動が滑らかにできなくなるわけである.

　その気血の運行障害を起こしている経脈が変動経絡である.

8. 頸部で全経絡の診断ができる

　私は頸部運動による筋肉のひきつれや,痛みの出現がほとんどの患者にみられることから,この運動障害を起こす原因が頸部に循行している経絡のいずれかにあると考えた.そしてこの部をすべての陽経が通過することから,頸の回旋時に出現する痛みやつっぱり感が頸部のどのエリアにあるかという分類で異常経絡を決定することにより,実際的でばら

つきのない治療効果をあげることができることに気が付いた．しかも，頸部の異常を指標に施術すると，身体の他部位の愁訴，たとえば，肩こりはもちろん，肩関節痛や膝関節痛，腰痛，頭痛，腹痛などの症状も同時に改善されることが少なくないことを発見するに至り，頸部は身体を投影する小宇宙で，全身を診ることのできる窓であると考えるようになったのである．その考えは日々の臨床や実験研究を通して確信に変わっていった．

　これらの経験から，『霊枢』の根結篇第五 [13]，本輪篇第二 [13] および衛気篇第五十二 [17]（第3 章表 3-1〜3-4）に基づいた診断法および，治療法をシステム化したものが VAMFIT である．これは頸部にある経穴を診断点として寒熱波及経絡の検索を行う方法であり，この寒熱が波及している臓腑経絡の支配領域が，患者が愁訴を訴える部位にほかならないことから，患者の愁訴改善に直接関わりをもつ治療法であるといえる．さらに臨床を重ねていくうちに，頸部の経穴は陽経のみならず，陰経との関連もあると考えなければ説明できない現象に多く遭遇するようになった．『霊枢』経脈篇第十にある正経十二経の流注で頭部に進入するのは，陽経はすべてであるが，陰経では手の少陰心経と足の厥陰肝経だけとなっている．残りの四つの陰経は本当に頭部とは関わりがないのだろうか．たとえば肺経が頭部まで影響するということは臨床上，患者の咽頭痛や後頭痛などの頭部の訴えが肺経への施術で消失する場合があることからも明白である．また，『鍼灸大全』や『鍼灸聚英』に記されている有名な四総穴では「頭項尋列缺」と頭や項の部位にある疾患は肺経の列欠穴で治療することになっている．これは列欠穴が任脈の総穴だということだけでは説明できない．列欠穴が肺経の絡穴であることから，肺経の気が頸部や頭を循行していると考えなければならない．

　『黄帝内経』（『素問』，『霊枢』）の各篇に目を向けてみると，このことに関して重大な記載のあることがわかる．

　『素問』五蔵生成篇第十に「諸脈なる者は，皆目に属し（五臓六府の精は十二経脈を通じてみな目に注ぐ）」[16] とあることや，『霊枢』邪気蔵府病形篇第四の「首面と身形と，骨に属し筋に連なり，血の気に合するに同じきのみ．……（中略）……十二経脈，三百六十五絡，其の血気皆面に上りて空竅に走る（頭部と全身各所は，みな筋骨で支えあい関連しあっている．と同時に，血気の循行によって栄養を供給されている．……（中略）……人体の十二の経脈，三百六十五の絡脈の血気は，みな上って顔面に注ぎ，七竅に流れています）」[13] や『霊枢』脈度篇第十七にある「五臓は常に内より上七竅を関するなり．故に肺気は鼻に通じ，肺和すれば則ち鼻能く臭香を知る．心気は舌に通じ，心和すれば則ち舌能く五味を知る．肝気は目に通じ，肝和すれば則ち目能く五色を弁ず．脾気は口に通じ，脾和すれば則ち口能く五穀を知る．腎気は耳に通じ，腎和すれば則ち耳能く五音を聞く（五臓の精気は，常に体内より上って顔面の七竅に通じています．肺気は鼻に通じているので，肺の機能が調和していれば，鼻は臭香を嗅ぎ分けることができます．心気は舌に通じてい

るので，心の機能が調和していれば，舌は五味を弁別することができます．心気は舌に通じ，肝気は目に通じているので，肝の機能が調和していれば，目は五色を見わけることができます．脾気は口に通じているので，脾の機能が調和していれば，五穀の滋味を味わうことができます．腎気は耳に通じているので，腎の機能が調和していれば，腎は五音を聞きわけることができます）」[13] の記載は，頸部は陽経だけでなく，陰経をも含めた十二経脈すべての気が通過する部位でもあることを裏付けている．また，『霊枢』経別篇第十一にあるように，正経十二経から分岐する別行である十二経別の流注もすべて頸部を循行して，正経十二経の陰陽表裏の連結を強めている．奇経八脈や十二経別における頸部の重要性と運用は第5章で後述するが，帯脈を除くすべての奇経八脈の流注もまた頸部を循行する．

　『霊枢』四時気篇第十九や禁服篇第四十八には人迎気口脈診の記載がある．この人迎は頸部の頸動脈拍動部，気口（寸口）は手首肺経上の橈骨動脈拍動部を指しており，気口では陰を，人迎では陽の状態を診るとしている．具体的にはその部位での脈の大小の比較で，陰経の場合の虚証は気口が人迎よりも小さく，実証では気口が人迎よりも大きい．陽経の場合は逆に虚証で気口が人迎よりも大きく，実証で気口が人迎よりも小さくなる．すなわち気口と人迎での脈の大きさを比較することで，手足の三陰三陽，十二経脈すべてが診断可能となっている．『難経』の時代になると，気口のみの診断となり，手首の肺経に集まる経気を伺うことで十二経脈すべての診断を行えるようになる．このことを裏返せば，もう片方の脈診部位である頸部にもすべての経絡の経気が集まると考えられる．

　これらのことは，頸部に全経絡の虚実の状態が発現することと，その診断により，変動経絡の検索と治療が可能であるということの古典文献的な裏付けとなる．

9. 頸部は気街としても最重要部位である （図2-3）

　人間の身体の三才が天・地・人である．

　人体を天・地・人（上部・下部・中部）に区分してみた場合，天は「頭」・地は「下肢」・人は「体幹（胸と腹）」にあたる．つまり頸部は天と人の境界，鼠径部は人と地の境目にあたる．『霊枢』衛気篇第五十二では人と地の間を気街の代表例として強調するためかとくに"気街"（気衝穴）と呼んでいる．頭，下肢が体幹から突き出た突起だと考えると，もう一つの突起である上肢が気にかかる．実は古典では「上肢」は気の通り道である気街理論としての天・地・人からは「頭」や「下肢」に比較するとそれほど重要視されていない．『霊枢』衛気篇第五十二でも気街として「胸」・「腹」・「頭」・「下肢」の四街についてかなり詳しく記述されているが，「上肢」については略されているし，『霊枢』根結篇第五でも足の三陰三陽の経脈についての根結部位と穴名，治療の関係や，手足の三陽経脈の根・

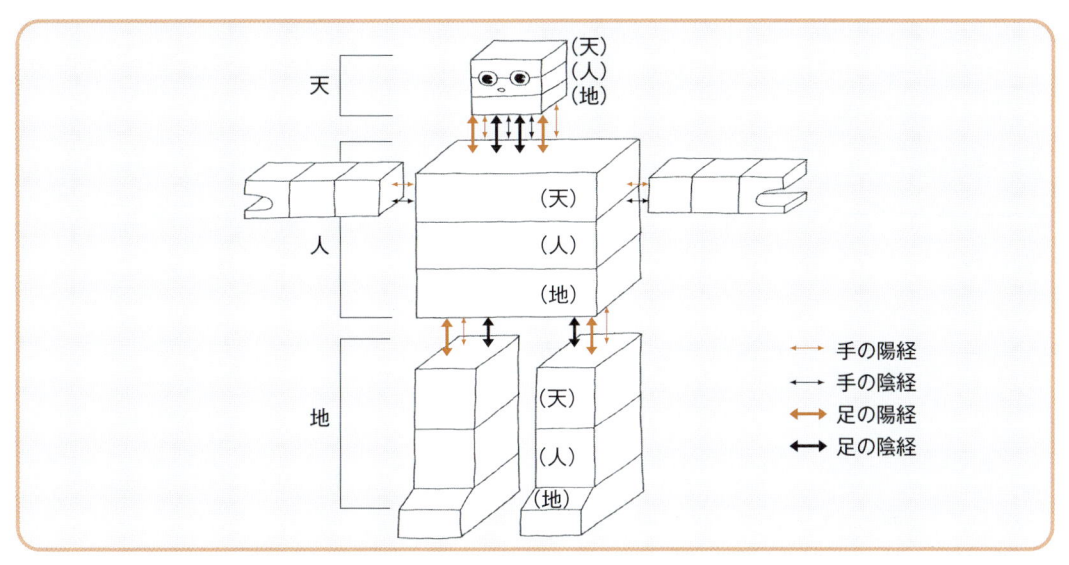

凡例：
→ 手の陽経
→ 手の陰経
→ 足の陽経
→ 足の陰経

● 図 2-3　人体の天・地・人と経絡 ●

溜・注・入の穴位に関しては詳述している項があるにもかかわらず，手の三陰経脈についての記載は見あたらない．

　「上肢」と「下肢」の位相的な関係については，経絡的な連結とともに鍼灸臨床に応用できることは後述することになるが，気の通路としての重要度を，通過する経絡の数で評価すると上肢より下肢のほうが高くなる．腕の付け根を通過して手に向かう経絡は手の三陰三陽の 6 経のみであるが，下肢の付け根を通って足に向かう経絡は足の三陰三陽の 6 経だけでなく，手の三陽経の気が去来している．これが下合穴の存在理由でもある．〔『霊枢』邪気蔵府病形篇第四「胃の合は三里においてす．大腸の合は巨虚上廉に入り，小腸の合は巨虚下廉に入り，三焦の合は委陽に入り，膀胱の合は委中央に入り，胆の合は陽陵泉に入る」[13]〕

　そして，もう一つの突起である「頭」であるが，ここは別格としてみなされている．そこに「頭」への気街でもある頸部の臨床的意義がある．

　先にあげた「五臓六府の精は十二経脈を通じてみな目に注ぐ」（『素問』五蔵生成篇第十）[16]，「頭部と全身各所は，みな筋骨で支えあい関連しあっている．と同時に，血気の循行によって栄養を供給されている．……（中略）……人体の十二の経脈，三百六十五の絡脈の血気は，みな上って顔面に注ぎ，七竅に流れています」（『霊枢』邪気蔵府病形篇第四）[13] の記載からも，「頭」には手足の三陽経の 6 経はいうに及ばず，手足の三陰経も注いでいることになる．すなわち，頸部を十二経すべての経脈が通過して「頭」に流入しているのである．

　「気街」とは体幹から突起への気，突起から体幹への気の通り道であると同時に「街」の字義からも明らかなように，多くの気の集まる処でもある．その意味で，鼠径部や頸部

は，手足にある重要な要穴を使った原穴診断や合穴診断よりも優先される診断部位であることが示唆される．これらのことから私たちは頸部を第一診断部位として選んだわけである．そして第二診断部位としては腰部や鼠径部に注目することにした．ただ，古典のいう気街は胆経や膀胱経の通り道から考えても，前面の鼠径部だけではなく，大腿の付着部すべてを指していると思われる．すなわち，前面の鼠径部と側面，後面の殿部である．後述の気街のシステムでは広い意味での鼠径部が主役となる．

10. 診断穴，治療穴としての頸入穴

　経脈が四肢末端から頭部や体幹に向けて起こるところを「根」といい，循環して収束するところを「結」という．『霊枢』根結篇第五にはこの根結を知り，経絡を系統的に運用する治療がいかに重要であるかが「根結を知らざれば，五蔵六府関を折り枢を敗り，開闔して走り，陰陽大いに失われ，復た取るべからず．九鍼の玄，要は終始に在り．故に能く終始を知れば，一言にして畢わり，終始を知らざれば，鍼道咸な絶ゆ」[13]と記されていることからも知ることができる．

　『霊枢』根結篇第五には「足の太陽は至陰に根ざし，京骨に溜れ，崑崙に注ぎ，天柱・飛陽に入るなり．足の少陽は竅陰に根ざし，丘墟に溜れ，陽輔に注ぎ，天容・光明に入るなり．足の陽明は厲兌に根ざし，衝陽に溜れ，解谿に注ぎ，人迎・豊隆に入るなり．手の太陽は少沢に根ざし，陽谷に溜れ，小海に注ぎ，天窓・支正に入るなり．手の少陽は関衝に根ざし，陽池に溜れ，支溝に注ぎ，天牖・外関に入るなり．手の陽明は商陽に根ざし，合谷に溜れ，陽谿に注ぎ，扶突・偏歴に入るなり．<u>此れいわゆる十二経なる者にして，盛んなる絡は皆当にこれに取るべし</u>」[13]とある．ここでいう<u>十二経</u>について石田秀実氏らの解説では「手足の三陽を指し，左右合わせて十二経となる」[13]としているが，『素問』五蔵生成篇第十，『霊枢』邪気蔵府病形篇第四，『霊枢』経別篇第十一などの記載から365の絡脈と<u>12の経脈</u>は，みな上って顔面に注いでいるわけであるから，この<u>十二経</u>は正経十二経を指していると考えるほうが自然であろう．

　各陽経脈の『霊枢』根結篇第五の「入穴」は頸部と手足の絡穴に配当されている．また，絡穴は陰陽の交流するところであり，陽経の絡穴は陰経への連絡穴であることや，『霊枢』根結篇のこの項に陰経の記載がないことから，陰と陽の絡脈が頸部で1穴を共有しているとみる説[24]もある．しかも，この『霊枢』根結篇の「頸の入穴」は『霊枢』本輸篇第二でも「脈穴」として大切な要穴となっている．これらの頸部にある穴は治療点としてはもちろんのこと，診断点としても非常に臨床的価値が高いものと考えてよい．

　VAMFITではこの『霊枢』根結篇第五に基づき，「頸の入穴」＝「脈穴」を"頸入穴"と呼び，診断穴として活用する．"頸入穴"のうち"人迎"に反応が出ている場合は胃経に，

"扶突" が検索されたなら大腸経に，"天窓" であるなら小腸経に，"天容" であれば胆経，"天牖" なら三焦経，"天柱" であったなら膀胱経に寒熱の波及があるものとし，その寒熱波及経を治療経絡とする．向野氏らの「経絡テスト」[22] が症状を増悪させる動きに対応した経絡を治療経とするのに対し，VAMFIT では痛みの出現する部位で治療経を決定するわけである．

VAMFIT では，その運動がどの経絡の負荷になるかは問わず，その運動によって出現した痛みのエリアの頸入穴で治療穴を決定する．たとえば，頸の右方回旋による場合，正経十二経のいずれもが治療経となりうるし，痛みや不快感の出現も左だけとは限らないことになる．

なお "天容" は後世の経穴書では小腸経の所属穴とされているが，VAMFIT 運用上では『霊枢』に準拠し，胆経の所属とする．

"天容" は，黄帝内経「霊枢」では本輪篇においても根結篇においても，「足少陽」，つまり胆経とされている．しかし，3 世紀の『鍼灸甲乙経』（皇甫謐）になると，「手少陽脉氣所發」となっている．8 世紀の『外臺秘要方』（王燾）でも「手少陽脉氣所發」という記載である．

10 世紀に書かれた『医心方 鍼灸篇』（丹波康頼）では，この両書を引用して「手小陽-三焦」と「足小陽-膽」の併記になっている．しかし，ここでは，少陽の少という字が，小という字に誤記されていることに注目したい．手作業が主な古い時代では，このようなことがしばしばあったのかもしれない．

そして，11 世紀の『銅人腧穴鍼灸図経』（王惟一）では，「手太陽小腸経」になってしまっている．さらに，14 世紀の『十四経発揮』（滑伯仁）でも同じく「手太陽小腸経」となっているため，これら書物の後世へ与えた影響は大きく，その後は「手太陽小腸経」として定着していったのであろう．

このような天容穴の所属経絡の変遷について，すでに，江戸時代に原南陽が『経穴彙解』で，『鍼灸甲乙経』が「足の少陽」を「手の少陽」と間違えたことが原因だろうと指摘している．

11. 頸入穴と下合穴との位置的関係

『霊枢』邪気蔵府病形篇第四には「黄帝日く，榮・輪と合と各おの名あるか．岐伯答えて日く，榮・輪は外経を治し，合は内府を治す．黄帝日く，内府を治することいかん．岐伯答えて日く，これを合に取る．黄帝日く，合に各おの名あるか．岐伯答えて日く，胃の合は三里においてす．大腸の合は巨虚上廉に入り，小腸の合は巨虚下廉に入り，三焦の合は委陽に入り，膀胱の合は委中央に入り，胆の合は陽陵泉に入る」[13] と手足の陽経が別絡

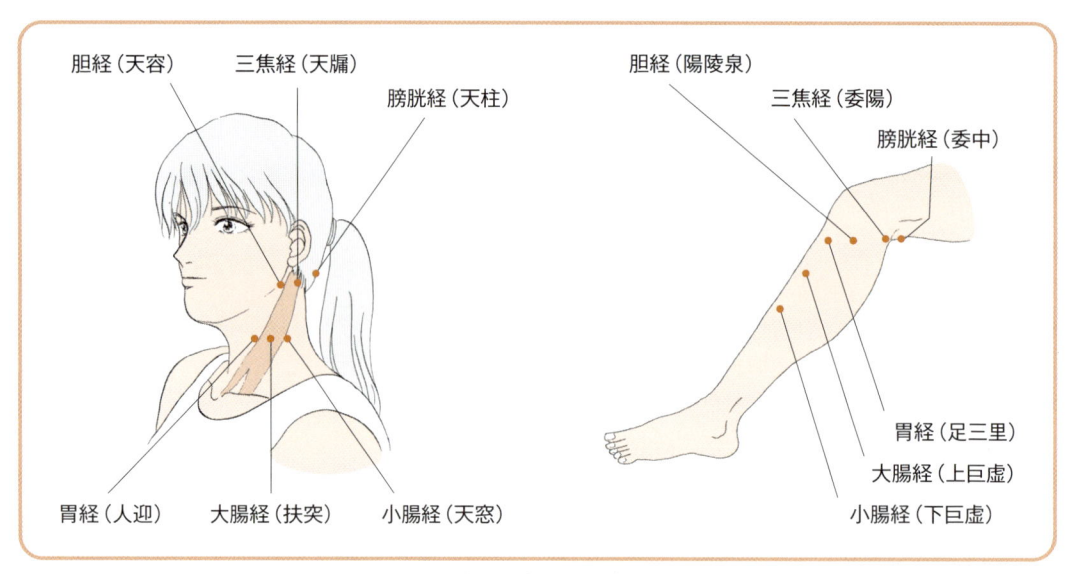

● 図 2-4　頸入穴と下合穴のトポロジー的相関 ●

から内部に進入して，六腑に連結していくことから，外にある経脈の治療には榮穴と兪穴，内にある六腑の治療には合穴を取ることを述べている．

　さらに，この篇では

　「大腸の病なる者は，……（中略）……巨虚上廉に取る．

　胃の病なる者は，……（中略）……三里に取るなり．

　小腸の病なる者は，……（中略）……巨虚下廉に取る．

　三焦の病なる者は，……（中略）……委陽に取る．

　膀胱の病なる者は，……（中略）……（委中央）委中に取る．

　胆の病なる者は，……（中略）……陽陵泉に取る」

と続けられている．つまり，この篇ではとくに合穴が重要視され，六腑の病の治療穴としてそれぞれの経絡の下合穴が指示されているわけである．

　運動器疾患などの痺症の場合も，「五蔵の痺には兪穴，六府の痺には合穴を使う」[15] という『素問』痺論篇第四十三の治療原則から合穴を優先的に取穴することになる．『霊枢』根結篇第五でいう入穴は頸入穴と絡穴であるが，『霊枢』九鍼十二原篇第一をはじめ，『難経』六十八難，『鍼灸甲乙経』などでは合穴を入穴としている [13,14,25]．すなわち，頸入穴と絡穴および合穴は“入穴”という共通の性質を有していることになる．この“入穴”としての関連性に加えて，私たちはとくに「下合穴」が，“頸入穴”とトポロジー的（位相的）相関の関係にあることに注目し，運用上とくに重要なものであると考えている（図 2-4）．

　この相関が成り立つのも，頸入穴や下合穴の位置が体幹の前面が陽明，側面が少陽，後面が太陽という「三陰三陽」の原則からはずれていないためで，現代経穴学のように“天

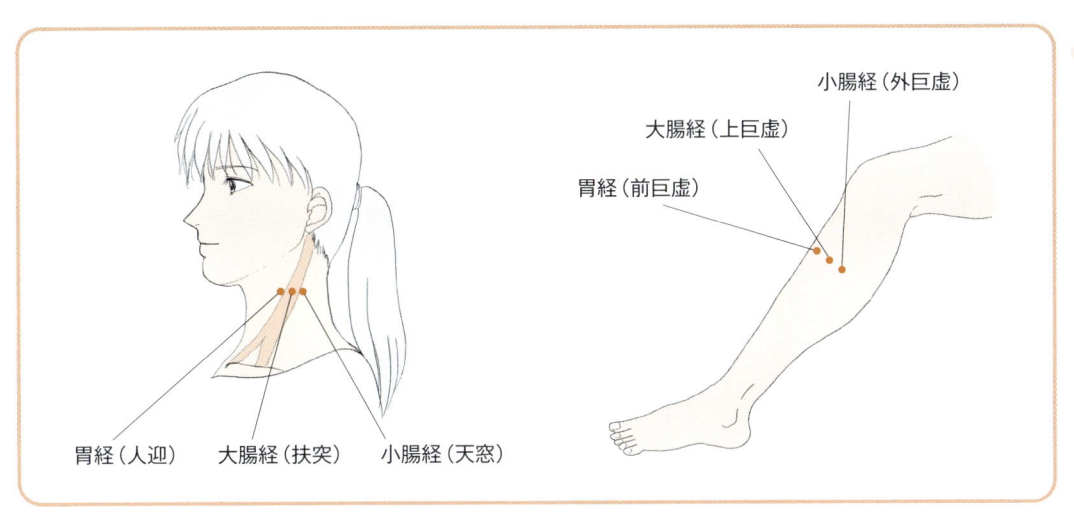

● 図 2-5　頸入穴と変位下合穴のトポロジー的相関 ●

容"が手の太陽小腸経に属すると考えると，この相関と原則が崩れてしまうのである．こ
れらのことからも，『霊枢』の記載に則って"天容"を足の少陽胆経に配当することの妥
当性が伺える．

　また，胸鎖乳突筋と前脛骨筋のトポロジー的相関から考えると，胸鎖乳突筋上の"扶突"
（大腸経の頸入穴）に「上巨虚」（大腸経の下合穴）を対応させ，胸鎖乳突筋の前縁の"人
迎"（胃経の頸入穴）と後縁の"天窓"（小腸経の頸入穴）には，上巨虚の高さで，前脛骨
筋の前縁（ここを「前巨虚」と呼び胃経の対応合穴とする）と後縁（「外巨虚」と呼び小
腸経の対応合穴とする）にそれぞれ対応する経穴を取り，下合穴の変法（変位下合穴）と
して使うことができる．すなわち，"人迎"の反応は「前巨虚」への施術で抜け，"扶突"
のひきつれは「上巨虚」でとれる．また，"天窓"のこりは「外巨虚」の刺鍼により，劇
的効果を得ることが多い．胃経と小腸経の対応点はもともとここにあったものを，古典東
洋医学の「座標軸 90 度回転の法則」（『難経』七十五難「東方実し，西方が虚せば，南方
を瀉し，北方を補え」[25]）により，それぞれを同じ胃経上の「足三里」と「下巨虚」に 90°
の回転移動をさせて「下合穴」としたのかもしれない（図 2-5）．この部位は非常に反応
の出やすいところでもある．

【診断点】	【変動経脈】	【治療穴】	
［頸入穴］人迎 →	胃経 　→	［下合穴］足三里 →	［変位下合穴］前巨虚
［頸入穴］扶突 →	大腸経 →	［下合穴］上巨虚	
［頸入穴］天窓 →	小腸経 →	［下合穴］下巨虚 →	［変位下合穴］外巨虚
［頸入穴］天容 →	胆経 　→	［下合穴］陽陵泉	

〔頸入穴〕天牖─→　　三焦経─→　　〔下合穴〕委陽

〔頸入穴〕天柱─→　　膀胱経─→　　〔下合穴〕委中

　これらの下合穴はすべて下腿にあることから，手足一対療法として運用したいときは，次のような前腕との相関も考えるとよい．

　足三里→手三里

　上巨虚（巨虚上廉）→上廉

　下巨虚（巨虚下廉）→下廉

　陽陵泉→上四瀆

　委陽→少海

　委中→曲沢

　前巨虚→前廉（上廉の前）

　外巨虚→後廉（上廉の後）

12. 大絡と下合穴

　絡脈のなかでも大絡と呼ばれるものは『霊枢』経脈篇第十の十五別絡に含まれる「脾の大絡」（大包），『素問』平人気象論篇第十八の「胃の大絡」（虚里），『霊枢』邪気蔵府病形篇第四・『霊枢』四時気篇第十九の「太陽の大絡」（委陽）および，『霊枢』逆順肥痩篇第三十八・『霊枢』動輪篇第六十二の「少陰の大絡」（腎間の動）の４つである．

　これらの大絡の存在意義として，生命力ともいうべき原気の元になっている「先天の精」「後天の精」との深い関わりが考えられる．原気は先天の精からつくられたもので，腎に源を発し，後天の精気によって補給され，三焦の働きによって経絡を介して全身を巡り，臓腑・器官・組織に活力を与えるもの，生命活動の原動力となるものである．後天の精は脾胃によって水穀の精微からつくられる．すなわち，腎・三焦・脾・胃はこれらの働きの主役であるといえる．

　「太陽の大絡」は委陽穴が三焦経の下合穴であることや『霊枢』邪気蔵府病形篇第四「三焦の病なる者は，……（中略）……候は足太陽の外の大絡に在り，大絡は太陽少陽の間に在り．亦た脈に見る．委陽に取る」[13]の記載から「三焦の大絡」とも呼ばれている．足の太陽膀胱経一行線と足の少陽胆経の間を通る膀胱経二行線の上に委陽穴が存在することから「三焦の大絡」は膀胱経の二行線と並んで流注することになる．

　「少陰の大絡」は『霊枢』逆順肥痩篇第三十八「夫れ衝脈なる者は，五蔵六府の海なり，五蔵六府は皆焉を稟く．其の上る者は，頏顙より出で，諸陽に滲み，諸精に灌ぐ，其の下る者は，少陰の大絡に注ぎ，氣街より出で，陰股の内廉を循り，膕中に入り，伏して骭骨

内に行き下りて内踝の後属に至りて別る」[17]，『霊枢』動輸篇第六十二「衝脈なる者は，十二経の海なり，<u>少陰の大絡と与に腎下に起こり</u>，氣街に出で，陰股の内廉を循り，邪めに膕中に入り，脛骨の内廉を循り，少陰の経に並び，下りて内踝の後に入り，足下に入る，其の別るる者は，邪めに踝に入り，出でて跗上に属し，大指の間に入り，諸絡に注ぎ，以て足脛を温む，此れ脈の常に動ずる者なり」[17] の記載の通り，おそらく腎下に起こる「腎間の動」を指しているものと考えられるが，衝脈との関係が非常に深いことが分かる．その衝脈の治療穴として『霊枢』海論篇第三十三「衝脈なる者，十二経の海たり，其の輸上は大杼に在り，下は巨虚の上下の廉に出づ」[13] には「大杼」，「上巨虚」，「下巨虚」が提示されていることから「少陰の大絡」が「上巨虚」や「下巨虚」という下合穴と密接な関係にあることが推測できる．同時にこの「上巨虚」や「下巨虚」は胃経に属すこと，また衝脈の総穴が脾経に所属する公孫穴であることはこれらの下合穴が「胃の大絡」「脾の大絡」とも無関係ではないことを示唆している（衝脈については第 7 章参照）．

　これらのことから手の陽経の下合穴はすべて大絡と強い関係を有し，「委陽」については「太陽の大絡」＝「三焦の大絡」と，「上巨虚」および「下巨虚」については「脾の大絡」，「胃の大絡」，「少陰の大絡」との関連を考慮する必要がある．

13. 頸入穴と変位下合穴

　私たちは頸入穴と変位下合穴である前巨虚，上巨虚，外巨虚の意義を検討してみた．

　頸入穴の人迎，扶突，天窓のいずれかに誘発痛のある 30 名（男性 18 名，女性 12 名），平均年齢 31.2 歳の被験者に対し，VAMFIT 診断による誘発痛の部位に対応する前巨虚（胃経），上巨虚（大腸経），外巨虚（小腸経）のうちの一穴への切皮刺鍼（セイリン製 40mm, 16 号，ステンレス鍼）が，頸入穴の人迎（胃経），扶突（大腸経），天窓（小腸経）および，募穴の中（胃経），天枢（大腸経），関元（小腸経）へ及ぼす効果を Pain scale（PS）により評価した結果，以下の成績を得た [26]．

実験結果

　頸部の訴えは無処置群では軽減（PS：10 →＜ 8）はみられなかったにもかかわらず，VAMFIT による前巨虚，上巨虚，外巨虚への刺鍼で，7/19（36.8％）の者で著効（PS：10 →≦ 2），18/19（94.7％）の者に効果（PS：10 →≦ 7）が認められた（$p<0.01$）．同時に募穴の圧痛の軽減も 75.0％の人で認められた．なお，変化なし（PS：10 →≦ 10）や増悪（PS：10 →≧ 10）の者はいなかった 0/19（0％）（図 2-6）．

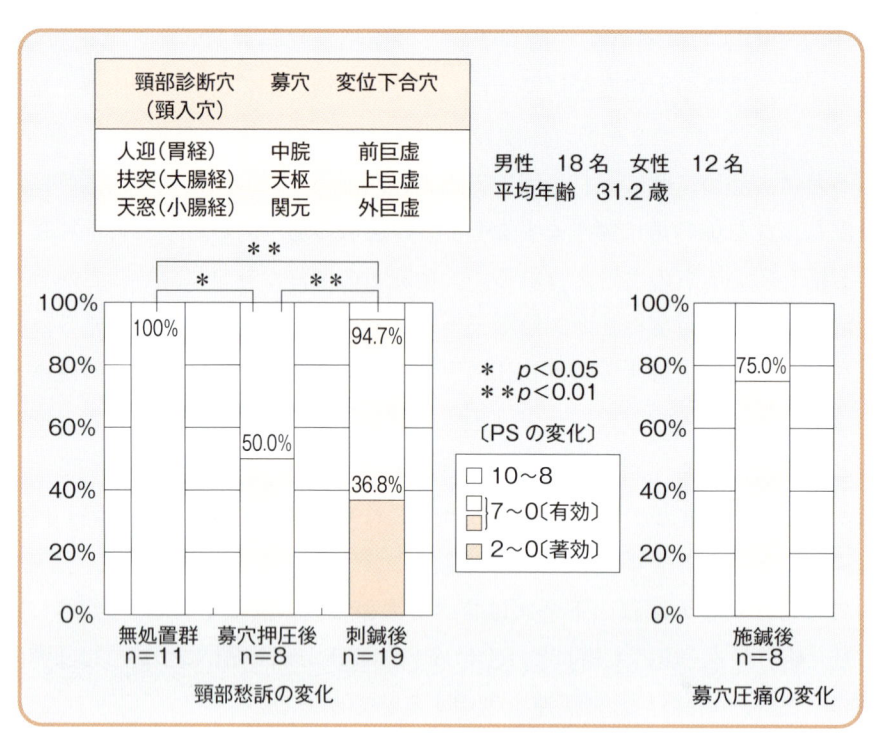

● 図2-6　VAMFIT による刺鍼効果 ●

症例：いわゆる五十肩　61歳　女性

〔主訴〕1カ月前から，右肩関節部に運動時痛がある．

〔診断と治療〕六部定位脈診では，肝虚熱証．募穴診断では天枢穴と石門穴の深部に反応あり．

　右三角筋の萎縮，腫脹，発赤はない．自発痛と熱感は軽度．自発痛は肩関節後側にあり．夜間痛はなし．ペインフルアークサイン（－），ヤーガソンテスト（－），プッシュボタン徴候（－）．痛みは屈曲90°で肩関節外側に，伸展35°で肩関節外後側に，外転85°で肩関節外側に出現する．

　VAMFIT 診断：自発痛の部位から小腸経とした．

　本治法：左曲泉穴に切皮置鍼したところ，屈曲は125°まで上がり，痛みも多少よくなったとのこと．

　VAMFIT 刺鍼：右外巨虚穴に切皮置鍼すると，屈曲135°，伸展45°，外転115°まで上がるようになり，置鍼5分間後主訴のPSは2になっていた（図2-7）．また，石門穴の圧痛（PS：10 → 5），天枢穴の圧痛（PS：10 → 2）の軽減も認められた．

　これらのことから，"人迎"に反応があるときは「前巨虚」，"扶突"のときは「上巨虚」，"天窓"では「外巨虚」の刺鍼により，頸入穴のみならず，募穴への効果も同時に得るこ

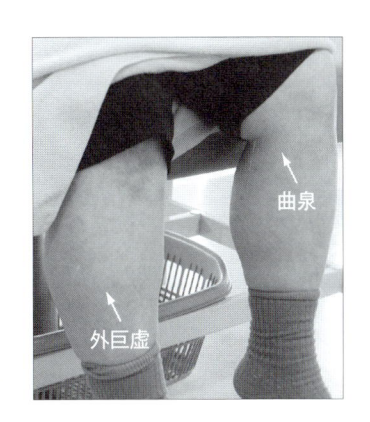

〔施術〕　本治法：左曲泉
　　　　　VAMFIT：右外巨虚

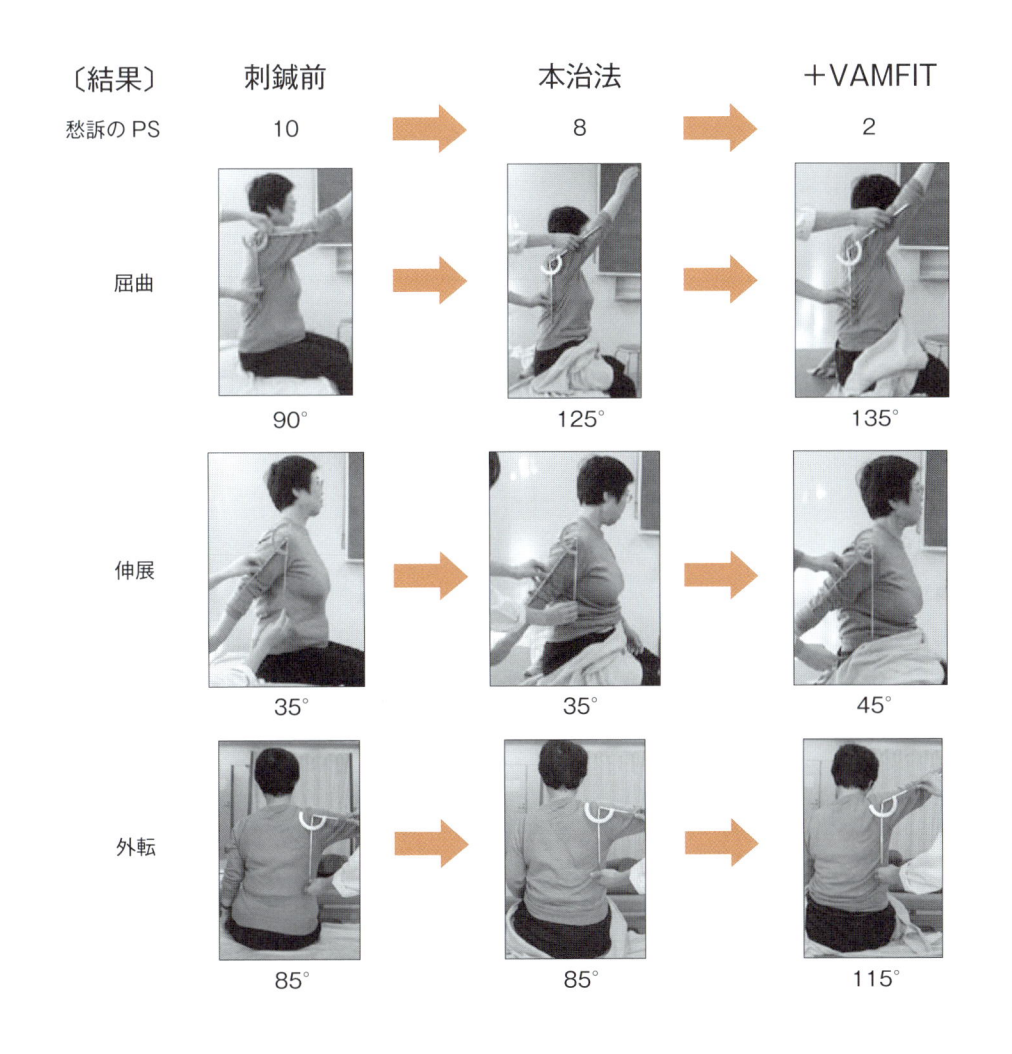

〔結果〕	刺鍼前		本治法		＋VAMFIT
愁訴の PS	10	➡	8	➡	2
屈曲	90°	➡	125°	➡	135°
伸展	35°	➡	35°	➡	45°
外転	85°	➡	85°	➡	115°

● 図2-7 ●

とが認められ，これら経穴の高い臨床的価値が示唆された．

第3章

VAMFIT の実際 （頸入穴 VAMFIT）

1. VAMFIT（頸入穴 VAMFIT）の運用法

1）VAMFIT に使用する要穴

　VAMFIT 運用時は『霊枢』の根結篇第五，本輸篇第二および衛気篇第五十二に記載されている要穴を基本穴として使用する．

　以下にその一部を表にあげるが，表中の頸部の重要穴（頸の入穴，頸の脈穴）がVAMFIT 診断にとくに大切なものである（表 3-1〜3-4）．

2）変動経絡（寒熱の波及している経絡）検索の仕方

（1）患者の愁訴の部位がはっきりしている場合は，その部位を通過する経絡を変動経絡（寒熱波及経絡）とする．その部分に意識がいってしまうために頸部での診断が明確ではなくなるからである．

　　　とくに上肢や下肢では「三陰三陽」の領域がクリアであるため，その支配経絡がそ

表 3-1 〔『霊枢』根結篇〕

頸の入穴	陽経	根穴（井穴）	溜穴（原穴）	注穴（経穴）	入穴（絡穴）	結穴	陰経	根穴（井穴）	結穴
人迎	胃経	厲兌	衝陽	解渓	豊隆	頭維	脾経	隠白	中脘
扶突	大腸経	商陽	合谷	陽渓	偏歴		肺経		
天窓	小腸経	少沢	陽谷	小海	支正		心経		
天容	胆経	竅陰	丘墟	陽輔	光明	聴宮	肝経	大敦	玉堂
天牖	三焦経	関衝	陽池	支溝	外関		心包経		
天柱	膀胱経	至陰	京骨	崑崙	飛揚	睛明	腎経	湧泉	廉泉

表 3-2-① 〔『霊枢』本輸篇〕

頸の脈穴	経脈	井穴	榮穴	兪穴	原穴	経穴	合穴
天突（中央）	任脈						
人迎（一次脈）	胃経	厲兌	内庭	陥谷	衝陽	解渓	足三里
扶突（二次脈）	大腸経	商陽	二間	三間	合谷	陽渓	上巨虚・曲池
天窓（三次脈）	小腸経	少沢	前谷	後渓	腕骨	陽谷	下巨虚・小海
天容（四次脈）	胆経	竅陰	侠渓	臨泣	丘墟	陽輔	陽陵泉
天牖（五次脈）	三焦経	関衝	液門	中渚	陽池	支溝	委陽・天井
天柱（六次脈）	膀胱経	至陰	通谷	束骨	京骨	崑崙	委中
風府（七次脈）	督脈						

表 3-2-② 〔『霊枢』本輸篇〕

経脈	井穴	榮穴	兪穴	経穴	合穴
肺経	少商	魚際	太淵	経渠	尺沢
心経（心包経）	中衝	労宮	大陵	間使	曲沢
肝経	大敦	行間	太衝	中封	曲泉
脾経	隠白	大都	太白	商丘	陰陵泉
腎経	湧泉	然谷	太渓	復溜	陰谷
（心経）	（少衝）	（少府）	（神門）	（霊道）	（少海）

表 3-3-① 〔『霊枢』衛気篇〕

経脈	本穴	標穴	経脈	本穴	標穴
胃経	厲兌	人迎・地倉	脾経	三陰交	脾兪・舌本
大腸経	曲池・臂臑	迎香	肺経	太淵	天府
小腸経	養老	攢竹	心経	神門	心兪
胆経	竅陰	聴宮	肝経	中封	肝兪
三焦経	中渚	角孫・糸竹空	心包経	内関	天池
膀胱経	跗陽	睛明	腎経	復溜	腎兪・廉泉

のまま変動経絡となる.

（2）<u>患者の愁訴の部位がはっきりしない場合</u>，あるいは体幹部や頭部に愁訴がある場合，頸部の運動時に誘発される痛みや不快感，つっぱり感，ひきつれ感の出現部位を，根結篇の頸入穴に相当するところに求めて，その経絡を変動経絡とする.

（3）回旋運動で痛みやひきつれが誘発されない場合は，屈曲と伸展および側屈運動を

表 3-3-②　〔『霊枢』衛気篇〕

	気　街
頭	脳
胸	膺，背腧
腹	背腧，衝脈，臍の左右の動脈
脛	気街，承山，踝の上以下

表 3-4　〔『霊枢』九鍼十二原篇〕

経脈	原穴
肺経	太淵
心経	大陵
肝経	太衝
脾経	太白
腎経	太渓
膏の原	鳩尾
肓の原	脖胦（気海）

　組み合わせて誘発されるように検査していく．たとえば屈曲回旋など．

（4）自動運動で誘発されないときは，術者が負荷をかけたり，抵抗運動を行う．あるいは他動的にストレッチをして，痛みを出現させてもよい．

（5）どうしても誘発されない場合は，根結篇の頸入穴に対し，最大圧痛点検索，主訴対応点検索，入江式フィンガー・テストによる診断などを用いる（図 3-1）．

（6）左右あるいは，何経かに同時に存在するときは，愁訴が最大のものをファーストチョイスとし，その経脈の愁訴の消失がみられた時点で順次，次の経脈にも同様にしていく．

（7）症状が深いときや取りにくい場合は表裏関係にある陰経を疑う．

（8）筋肉の収縮時痛がある場合は痛みの出現側と反対側が治療経となる場合が多い．

（9）患部がはっきりしている場合で，その愁訴部位を通過する経絡が複数のため診断に迷うときは，疑わしい頸入穴を順に指で触れていくことにより，愁訴の軽減する穴を検索する．

（10）診断の優先順位は，①自発痛（なにもしなくても痛い），②運動時痛（ある動作を行うと痛い），③運動時違和感（ある動作により，ひきつれ感やつっぱり感が誘発される），④圧痛（圧されると痛い），⑤硬結や凹み（圧痛を伴わない触診異常部）の順とする．

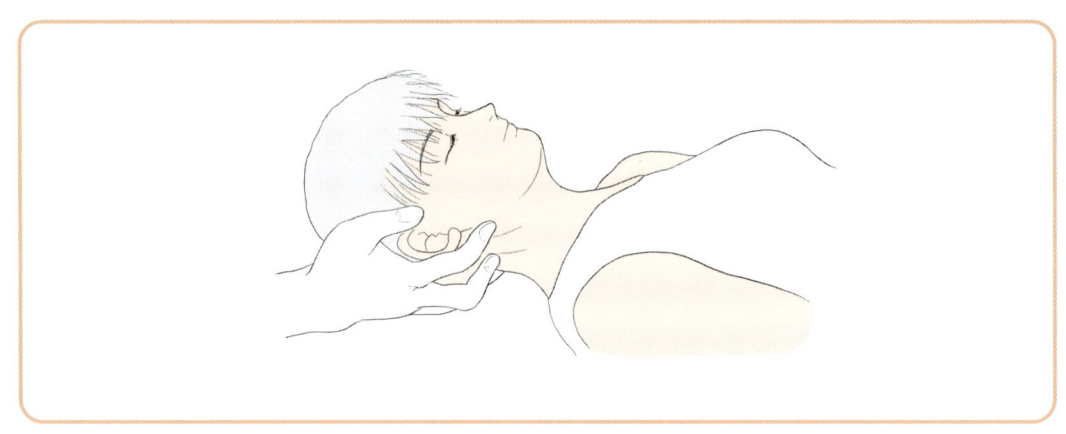

3）補助的変動経絡検索［腰部の VAMFIT］

（1）頸部で診断がつかない場合の第 2 診断部位が腰部である．

（2）仰臥位で腰部にある志室穴の圧痛や，立てた膝をゆっくり左右に倒してもらったときに，腰部に出現してくる痛みや不快感，つっぱり感を指標にし，頸入穴を順に指で触れていくことでそれが消失あるいは軽減する頸入穴を検索することは“腰部の VAMFIT”として，VAMFIT を完全なものにするために有効な手段である（図 3-2）．

腰部は前述したように足の三陰三陽だけでなく手の三陽経も通過するため，重要な診断部位となる．頸部は頭部と上肢，臍より上など上半身の診断が検出しやすいのに比べて，腰部は下肢など下半身の診断が容易となる．

（3）仰臥位の患者の腰部に手掌を上向きに差し込み，圧痛や硬結部位のある経絡支配領域を検索することも有効である．その場合，腰部の陰に当たる腹部の対応点への刺鍼が著効を示すことからも，表裏関係にある経脈の陰陽だけでなく，体の前後の陰陽すなわち，腰部の反体側に位置する腹部の支配経絡にも留意する必要が生じる（第 5 章図 5-1 参照）．

4）治療方式
〔A．頸部付近に愁訴がある場合〕

（1）パイロット鍼として絡穴を用いる．原則として，検索された変動経絡の同側の手足入穴すなわち，絡穴に切皮置鍼をして愁訴の軽減を確認する．もし軽減がみられない場合は，下合穴（または変位下合穴）を試してみてそれでも変化しないようであれば，もう一度はじめから検索をやり直す．この場合，患者の姿勢は仰臥位のままとする．

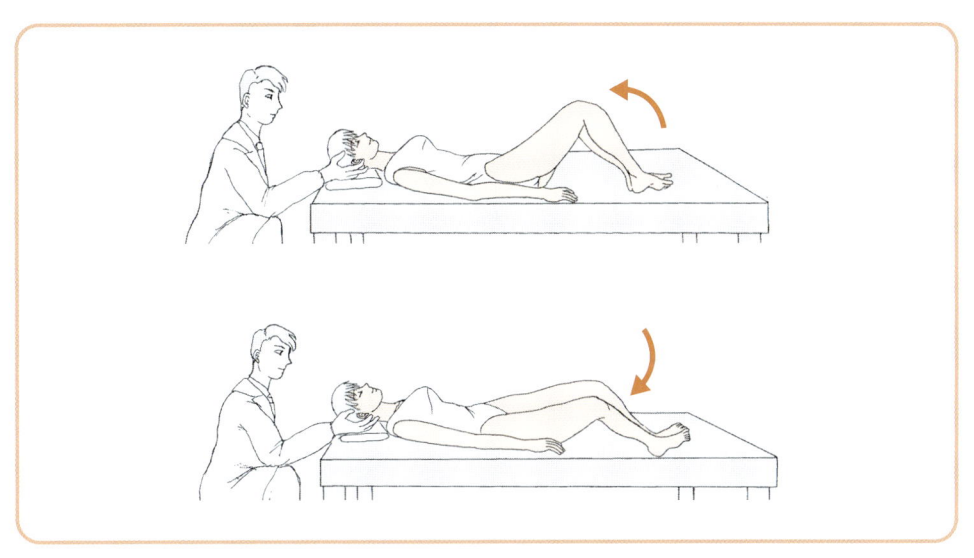

● 図 3-2　「腰部の VAMFIT」頸入穴接触による腰部の動きに伴う愁訴の変化の観察 ●

（2）愁訴の軽減が認められたら，その変動経絡に所属する下合穴，根穴（井穴），溜穴（原穴），注穴（経穴），結穴，本穴，標穴および，兪募穴の順に愁訴が改善するまで次々と切皮置鍼していき，愁訴の消失がみられた穴で，その経は刺鍼終了となる．次いで他の経についても変動が出現しているかの検索をしていき，出現があれば同様の処置を施す．愁訴が消失したらそのまま 10 分間置鍼した後，治療終了となる．この置鍼時間を利用して刺鍼部位のすぐ傍に施灸するとなおよい．

（3）愁訴の取り残しがある場合には，合穴，滎穴，兪穴および頸の入穴にも切皮置鍼を加えていく．

（4）それでも消失しない頑固な愁訴には該当経脈上のとくに反応の強い穴から患部に向かって，水平刺を試みる．これは浅ければ浅いほど効く．

（5）検索された経絡が多数に及ぶ場合は，簡便法として，とくに反応の強い穴を選択して刺鍼していくほうが鍼数も少なくなり，実用的である．ただしこの場合は，その穴の虚実等の反応顕現状態に留意して補瀉手技を慎重に行っていく必要がある．

（6）頭気，胸気，腹気，脛気の調整が必要な場合は，気街の変動を考慮する（表 3-3-②）．

（7）なお，VAMFIT は「天・地・人」の概念を導入することによって，完成度の高い治療システムとなる．その意味で，簡便法として，変動経絡と天・地・人との交点に当たる反応点を検索することも有効となる（第 7 章参照）．

〔B．愁訴の部位（患部）が頸部以外の場合〕

（1）パイロット鍼は頸入穴となる．原則として，検索された頸部診断穴すなわち，頸

入穴に切皮置鍼をして愁訴の軽減を確認する．もし軽減がみられない場合は，絡穴と下合穴（または変位下合穴）を試してみてそれでも変化しないようであれば，もう一度はじめから検索をやり直す．

（2）愁訴の軽減が認められたら，その変動経絡に所属する同側の絡穴，下合穴，根穴，溜穴，注穴，結穴，本穴，標穴，兪募穴，合穴，榮穴，兪穴の順に愁訴が改善するまで次々と切皮置鍼していき，愁訴の消失がみられた穴で，その経は終了となる．ついで他の経についても変動が出現しているかの検索をしていき，出現があれば同様の処置を施す．愁訴が消失したらそのまま 10 分間置鍼した後，治療終了となる．この置鍼時間を利用して刺鍼部位のすぐ傍に施灸するとなおよい．

（3）それでも消失しない愁訴には，前項〔A. 頸部付近に愁訴がある場合〕の（4）以下と同様にしていく．

5）本治法への運用

　経絡治療では，『素問』調経論篇第六十二の「百病之生，皆有虚実．今夫子乃言有余有五，不足亦有五，何以生之乎．岐白日，皆生於五臓也．……（中略）……五臓之道，皆出於経隧，以行血気．血気不和，百病乃変化而生，是故守経隧焉」[15] などの記載にみられるように，すべての疾患（百病）は五臓の精気が虚すことから起こり，治療は経脈を通じて五臓の気血を調えることだとする古典病理学に則（のっと）って，基本四証の寒熱証（肝虚熱証，肝虚寒証，脾虚熱証，脾虚寒証，肺虚熱証，肺虚寒証，腎虚熱証，腎虚寒証）に対する補瀉を本治法と定めている [19]．

　本治法は基本寒熱証の熱証か寒証かによって，次のとおり補瀉する経穴の治療原則が設定されている．

（1）熱証の場合には，難経六十九難の補瀉原則に則（のっと）って虚している経の母穴を補う．

（2）寒証であれば，「胃の気」を高め，三焦の原気を補って身体をあたためることを目的に虚経の兪土穴，原穴を補う．

　なおこの原則をふまえたうえで，虚している経絡上の要穴の五行性質を運用する．たとえば，蔵血を目的にする場合は虚経中でもとくに肝の気の多い木穴を用いたり，津液を多くしたいときには腎の性質の強い水穴を使用したりする．このような本治法運用法はVAMFIT にも応用することができる．VAMFIT により寒熱が波及している経絡が検索されると，その経絡が属する五行特性を，そこに虚実を発生させている病理の原因（基本証）へ運用することで本治法として展開していくことが可能となる．

　肝虚証を例にとると，頸入穴 VAMFIT 診断で"人迎"に反応が出ている場合は胃経や脾経への寒熱波及があるとして，肝経のなかでもとくに胃経・脾経の気の旺盛な土穴である太衝穴を使う．同様に"扶突"（大腸・肺＝金）が検索されたなら中封穴（経金穴），"天

表 3-5 〔頸入穴と本治穴〕

	人迎（土）	扶突（金）	天窓（火）	天容（木）	天牖（相火）	天柱（水）
肝虚証	太衝（土）	中封（金）	行間（火）	大敦（木）	行間（火）・曲泉（水）	曲泉（水）
脾虚証	太白（土）	商丘（金）	大都（火）	隠白（木）	大都（火）・陰陵泉（水）	陰陵泉（水）
肺虚証	太淵（土）	経渠（金）	魚際（火）	少商（木）	魚際（火）・尺沢（水）	尺沢（水）
腎虚証	太渓（土）	復溜（金）	然谷（火）	湧泉（木）	然谷（火）・陰谷（水）	陰谷（水）

窓"（小腸・心＝火）であるなら行間穴（榮火穴），"天容"（胆・肝＝木）であれば大敦穴（井木穴），"天牖"（三焦・心包＝相火）なら行間穴（榮火穴）と曲泉穴（合水穴），"天柱"（膀胱・腎＝水）であったなら曲泉穴（合水穴）の補瀉を行う．このような運用を本治法に加えることによって今までにない治療効果をあげることができる．ほかの基本証，経絡についてもむろん同様である（**表 3-5**）．

　また，VAMFIT では『霊枢』衛気篇第五十二の標穴治療を，兪募穴の治療として，その運用を発展させている．これは経絡治療でも本治法補助穴[18,19]として位置づけられ，必須の治療となっている．

2. 霊亀八法について

　東洋医学では人という小宇宙の変動をとらえる治療法だけでなく，大宇宙との関わりから生体の時間変動をコンセプトとした治療方式が知られている．『素問』刺腰痛篇第四十一にみられる月齢による治療法のほか，四季による五行の運用法，『難経』六十九難の補瀉穴を各経の盛衰に迎随させて運用する法（『鍼灸聚英』〔高武〕の「十二経是動所生病補瀉迎随・十二経病井榮兪経合補瀉虚実」[27]）および，子午流注鍼法（『鍼灸大全』〔徐鳳〕の「論子午流注之法」[28]）が有名である．これには，1日単位での経脈の旺気時間を使う方法[28]（『鍼灸大全』の「納子法・十二経納地支法」[28]），毎日の十干により各々の十二支の時間に五行の循環原則どおりに五行穴を配当して開穴を決定していく納甲法[30]（『鍼灸大全』の「子午流注逐日按時定穴訣」[28]），十干と十二経の配当関係を利用した臨床運用法[31]（『鍼灸大全』の「十二経納天干法」[28]）などがあるが，いずれも十二経脈が治療対象である．これらに対し，奇経八脈を時間的法則に運用した治療法が，霊亀八法や飛騰八法である．

　霊亀八法や飛騰八法は奇経八脈の八総穴を用いる時間治療法として，『鍼灸大全』に徐鳳がはじめて記したものである．「霊亀八法之図」[28]は八卦をその方向により，九宮と配合し，各々に八総穴を配置したものである．霊亀八法の開穴は，この原則に基づく計算によって算出されるが，楊継洲がまとめた『衛生鍼灸玄機秘要』を基に靳賢によって増補編

▲推定六十甲子日時穴開圖例

甲子日	丙寅臨卯照	戊辰列巳外	庚午後未臨	壬申外酉申
庚午日	戊寅申卯臨	庚辰照巳列	壬午臨未照	甲申照酉外
丙子日	庚寅照卯列	壬辰後巳照	甲午照未外	丙申申酉内
壬午日	壬寅申卯内	甲辰照巳列	丙午臨未照	戊申列酉外
戊子日	甲寅外卯申	丙辰内巳公	戊午申未臨	庚申照酉列
甲午日	丙寅臨卯照	戊辰列巳外	庚午照未臨	壬申外酉申
庚子日	戊寅申卯臨	庚辰照巳列	壬午臨未照	甲申照酉外
丙午日	庚寅照卯列	壬辰後巳照	甲午臨未外	丙申申酉内
壬子日	壬寅申卯内	甲辰照巳列	丙午臨未照	戊申列酉外
戊午日	甲寅外卯申	丙辰内巳公	戊午申未臨	庚申照酉列
乙丑日	戊寅申卯臨	庚辰照巳公	壬午臨未照	甲申照酉外
辛未日	庚寅照卯公	壬辰臨巳照	甲午照未外	丙申申酉照
丁丑日	壬寅申卯照	甲辰照巳公	丙午臨未照	戊申公酉外
癸未日	甲寅外卯申	丙辰照巳外	戊午申未臨	庚申臨酉公
己丑日	丙寅臨卯照	戊辰公巳外	庚午臨未照	壬申外酉申
乙未日	戊寅申卯臨	庚辰照巳公	壬午臨未照	甲申照酉外
辛丑日	庚寅照卯公	壬辰臨巳照	甲午照未外	丙申申酉照
丁未日	壬寅申卯照	甲辰照巳公	丙午臨未照	戊申公酉外
癸丑日	甲寅外卯申	丙辰照巳列	戊午申未臨	庚申臨酉公
己未日	丙寅臨卯照	戊辰公巳外	庚午後未照	壬申外酉申
丙寅日	庚寅外卯申	壬辰丙巳公	甲午公未臨	丙申照酉列
壬申日	壬寅外卯申	甲辰臨巳照	丙午公未臨	戊申照酉照
戊寅日	甲寅臨卯照	丙辰列巳後	戊午照未照	庚申外酉申
甲申日	丙寅公卯臨	戊辰照巳照	庚午列未後	壬申照酉外
庚寅日	戊寅照卯照	庚辰外巳申	壬午照未外	甲申公酉臨
丙申日	庚寅臨卯照	壬辰列巳後	甲午後未照	丙申外酉申
壬寅日	壬寅照卯列	甲辰外巳申	丙午照未外	戊申申酉臨
戊申日	甲寅照卯外	丙辰申巳内	戊午外未公	庚申臨酉臨
甲寅日	丙寅照卯外	戊辰申巳臨	庚午内未公	壬申臨酉照
庚申日	戊寅外卯公	庚辰臨巳照	壬午公未臨	甲申後酉照
丁卯日	壬寅照卯外	甲辰公巳臨	丙午照未公	戊申臨酉申
癸酉日	甲寅照卯公	丙辰臨巳照	戊午公未外	庚申申酉照
己卯日	丙寅照卯公	戊辰照巳申	庚午照未外	壬申申酉照
乙酉日	戊寅公卯外	庚辰申巳照	壬午外未申	甲申臨酉照
辛卯日	庚寅公卯臨	壬辰照巳外	甲午外未申	丙申照酉外
丁酉日	壬寅公卯臨	甲辰申巳照	丙午外未申	戊申照酉照
癸卯日	甲寅申卯照	丙辰外巳申	戊午照未照	庚申公酉臨
己酉日	丙寅外卯申	戊辰照巳照	庚午公未臨	壬申照酉公
乙卯日	戊寅照卯照	庚辰公巳臨	壬午照未公	甲申外酉申
辛酉日	庚寅申卯照	壬辰外巳申	甲午臨未照	丙申公酉臨
戊辰日	甲寅公卯臨	丙辰照巳列	戊午臨未後	庚申照酉外
甲戌日	丙寅後卯照	戊辰外巳公	庚午申未内	壬申公酉臨
庚辰日	戊寅臨卯後	庚辰照巳外	壬午後未照	甲申内酉公
丙戌日	庚寅照卯外	壬辰申巳後	甲午内未公	丙申臨酉照
壬辰日	壬寅臨卯照	甲辰照巳外	丙午後未照	戊申申酉外
戊戌日	甲寅公卯臨	丙辰照巳列	戊午照未後	庚申照酉外
甲辰日	丙寅後卯照	戊辰外巳公	庚午申未内	壬申公酉臨
庚戌日	戊寅臨卯後	庚辰照巳外	壬午後未照	甲申内酉公
丙辰日	庚寅照卯外	壬辰申巳内	甲午内未公	丙申臨酉照
壬戌日	壬寅臨卯照	甲辰照巳外	丙午後未照	戊申外酉公
己巳日	丙寅申卯照	戊辰外巳公	庚午臨未照	壬申公酉臨
乙亥日	戊寅臨卯申	庚辰照巳外	壬午申未照	甲申照酉公
辛巳日	庚寅照卯外	壬辰申巳照	甲午照未公	丙申照酉照
丁亥日	壬寅臨卯照	甲辰照巳外	丙午申未照	戊申外酉公
癸巳日	甲寅公卯臨	丙辰照巳公	戊午臨未申	庚申照酉外
己亥日	丙寅申卯照	戊辰外巳公	庚午臨未照	壬申公酉臨
乙巳日	戊寅臨卯申	庚辰照巳外	壬午申未照	甲申照酉公
辛亥日	庚寅照卯外	壬辰申巳照	甲午照未公	丙申臨酉照
丁巳日	壬寅臨卯照	甲辰臨巳外	丙午申未照	戊申外酉公
癸亥日	甲寅公卯臨	丙辰照巳公	戊午臨未申	庚申照酉外

右圖乃預先推定六十甲子。逐日逐時某穴所開以便用針應臨倉卒之際可不致有差訛之失也。

● 図 3-3　霊亀八法の開穴表 [32] ●

集された『鍼灸大成』（靳賢，1601 年）に「六十甲子日」[32] として，天干と地支の六十パターンの組合せ日各々についての各時間の開穴を，一覧表にまとめている（図 3-3）. 暦等でその日の干支を知ることができれば，この一覧表からその時間に使用できる穴が分かり，誰にでもすぐ使える．なお，『鍼灸大成』の示した一覧表には酉の刻までしか開穴が示されていない．午後 7 時以降の使用のためには，どうしても開穴の算出が必要となる．この場合は，『鍼灸大全』の「八法逐日干支歌」から日の干支を，「八法臨時干支歌」から時の干支を各々数字に変換して，次の式に当てはめ計算する．この商の余りの数を『鍼灸大全』の「霊亀八法之図」で対応させて開穴を割り出す．

陽の日：（日干数＋日支数＋時干数＋時支数）÷ 9

陰の日：（日干数＋日支数＋時干数＋時支数）÷ 6

「霊亀八法之図」[28] による八卦と九宮の配合と八総穴の関係．

坎一申脈

艮八内関

震三外関

巽四臨泣

離九列缺

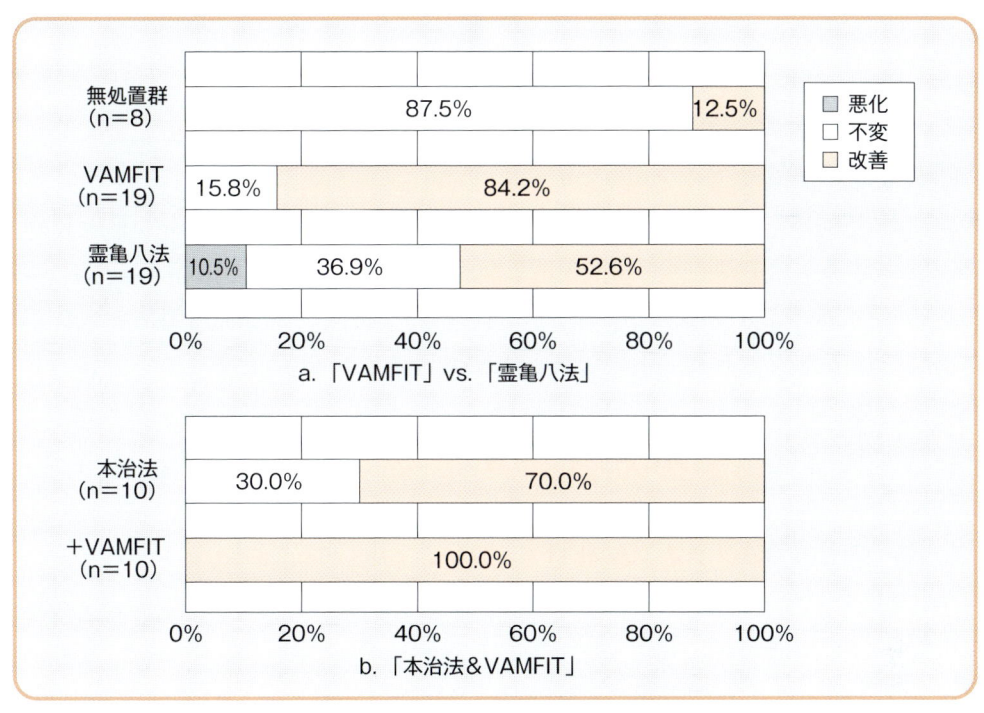

● 図 3-4　「肩こり」に対する効果の比較 ●

坤二五照海

兌七後谿

乾六公孫

「八法逐日干支歌」[28]

　　甲己辰戌丑未十，乙庚申酉九為期．丁壬寅卯八成就，戊癸巳午七相依．

　　丙辛亥子亦七數，逐日干支即得知．

「八法臨時干支歌」[28]

　　甲己子午九宜用，乙庚丑未八無疑．丙辛寅申七作數，丁壬卯酉六須知．

　　戊癸辰戌各有五，巳亥單加四共齊．陽日除九陰除六，不及零餘穴下推．

3. 治療効果の比較

1）VAMFIT と霊亀八法の比較

　VAMFIT と霊亀八法のファーストチョイスの一穴のみの切皮置鍼の効果を，19 名（男性 12 名，女性 7 名），平均年齢 29.1 歳の被験者で，肩こりの主訴を指標とした実験を行った結果，愁訴の改善が，無処置の対照群が 12.5 ％（n＝8）に対して，VAMFIT で 84.2 ％（n＝19），霊亀八法は 52.6 ％（n＝19）の人に認められている．また，悪化例は

対照群，VAMFIT ともに 0％であったが，霊亀八法には 10.5％出現している[12]（図3-4）．このことから，機械的治療公式によるということで批判されることも多い霊亀八法によってもかなりの治療効果はあるが，愁訴に対する患者の満足度をより期待するときは，経絡的な診断が必須であることを示している．

　また，私たちは，霊亀八法が本治法との同時併用では支障をきたすのに対し，VAMFIT による治療では同時併用が可能であることはもちろん，併用することにより治療効果が大きくなることを確認している．これは霊亀八法が，寒熱波及部位を念頭におかない機械的治療方式であり，正経の変動と整合性のない奇経治療であるのに対して，VAMFIT は寒熱の波及経絡への治療であるからであろう．脈位脈状診などで確認のうえ，VAMFIT を運用すると，診断と治療がより確実になるものと考えられる．

2）本治法のみと本治法プラス VAMFIT の比較

　同様の実験により，肩こりの主訴を指標に本治法のみの刺鍼とそれに VAMFIT を併用した場合の治療効果を比較した．

　ペインスケールによる愁訴が，3 割以上の改善がみられたものは無処置の対照群が12.5％（n＝8），VAMFIT のみで 84.2％（n＝19），霊亀八法で 52.6％（n＝19），本治法では 70.0％（n＝10）であった．一方，本治法＋ VAMFIT では 100％（n＝10）すべての人に認められた（図3-4）．愁訴の改善率もすべての症例で大きくなっており，多くの者に頸部以外の部位の愁訴消失が認められた．たとえば，股関節屈曲痛や，咽痛の軽減や消失などが頸部の愁訴消失とともに観察されている[11]．

　これらのことは，基本証にしたがった本治法を施した後に，VAMFIT を同時に運用することが治療効果をより大きくすることと，頸部の反応状態の改善が全身の愁訴にも影響することを示している．実際の臨床において，患部への刺鍼の必要がなくなる場合に多く遭遇する．

4. 腰痛を惹き起こす異常経絡と特効穴である委中との関係

　鍼灸臨床においては腰痛患者と遭遇する機会が多い．腰部に愁訴のある被験者を対象として VAMFIT による効果の確認実験を行った（本項は「WFAS Tokyo/Tsukuba 2016」2016.11.5 にて報告した内容[33]を要約したものである）．

〔方法〕腰部に愁訴のある被験者 58 名を対象として，A：診断に関わらず四総穴である委中穴へ刺鍼する群，B：VAMFIT の診断法（頸入穴）に基づき異常経絡を特定し，その経絡と対応した下合穴に刺鍼する群，をランダムに割付け，腰部の愁訴を刺鍼の前後の VAS で評価した．刺鍼は 40mm，16 号鍼を 4mm 程度刺入した．結果の統

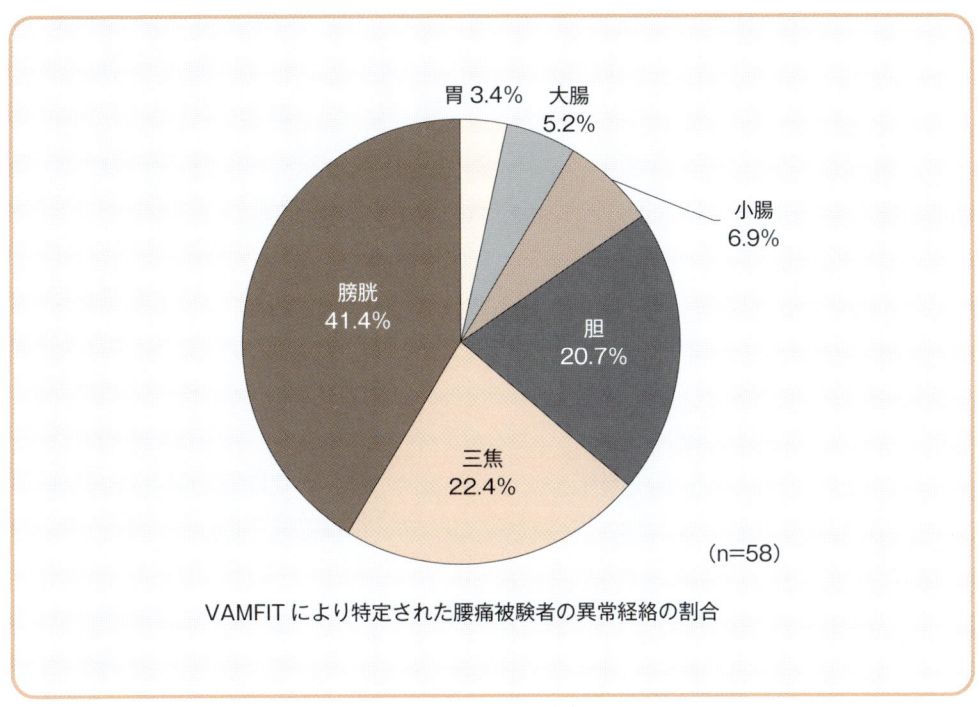

胃 3.4%　大腸 5.2%
小腸 6.9%
胆 20.7%
膀胱 41.4%
三焦 22.4%
(n=58)

VAMFIT により特定された腰痛被験者の異常経絡の割合

● 図 3-5　結果 1[33] ●

計処理に Wilcoxon 検定を用いた.

［結果］被験者 58 名の VAMFIT 診断による腰部の愁訴を惹き起こす異常経絡の割合は, 膀胱経 41.4％, 胆経 20.7％, 三焦経 22.4％, 小腸経 6.9％, 大腸経 5.2％, 胃経 3.4％ であった（図 3-5）.

　腰部の愁訴は, A 群（n＝29）では, 刺鍼前 VAS 44.3mm →刺鍼後 22.9mm, B 群（n＝29）では, 刺鍼前 45.6mm →刺鍼後 7.8mm といずれも VAS の有意な改善 がみられた（$p<0.01$）（図 3-6）. しかし, A 群では, VAMFIT 診断により膀胱経 異常ありとなった 14 名については VAS 43.6mm → 7.6mm と委中穴で改善がみら れた（$p<0.01$）が, そ れ 以 外 の 経 絡 異 常 の 15 名 に つ い て は VAS 45.0mm → 37.2mm と有意な改善はみられなかった（図 3-7）.

　また, B 群では, VAMFIT 診断により膀胱経以外の経絡異常の 10 名については VAS 50.3mm → 7.4mm, 膀 胱 経 異 常 あ り と なっ た 19 名 に つ い て は VAS 43.1mm → 8.0mm と, い ず れ も 同 等 に 有 意 な 改 善 が み ら れ た（$p<0.01$）（図 3-8）.

［考察/結語］腰痛の原因は膀胱経だけでなく, 様々な経絡の異常が関与することが確認 できた. 委中穴刺鍼で VAS の有意な改善がみられたが, それは腰痛被験者の 4 割以 上が膀胱経異常を占めていたからで, 内訳をみると, 委中穴刺鍼での改善は膀胱経異

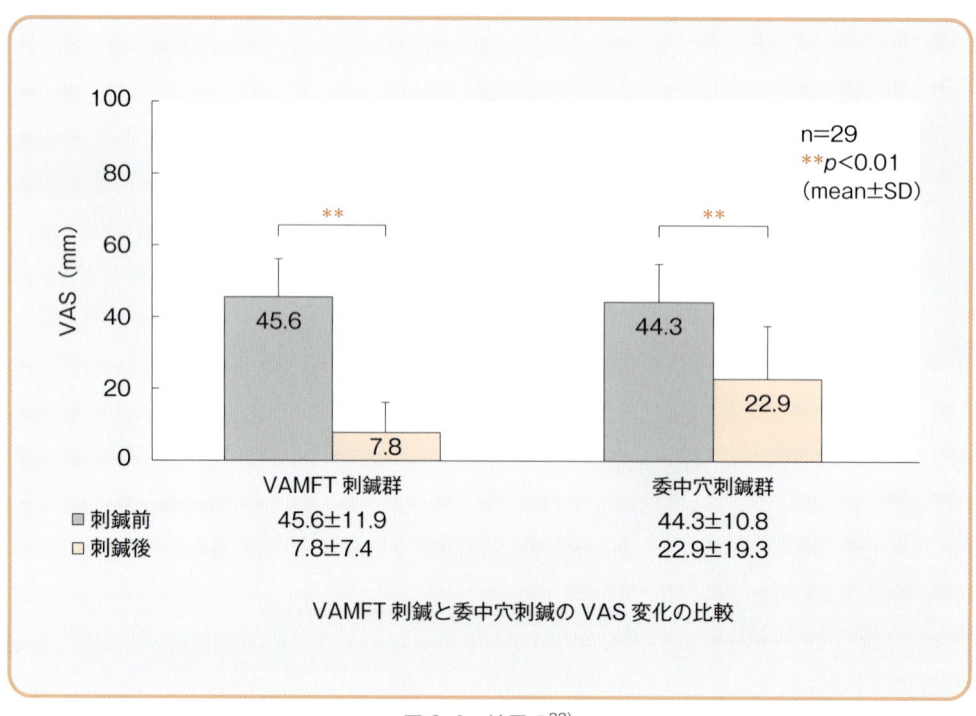

● 図 3-6　結果 2[33) ●

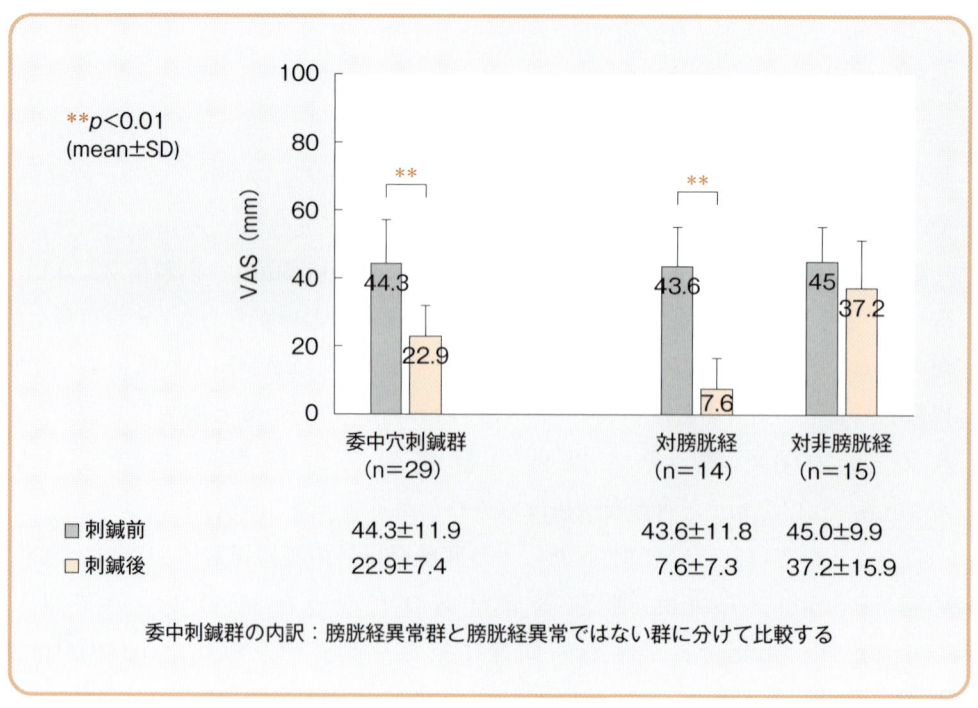

● 図 3-7　結果 3[33) ●

38

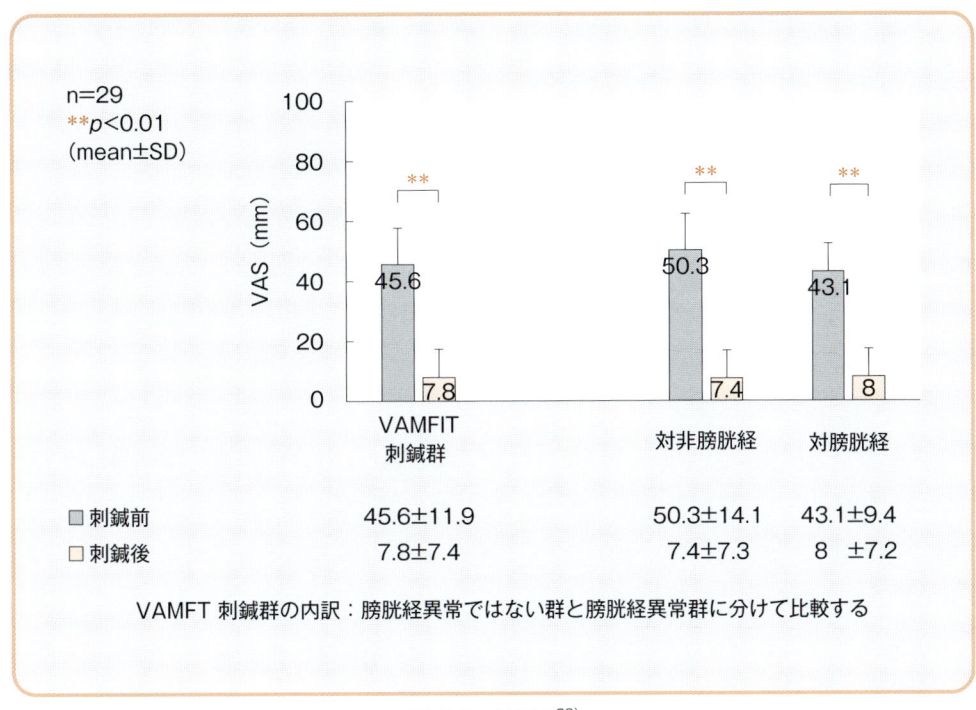

● 図 3-8　結果 3[33) ●

　常の時に限られ，その効果は下合穴としての効果と同等であった．このことから，腰痛の愁訴もつ者が対象であっても，VAMFIT などにより異常経絡を的確に診断・施術することの重要性が示唆された．

5. VAMFIT 運用上の留意点

1）刺鍼による愁訴の変化の把握

（1）頸部はデリケートな部位であるので，乱暴な触診や手技は厳禁である．十分な注意を払って，丁寧に扱うこと．

（2）刺鍼により愁訴の増悪がみられたり，いままで存在しなかった愁訴が出現した場合．

　　愁訴が悪化するのは，治療がいき過ぎた場合や，いらない刺鍼があった場合で，そういう鍼はすぐ抜鍼すること．また，狙いとしている経絡の歪みが抜けると，左右の対側や他の経絡上に愁訴や，ひきつれ感が出現することがあるが，このようなケースはもともとあった歪みがそれ以上の苦痛に隠されていたことから起こる場合が多い．この場合は，新たに歪みが出現した経絡に移って処置を繰り返せばよい．

（3）寒熱の波及が複数の経絡にある場合．

一般に複数の愁訴を抱えている患者や，愁訴の部位がはっきりしない患者は，複数の経絡に寒熱の波及があることが多い．このような場合はシーソーや天秤のバランスをとるような感覚で，人体の陰陽・左右・上下のバランスを患者の愁訴や VAMFIT 診断穴の変化を指標にチェックしていくとよい．

（４）症状が重い，あるいは変動が大きい患者や多くの変動経絡が検索された場合．

　簡便法により，鍼数を少なくすることや，水平刺などの手技の運用を考慮する必要がある．また，愁訴をすべて取りきってしまうまでとことん治療を続けてはならない．どこが潮時かの判定には脈診や入江式フィンガー・テストが便利である．

（５）どこが主訴の部位か分からない場合は，本治法をきっちり施術して，気を至らせる．

　次いで本治法補助穴である募穴，背兪穴をとる．これらの処置で愁訴部位がはっきりしてくれば，VAMFIT 治療に移る．ただし，愁訴部位が点（ポイント）ではなく，面（エリア）である場合は，第 7 章で詳述する天・地・人のシステムが適用になる．

（６）患者の愁訴の変化を把握すること．

　頸部以外の愁訴の変化を観察し，常に身体全体を考慮にいれながら治療にあたることを忘れてはならない．

2）治療順序の原則

　治療は原則として「本治法」→「VAMFIT」→「患部への処置」の順とする．

（１）本治法

　第一に，基本寒熱証に対する治療をする．熱証の場合にはその経の母穴を補い，寒証であれば，兪土穴，原穴を補う．

　ここでは六部定位脈診により，基本証を決定することがどうしても必要となる．経絡治療では基礎ともいえる部分でもあり，正しい脈診訓練法によって誰でも習得できるようになる[34-38]．

（２）VAMFIT

　変動経絡への刺鍼は，『霊枢』邪気蔵府病形篇第四の「榮・輸は外経を治し，合は内府を治す」[13] に 則 って榮穴・輸穴から打っていくことも考えられるが，VAMFIT の刺鍼順の原則は，『霊枢』根結篇第五に準拠する．この意義は後述する．

　なお，VAMFIT 刺鍼の終了は愁訴の消失か，患者の満足度が十分になったのを目安にする．

（３）患部への処置

　患部への刺鍼は最後に愁訴が残った場合にのみする．最初に患部を揉んでしまったり，鍼を打ったりしてしまうと正しい診断ができなくなってしまう．

　刺鍼が必要な場合はその患部の状態すなわち，虚実寒熱をはじめ，圧痛・しこり・陥下・

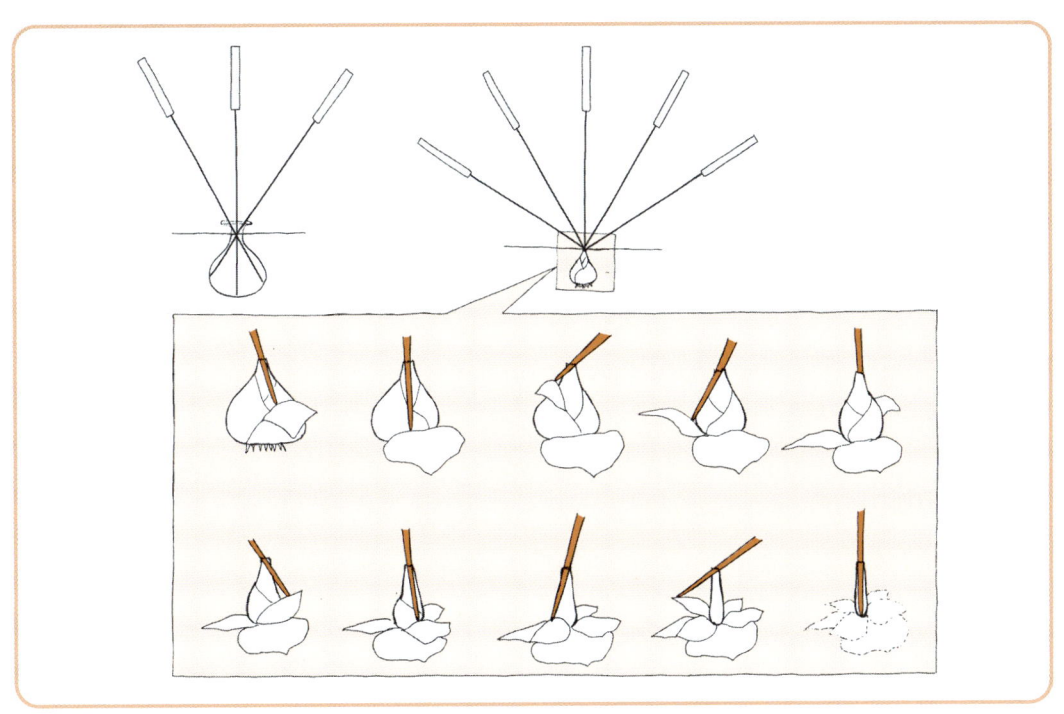

● 図 3-9　刺鍼転向法 ●

膨隆・湿・燥・抵抗・ざらつき・すべすべ・緊張の有無などとそこに対応する穴のツボとしての反応状態，形態などを把握したうえで，手技選択をしなければならないことは当然である．たとえば，形状がタマネギに似ているツボに対しては，刺鍼転向法でまわりから皮を剥いていくようにしていく施術（図 3-9），細くても底が何層もある深いツボには屋漏術（図 3-10），面積の大きいものには集合鍼での鍼尖転移法（皮下運動鍼）を行う（図3-11）．

3）本治法の効果判定も頸部の変化で

　主訴を発しているのは寒熱の波及を受けている臓腑経絡であるので，そちらのほうについ目が向いてしまうものであるが，その原因になっている寒や熱を発現させているのは臓の精気の虚，すなわち気，血，津液の虚であることを忘れてはならない．その虚している臓（基本四証の寒熱証）への治療が本治法であり，標治法による効果とは異なった生体反応が起こる．

　その本治法としての刺鍼が証に合っているかどうかの判定は標治法を行う前に確認しておく必要がある．なぜなら間違った本治法の置鍼をしたままで治療を進めてしまうと，患者が落ちつかなくなって，じっと横になっていられなくなってしまう．寝ていてもつらくなってきょろきょろしだす．眉間に皺が寄ってくる．頸部をさわってみると硬くなってし

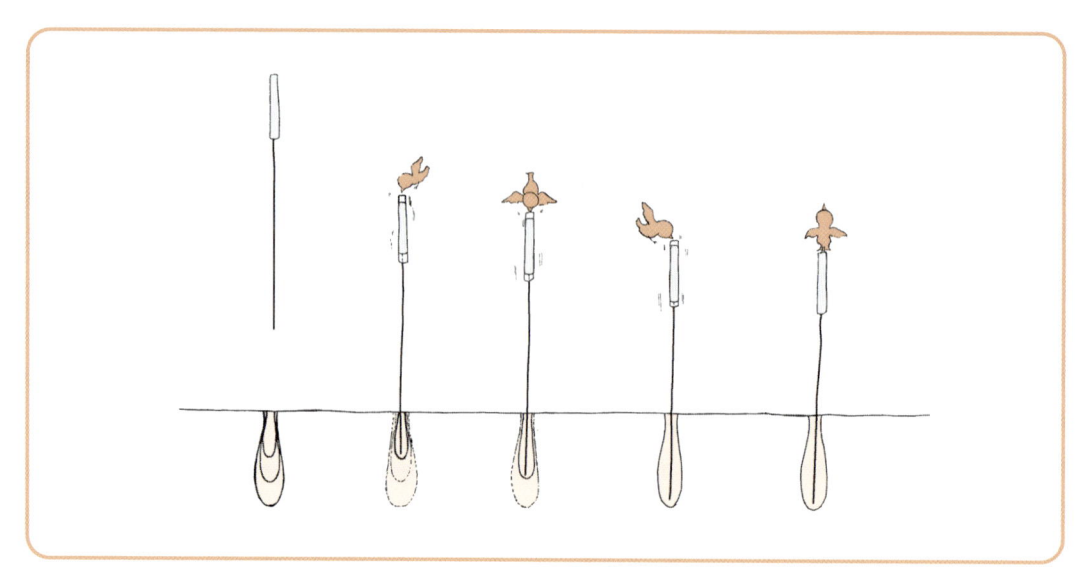

● 図3-10　屋漏術 ●

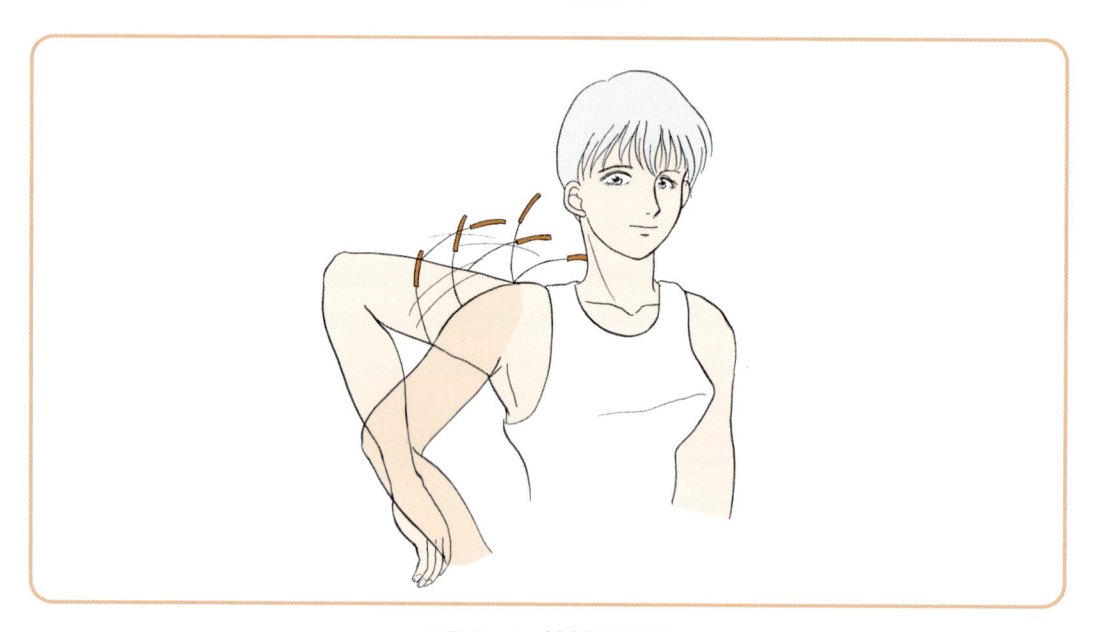

● 図3-11　鍼尖転移法 ●

まっている．腰部の志室穴を中心にこりが強くなっているだけでなく，身体中の筋肉が緊張している．これらの変化がきてしまった場合には，ただちに抜鍼して正しい証に合わせて刺鍼しなおしても効果半減であるし，標治法の効果にも影響する．それだけでなく，局所への施術も必要になるため，時間的なロスも少なくない．私たちの治療院では鍼灸ベッドの数が10台，すべて予約制であったので，順番にベッドを一巡して戻って来たときにそういうことが起こっていたら一大事である．その患者だけによけいな時間をとらなくてはならなくなってしまうのだ．しかし，逆に証が合っているときの本治法の効果がそれだ

け大きいわけだから，本治法の証の判定には万全を期したい．

　首藤傳明氏の『経絡治療のすすめ』[39)] に列記されている次の事項が，よく知られている本治法効果判定の手段である．

　　①　脈差が平均化したか．肝虚の場合，肝虚の改善があったか．

　　②　脈状（祖脈）の変化があったか．

　　③　手足が冷えている場合，暖かくなったか．

　　④　刺鍼中気至ることが確認されたか．

　　⑤　腹証に何らかの変化がなかったか．

　　⑥　変動経絡で治療前に確認した圧痛や撮診異常が取れたか，また減少したか．

　　⑦　自覚症状の変化－好転－があるか．

　　⑧　陰陽の調和がとれたか．肝虚の場合，胆実が取れ平均化したか．

　　⑨　皮膚につやが出てきたか．うるおいが出たか．

　　⑩　腹鳴があるか．

　しかし首藤氏自身はこれらの判定はなかなか容易でなく，初心者には不可能だとしたうえで，これらの判定をやめ，次のような臨床方法をとったという．一般の経絡治療家もこの影響を受けていると思われる．

　　①　本治法で刺鍼し，気至ったと感じた点を適度としてそのまま置鍼する．この際，鍼が皮膚上に立たないよう，だらりと横になっていること．浅刺を心掛けたからである．

　　②　標治法も置鍼とする．

　　③　時間は 10 分ないし 20 分とする．脈証，脈状の変化があってもよし，なくともよし．結果の判定は次回患者から聞けばよい．

　私たちは本治法の効果判定指標としても頸部がもっとも有用だと考えている．頸部は全経絡が循行し，全身を投影している場所でもあるので，本治法治療の身体の芯から起こってくる効果の判定にこそ最適な部位であるからである．

　次に，私たちが指標にしている本治法の刺鍼が正しい場合の身体の変化を列記しておくので，参考にしていただきたい．

　　①　頸部の筋肉が軟らかくなって，緊張が芯から取れてくる．この変化が正しく把握できることが VAMFIT 診断の基本でもある．

　　②　どの経絡が変動していたとしても，頸部の運動時のつっぱり感や痛みが軽減か消失してくる．あるいは快方に向かっている．

　　③　腰部の筋肉の緊張がほぐれて，志室穴などのこりが軟らかくなる．

　　④　仰臥位で立てた膝をそろえて左右に倒したときに，腰部に出現してくる痛み，つっぱり感が消失あるいは軽減する．

⑤　腹部の緊張がとれて，募穴の痛みや硬結が和らぐ．

⑥　患者の心身の緊張が解けてリラックスしている．呼吸が深くなる．

⑦　手足が暖かくなってくる．

⑧　患者が眠ってしまう．

⑨　足の長さが揃うなど，骨格の歪（ひず）みが整ってくる．

⑩　脈状が穏やかになり，脈差が平均化する．

6. VAMFIT 運用時の刺鍼穴の意義

　VAMFIT 運用では『霊枢』根結篇の「頸入穴」＝本輸篇の「脈穴」を診断穴として，パイロット鍼に根結篇の「手足の入穴」＝「絡穴」を用い，下合穴，根穴，溜穴，注穴，結穴，本穴，標穴および，兪募穴の順に刺鍼していく．実際の臨床では「頸入穴」，「絡穴」，「下合穴」，「根穴」，「溜穴」と刺鍼していくまでにその経の施術終了となることが多いことから，根結篇に沿った刺鍼順序がどういう意義をもっているかについて，それぞれの経穴のもっている性質から考察してみた．

　頸部の診断穴「頸入穴」および「下合穴」については第 2 章で前述したとおりである．

1）入穴＝絡穴

　「絡穴」は診断確認穴（パイロット鍼）として，最初に刺鍼する穴である．これは根結篇では「絡穴」が頸「入穴」と同じ「入穴」という性質を有し，頸「入穴」と密接な関係にあるからである．

　パイロット鍼は陰陽虚実や病の起こり，病理などの診断なしに打てなければならない．そのためには，

　　①　実にも虚にも効果があること．

　　②　陰にも陽にも効果があること．

　　③　病邪の侵入が表裏どちらから起こっていても対応できること．

の 3 つが必要条件となる．この「絡穴」にはパイロット鍼として条件がすべて備わっている．

　「絡」は，まとう意で支脈である．絡穴は本経より表裏する経にゆく，小さな支脈の別れる部，または，別絡上にある穴である [40]，とされている．

　以下に「絡穴」の特徴を列記する．

（1）実にも虚にも使用できる

　『霊枢』経脈篇第十に「凡そ此の<u>十五絡なる者は，実するは則ち必ず見え，虚するは則ち必ず下がり，これを視れども見えず</u>」[13] と，実しているときは気血の滞りがみられ，虚

しているときは陥下し，実にも虚にも使うことができることが記されているが，私たちは虚として発現している絡穴を優先している．

（2）正経十二経の手足部における陰陽表裏経への連結を強める

各経絡の気血は，身体深部では表裏関係にある臓腑を絡い，手足末端部においては各々の表裏経に連絡する．それに加えて，手足の絡穴を通じて別絡を出して各陰陽表裏経への連結を強めている．そのため，絡穴1穴で陰陽表裏経をともに一度に調整することができる．

（3）別絡（絡脈）の変動を調整する

『霊枢』経脈篇第十の記載から絡穴が絡脈の直接の治療穴となる．

（4）皮部に入ってきた邪からの防衛にあたる

『素問』皮部論篇第五十六に「邪 皮に客すれば，則ち腠理開き，開けば則ち邪入りて絡脈に客す．絡脈満つれば，則ち経脈に注す．経脈満つれば，則ち入りて府蔵に舎するなり．故に皮なる者に分部あり．与らざれば而ち大病を生ずるなり」[15]

邪は各々の部でこれを追い出せないときは《皮部→絡脈→経脈→臓腑》と順に深いところまで進入してくる．病変を前もって治療しないと，邪気が内伝していくことになる．すなわち，皮部に入ってきた邪は絡脈で防御することになる．絡穴は浅いところにある病変に対し，効果を発揮する．

（5）表裏どちらから病邪の侵入があっても対応できる

病邪が表から侵入してくる過程で絡脈が変動を起こすことは，『素問』皮部論篇第五十六のほか，『素問』繆刺論篇第六十三の「夫れ邪の形に客するや，必ず先ず皮毛に舎す．留まりて去らざれば，入りて孫脈に舎す．留まりて去らざれば，入りて絡脈に舎す．留まりて去らざれば，入りて経脈に舎す．内に五蔵に連なり，胃脾に散じ，陰陽倶に感ずれば，五蔵乃ち傷る．此れ邪の皮毛よりして入り，五臓に極まるの次（ついじ）なり」[15]や『霊枢』百病始生篇第六十六の「皮膚に始まり，皮膚緩めば則ち腠理開き，開けば則ち邪毛髪より入り，入れば則ち深きに抵り，深ければ則ち毛髪立ち，毛髪立てば則ち淅然たり，故に皮膚痛む．留まりて去らざれば，則ち舎を絡脈に伝え，絡にあるのとき，肌肉に痛み，其の痛みのときに息めば，大経乃ち代わる．留まりて去らざれば，則ち舎を経に伝え，経にあるのとき，洒淅として喜く驚く．留まりて去らざれば，舎を輸に伝え，輸にあるのとき，六経通ぜず．四肢は則ち肢節痛み，腰脊は乃ち強ばる」[15]には，邪が皮膚から孫脈，絡脈，経脈，輸脈（足の太陽経），伏衝の脈（脊椎部の衝脈），膂筋（脊中の筋），胃腸の募原，緩筋に伝わっていくことが明記されている．孫絡は『霊枢』脈度篇第十七に「経脈を裏と為し，支れて横する者を絡と為し，絡の分かるる者を孫と為す．（経脈から分かれた支脈で横行する者が絡脈，絡脈の分かれた者が孫絡である）」[13]とあり，絡脈から細かく分岐して皮膚に連絡する支脈で，皮膚と絡脈の間の気血の交流を担っているものである．

これとは逆に病邪が臓腑から伝わっても絡が変動を起こすこともあることが『霊枢』邪気蔵府病形篇第四の記載にある．「面熱する者は，足の陽明の病なり．魚絡に血ある者は，手の陽明の病なり．両附の上，脈の堅陥なる者は，足の陽明の病なり，此れ胃脈なり」[13]とあり，このあと六腑の病症と治療についての記載が続く．たとえば，膀胱では「膀胱の病の症状は，下腹部が張って痛み，手で下腹部を按じてみると，尿意をもよおすが出てこない状態です．肩の上が発熱し，あるいは<u>絡脈が虚しておちくぼみ</u>，および，足の小指の外側と踝部から下腿にかけて発熱します．若し<u>絡脈が虚しておちこんでいれば，治療するとき，膀胱経の合穴である委中を取るべきです</u>」[13]とあり，腑の病から絡脈や，経脈に変調が及ぶことが記されている．邪気蔵府病形篇の記載では六腑の治療穴として下合穴が充てられているが，絡脈の虚であるので絡穴での治療でも効果があると推測できる．

（6）慢性病にも対応できる

　『経絡十講』には「清時代の医家は"病気の初期は経脈上にあり，<u>慢性化したら絡脈上にある</u>"といっているし，また"血気痰飲積聚の有形のものはどの場合にも常に本経から絡脈にいってそこで滞っている"（「羅遺篇」序）ともいっている」[41]とある．要するに慢性病に移行すると，絡脈に気血の滞りが起こり絡脈病になっている．絡脈病に適応する治療穴は絡穴である．

2）根穴＝井穴

　「根穴」はパイロット鍼による確認のあと，治療穴として，最初に刺鍼する穴である．経脈が四肢末端から頭部や体幹に向けて起こるところを「根」といい，これは「井穴」のことでもある．

　「井」は，井戸を表す．水の湧きでるところ，経を流れる気血の始まり＝末端で，手足の末端にある穴である．気血の量は少ないが，反応の強い穴である [40]，とされている．以下に「井穴」の特徴を列記する．

（1）出る所（『霊枢』九鍼十二原篇第一）

　「<u>出づる所を井と為し</u>，溜る所を滎と為し，注ぐ所を兪と為し，行る所を経と為し，入る所を合と為す」[13]

（2）心下満を主る（『難経』六十八難）

　「<u>井は心下満を主り</u>，滎は身熱を主り，兪は体重節痛を主り，経は喘咳寒熱を主り，合は逆気して泄すことを主る」[25]

（3）冬に優先的に取穴するべき穴で深く刺し，置鍼する（『霊枢』本輪篇第二）

　「春は絡脈・諸滎・大経分肉の間に取り，甚だしき者は深くこれを取り，間なる者は浅くこれを取る．夏は諸兪・孫絡・肌肉皮膚の上に取る．秋は諸合に取り，余は春法の如し．<u>冬は諸井・諸兪の分を取り，深くしてこれを留めんと欲す</u>」[13]

（４）臓の病に取る（『霊枢』順気一日分為四時篇第四十四）

　「病の蔵に在る者は，これを井に取る．病の色を変うる者は，これを榮に取る．病のときに間かにときに甚だしき者は，これを輸に取る．病の音を変うる者は，これを経に取る．経満ちて血ある者，病の胃にある者，及び飲食節ならざるを以て病を得る者は，これを合に取る」[13]

（５）手足末端部における各々の表裏経の連絡穴

　手足は絡穴から別絡を出して各陰陽表裏経への連結を強めているだけではなく，手足末端部の井穴によっても各経絡の気血を各々の表裏関係にある経に連絡している．それゆえ，井穴も１穴で陰陽表裏経をともに一度に調整することができる穴である．

　『素問』繆刺論篇第六十三には絡脈病の症状と治療法が述べられているが，治療穴は絡穴ではなく，すべて井穴である．このように，絡脈の変動に使用する穴は『霊枢』経脈篇第十に準拠すれば「絡穴」，『素問』繆刺論篇第六十三に従えば「井穴」となり，VAMFIT 運用のパイロット鍼の絡穴と，根穴の井穴は経脈と同時に絡脈の変動にも効果を発揮する穴であるといえる．このように，経脈と絡脈が密接な関係にあることから考慮しても，VAMFIT 運用の刺鍼順序は非常に効率的であることがわかる．

3）溜穴＝原穴

　「絡穴」，「下合穴」，「根穴」と刺鍼してきて，それでも愁訴が抜けない場合に打つ穴は「溜穴」である．これは「原穴」に相当している．

　「原」は源であり，崖の下の泉である．源＝根本の意である．原は，先天の元気，腎間の動気，人間生命力の根源と後天の元気，三焦の元気を総称して原という．十二経の根本であるという[40]．この原穴もまた，虚にも実にも用いることができる穴とされている．

　以下に「原穴」の特徴を列記する．

（１）五臓の診断穴であり，五臓の疾患の治療穴である（『霊枢』九鍼十二原篇第一）

　「五臓の疾あれば，十二の原穴に応じて出づる也」「五臓の疾あれば，これを十二の原穴を取穴する」[13]

（２）腎間の動気．人の生命．十二経の根本．三焦の原気．五臓六腑の病に効果がある（『難経』六十六難）

　「十二経皆兪を以って原となすものは何んぞや．然るなり，五臓の兪は三焦の行く所，気の留止する所．三焦の行く所の兪を原となすは何んぞや．然るなり，臍下腎間の動気は人の生命なり，十二経の根本なり，故に名づけて原と曰う．三焦は原気の別使なり，三気を通行し，五臓六腑に経歴することを主る．原とは三焦の尊号なり．故に止る所を輙ち原となす．五臓六腑の病ある者は皆其の原を取るなり」[25]

（3）陰経では兪土穴と同じ穴になるが，陽経では独立して存在する

　後天の元気の本でもあり，胃の気の関係から陰経では兪土穴が兼ねているが，陽経では土穴は合穴に相当してしまうことと，三焦が諸陽を循環するため，三焦の原気の宿す穴を合土穴とは別に設けて陽の作用を強めている．

　いずれにしても原穴が，先天の気と後天の気の両方に作用して，人間の生命力を高める非常に重要な穴であることは間違いない．しかも五臓六腑の病に効果のある穴であることは大きな意味をもつ．

　『霊枢』経脈篇第十の十二経脈や十五絡脈の症候に臓腑の病証が含まれていることから，絡脈，経絡，臓腑は密接な関係をもち，それらの間には各々相互に病邪の伝変が起こっているものと考えられる．このことから，絡脈にも，経絡にも，臓腑にも治療作用を及ぼすか否かで効果判定に大きな差を生ずることになる．

　『霊枢』根結篇第五にある「絡穴」，「下合穴」，「根穴」，「溜穴」の順序で切皮置鍼していけば，これらの穴は実にも虚にも効果を及ぼし，補瀉が自動的に行われ，陰陽表裏経が同時に調整され，しかも経脈，絡脈，孫絡，臓腑のすべての変調に対応することができることになる．このことから，最初から成功率の高い経穴を施術していくので効率がよく，システムさえ知っていれば初心者でも無駄のない治療が可能となるのである．

　ただし，それぞれの穴の虚実が顕現している場合は，もちろん補瀉の手技をきっちりと行ったほうが，優れた治療効果をあげることができるのはいうまでもない．

　　「絡穴」　→正経十二経の陰陽表裏経をともに一度に調整し，別絡（絡脈）の変動を正す．内から波及してきた邪にも，孫絡を通じて皮膚から侵入した邪にも対応する．

　　「下合穴」→陽経が別絡から進入して六腑に連結していくことを利用して，内にある六腑の治療と運動器疾患などの療症を治する．

　　「根穴」　→絡穴とともに絡脈病を治療し，陰陽表裏経をともに正すと同時に臓腑の病にも治療効果をあげる．

　　「溜穴」　→正経十二経を根本から治療して，三焦の原気と胃の気，および人の生命力を強める．しかも臓腑の病にも治効がある．

　ちなみに『霊枢』根結篇第五での次に打つべき「注穴」については，「経穴」に相当する穴であり，行くところ，流れの経過なり，水流の激しいところで，反応も激しい穴であるとされている[40]．

7. 症　例

症例 1. 上背部痛　32 歳　女性

［主訴］残業が続いた 1 カ月ほど前から，左肩甲骨内縁を中心に痛くなってきた．現在痛みは和らいではいるが，わずかな腕や頸の動作でずきっとした痛みが走る．とくに左附分穴から肩外兪穴の周囲がつらい．

［診断と治療］六部定位脈診，腹診では腎虚証．

　　左肩外兪穴（小腸経）の運動時痛は頸部の背屈時に増強する．VAMFIT 診断では左天牖穴（三焦経）．

　　本治法：左復溜穴に寸 3-1 番（40mm，16 号），ステンレス鍼を切皮置鍼すると，はじめの痛みを 10 とするペインスケール（以下 PS とする）が 8 になった．

　　VAMFIT 治療：次に左支正穴（小腸経）に切皮置鍼しても変化がなかったのですぐに抜鍼して，主訴通過経絡の小腸経よりも VAMFIT 診断の三焦経を優先させることにした．左外関穴（三焦経）に切皮置鍼すると PS は 8 から 5 に，左委陽穴への切皮置鍼で 3 になった．さらに左関衝穴に切皮置鍼すると 0 になり，腕や頸をどのように動かしても痛みの出現はみられなくなった．

症例 2. 膝関節痛　66 歳　女性

［主訴］50 代後半から時々膝痛のため整形外科にて，変形性膝関節症と診断されている．関節液がたまるたびに注射器で抜いてもらっている．最近，水腫はないが，歩行時と階段昇降時の左膝内側痛があり正座がまったくできないのがつらい．膝に熱はなく，安静時痛もない．

［診断と治療］六部定位脈診，腹診では肝虚証．

　　腹臥位の他動運動で左膝が 80°くらいしか曲がらない．右膝は 100°程度の屈曲が可能．痛みは膝蓋骨の内縁から膝の関節内側裂隙にかけて出現（脾経，肝経）．VAMFIT 診断では左天容穴（胆経と肝経）．

　　本治法：左曲泉穴に切皮置鍼すると，左膝は 100°の屈曲が可能となり，はじめの痛みを 10 とする PS が 8 になった．

　　VAMFIT 治療：さらに左大敦穴，左右太衝穴（肝経）の切皮置鍼で PS は 6，左外丘穴，左陽陵泉穴（胆経）で 5，左天容穴，左右肝兪穴の切皮置鍼で 3 となり，左右の膝は踵が殿部に付くまで屈曲ができるようになった．

　　左公孫穴の刺鍼で 4 に増悪したのですぐ抜き，膝蓋骨の周囲と膝の関節裂隙にある圧痛点に切皮置鍼とカマヤミニ灸をして終了にした．PS は 2 になっていた．

症例3．いわゆる五十肩　56歳　男性

〔主訴〕2カ月ほど前から，左腕を動かすと肩関節部が痛み，その疼痛のために運動制限がでてきた．頭を洗うのがつらい．ズボンの後のポケットのものを取れない．安静時痛はなし．

〔診断と治療〕六部定位脈診，腹診で肝虚証．

　腫脹，発赤，熱感はなし．左三角筋の萎縮軽度．ペインフルアークサイン（−），ヤーガソンテスト（−），痛みは屈曲100°くらいで肩関節後側，結帯動作（伸展，内旋，外転）時に肩関節前側に出現．外転時の動きはぎこちなく，疼痛部位は確定できない．VAMFIT診断では左天窓穴（小腸経）．

　本治法：左曲泉穴に切皮置鍼すると，左肩は屈曲が楽になり，はじめの痛みを10とするPSが7になった．

　VAMFIT治療：左支正穴（小腸経）に切皮置鍼して痛みの軽減を確認して，左外巨虚穴，左下巨虚穴に切皮置鍼をすると，PSが3になったが，肩関節前側の痛みが増強した．もう一度，VAMFIT診断をしてみると左扶突穴（大腸経）と左天髎穴（三焦経）も検索されたので，左偏歴穴（大腸経）と左外関穴（三焦経）に水平刺（寸3-1番，ステンレス鍼）した．これにより，肩関節前側の痛みは消失したが，肩関節後側が増悪しPSは4になった．そこで左養老穴（小腸経）の少し上から水平刺を加えると，すべての動作時痛が消失した．

症例4．咽頭痛　26歳　女性

〔主訴〕昨日の夜から急に咽（のど）が痛みだし，今は唾（つば）を飲むと痛む．腋窩温は37度8分で，平熱は36度しかないので，本人は高熱だとの訴え．口を大きく開けて「あー」と声を出してもらうと，口蓋帆全体が赤く腫れている．声嗄れはなし．

〔診断と治療〕六部定位脈診，腹診では肺虚証．数脈（仰臥位で脈拍数92回/分）．

　両中府穴に圧痛．第3頸椎棘突起の両傍（肺の反応点）に圧痛．頸部から背部一面に硬結．VAMFIT診断点は右人迎穴（胃経）と右扶突穴（肺経と大腸経）．

　本治法：右太淵穴に接触鍼（寸3-1番，ステンレス鍼の鍼尖を当ててゆっくり旋然）すると，唾を飲み込んだときの痛みが半減．はじめの痛みを10とするPSが5になった．

　VAMFIT治療：さらに右偏歴穴，右豊隆穴への単刺術で3になった．VAMFIT診断の右人迎穴と右扶突穴の反応はなくなり，かわりに左扶突穴に反応が出現したので，左偏歴穴に単刺術．さらに第3頸椎棘突起の両傍と尺沢穴にカマヤミニ灸をして，主訴を聞くと咽（のど）の痛みがなくなっていたので治療を終わった．風邪の場合など，病勢が強いときは深追いをしない注意が必要である．

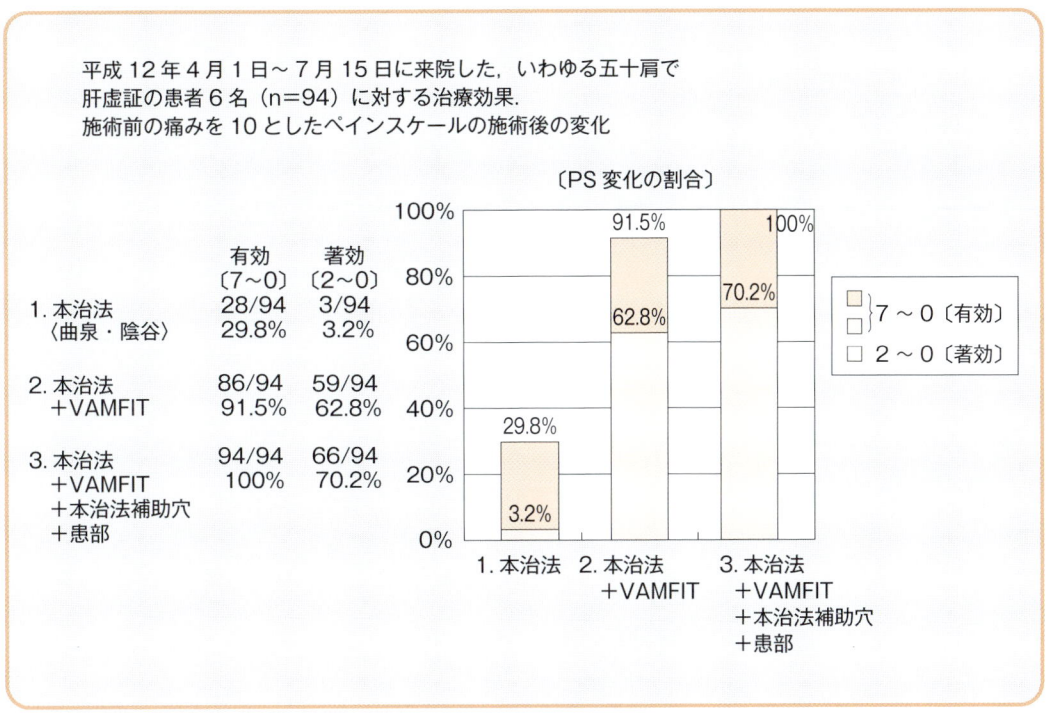

平成 12 年 4 月 1 日〜7 月 15 日に来院した，いわゆる五十肩で
肝虚証の患者 6 名（n=94）に対する治療効果．
施術前の痛みを 10 としたペインスケールの施術後の変化

〔PS 変化の割合〕

	有効 〔7〜0〕	著効 〔2〜0〕
1. 本治法 〈曲泉・陰谷〉	28/94 29.8%	3/94 3.2%
2. 本治法 ＋VAMFIT	86/94 91.5%	59/94 62.8%
3. 本治法 ＋VAMFIT ＋本治法補助穴 ＋患部	94/94 100%	66/94 70.2%

● 図 3-12　いわゆる五十肩の例 ●

8. 症例のまとめ

1）いわゆる五十肩の例（図 3-12）

　平成 12（2000）年 4 月 1 日〜平成 12 年 7 月 15 日に来院したいわゆる五十肩で肝虚証の患者 6 名，延べ 94 例に本治法を施術した後，VAMFIT を含む標治法を行った．本治法は曲泉穴・陰谷穴への切皮刺鍼，気が至ったのち，置鍼約 15 分とした．

　はじめの痛みを 10 とした場合の PS が，7 以下に改善したものは，本治法のみでは 28 例（29.8%），VAMFIT の施術を加えた後は 86 例（91.5%），次に本治法補助穴と患部の反応点に対する補瀉を行うと 94 例（100%）で改善が認められた．また，PS が 2 以下になった著効例は，本治法のみで 3 例（3.2%），VAMFIT を加えた後は 59 例（62.8%），本治法補助穴と患部に対する治療の後は 66 例（70.2%）でみられた[9].

2）複視の例

　平成 11（1999）年 6 月 5 日〜平成 12（2000）年 7 月 15 日に来院した複視を訴えている患者（n=2）に，本治法と VAMFIT を含む標治法を行った結果，2 症例とも 5〜14 回の治療で全快した[9].

9. VAMFIT の利得

本治法を施したうえに，VAMFIT を同時併用することにより治療効果を大きくすることができる．これは VAMFIT が基本寒熱証から発生した寒熱の波及経絡を対象とした診断と治療であるからである．すなわち，VAMFIT と本治法を車の両輪のごとく併用することによって，はじめて患者を根本からの治癒に導く東洋医学的治療法として完成するのである．しかし，単に症状の改善だけでみると，VAMFIT 単独の使用でもかなりの効果がある．このことから，初心者でも特別な訓練なしに，ばらつきの少ない治療効果をあげることが可能となる．すなわち，施術者の経験と力量によって，初心者は初心者なりの，熟練者は熟練者なりのそれぞれのレベルに応じた治療ができる．

この VAMFIT を運用するなかで，本治法の治療効果が明確になってくるので，立てた証が正しかったかどうかの確認が可能となり，本治法の効果が認められないときはただちに抜鍼して，もう一度六部定位脈診の診断からやり直して「証」の立てなおしが図れる．

また，VAMFIT では，頸部の変化を指標にして施術するので，診断が簡便なうえ，変動経絡の改善をその場で確認しながら治療することができる．しかも，この頸入穴の反応状態の改善は経絡の調整を意味し，結果として，内臓疾患を含む全身のあらゆる愁訴の改善も同時に期待できる．

たとえ，多くの経絡に寒熱の波及がある場合でも，その経絡に対して順に一つずつ処置していくことにより，患者の陰陽左右上下のバランスをとっていくことができるので，その治療経に対する刺鍼が多くなりすぎた場合や，余分な刺鍼がわかり，経絡に敏感な人にも対応できる．

これらの診断と変化は脈位脈状診で検索できるので，従来から難しいとされていた脈位脈状診の確認となり，より高度な治療技術の向上を目指していくことができる．

10. 脈位脈状診の訓練に活用

VAMFIT により起こる頸部の変化を脈位脈状診で確認することは，初心者が脈位脈状診を学ぶうえで有用な指標となる．

私たちは鍼灸学校の学生に「脈診法」を指導するなかで，学生の「脈診」に対する誤解や技術的な欠陥などに共通性のあることを見出し，「脈診」を正しく効果的に習得できる学習法を構築してきた [34-38]．ここでは，その研究活動のなかで取り入れている「脈位脈状診」を習得するための初歩的な訓練法の一例を紹介する．

たとえば VAMFIT で右天窓穴の運動時ひきつれ感が検出された場合，小腸経・心経の

変動があることを表しているので，六部定位の左寸口部のみの虚実をとくに意識して脈状を診る．この部位は少なくとも平脈ではないことがわかる．右寸口部との比較もあわせて診ると診断しやすい．その際，最低でも祖脈（浮・沈，遅・数）での変位を記録しておくことを習慣にする．大・小（細），滑・濇などまでわかるようになると，このときの愁訴が寒から起こっているのか，熱から起こっているのかの確認もできることになる．自分が十分に納得できるまで検脈を行った後，VAMFIT による刺鍼を行う．そこで，頸部のひきつれ感が改善されるのと同時に左寸口部の脈状の明らかな変化を観察することができる．愁訴の状態と脈状の改善が連繫していることをこのように実体験することで，脈診技術は飛躍的に向上するものであり，またそのことで理解が深まると VAMFIT 診断にも自信をもって施術にあたることができる．

11. この章のまとめ

（1）VAMFIT は，変動を起こしている経絡をみつけ，治療する方法である．

（2）頸部は正経十二経がすべて循行しているため，頸部で十二経すべての診断ができる．

（3）頸部は天・地・人の思想における気街としての位置からも重要部位である．

（4）頸部での愁訴の改善は経絡の調整を意味し，結果として，全身のあらゆる症状の改善につながる．

（5）VAMFIT の "頸入穴" は治療点としてだけでなく，診断点としても臨床的価値がある．

（6）愁訴部位の支配経絡がはっきりしない場合，頸部や腰部の運動，反応などを用いた「VAMFIT 診断」により簡単に寒熱波及経絡の検索を行うことができる．

（7）頸入穴と絡穴および合穴は "入穴" という共通の性質を有しているが，とくに「下合穴」は，「頸入穴」とトポロジー的相関の関係にあり，VAMFIT 運用上重要なものとなる．

（8）『霊枢』根結篇に記されている経穴は効率的な治療手順を示している．

（9）VAMFIT により初心者にでも，ばらつきの少ない治療効果をあげることができる．

（10）VAMFIT は，霊亀八法のような寒熱波及部位を無視した機械的治療方式に比較して治療成績がよい．

（11）VAMFIT は，標治法だけでなく本治法にも関わりをもっている．また本治法の治療効果の判定から，証の確認ができる．

（12）本治法との併用により治療が完成するが，VAMFIT のみの運用でも十分な愁訴の改善が認められる．

（13）寒熱が多くの経絡に及んでいる場合も，一つずつの経絡を順に処置していくことができる．ただし，この場合は簡便法により鍼数を少なくする．

（14）VAMFIT 診断が脈位脈状診で確認できることから，初心者の「脈位脈状診」習得訓練において VAMFIT が有用なツールとなる．

第4章

霊背兪穴 VAMFIT と刺熱穴 VAMFIT

1. 頸部膀胱経で行う治療の簡単体験

頸部のこりを取る簡単体験を紹介する.

〔患者の頸部膀胱経上のこりを確認〕

患者の頸部で椎骨の棘突起のすぐ両傍を探っていき，第3〜4頸椎棘突起両傍のこりの左右差を比較して，強い側のこりの硬さや圧痛の程度を把握しておく．患者にも圧したときの痛みの程度を確認させる．第3〜4頸椎両傍につらいこりがあることが多いため診断は容易である．この場合，第1頸椎の棘突起は触れることができないので注意が必要である.

〔施　術〕

（1）こりの強い側を治療側とする．治療穴は母指橈側爪甲根部にある肺経井穴の少商穴である.

（2）施術者は患者の治療側の母指を，自分の母指で少商穴に圧迫を加えながら握る.

（3）施術者は母指を握ったままで，患者の母指を大きく回す.

（4）はじめは動きが悪い指がスムーズに動くようになるまで，右回し，左回しを繰り返す.

（5）1分間くらい続けると指の動きが滑らかになってくる．そこで施術は終了である.

（6）施術の効果を高めるために，肺経原穴の太淵穴に圧迫を加えながら手首の背屈，掌屈を繰り返してもよい.

〔判　定〕

もう一度，第3〜4頸椎両傍のこりの左右差を比較して，そのこりの硬さや圧痛の程度の変化を最初と比較する．患者にもさきほどと同じ圧で押したときの痛みの変化の自覚を問う.

〔結　果〕

　例外を除き，すべての患者において，第3〜4頸椎傍のこりや疼痛の減弱，消失が認められる．

　これらのことは第3〜4頸椎傍と肺経との間には何らかの対応があることを示唆している．

2. 頸部に膀胱経一行線の穴がある

　私たちは患者の頸部の反応が，VAMFITで診断に使用する頸入穴の及ばない領域に出現することをしばしば経験するようになっていた．そこは頸部の後ろ，天柱穴から大杼穴に至るまでの間である．実はこの頸部における膀胱経一行線を主訴として訴える患者の場合は，VAMFITで膀胱経という診断で施術してもある程度の効果は認められる．なるほど膀胱経には違いないわけである．しかしその治療効果は他の経絡のVAMFIT治療効果と比較すると，納得できるものではなかった．しかも，この部位に出る異常は膀胱経だけではなく，他の経絡との併用が必要となることが多く，その大部分は肺経であった．当初，私たちは肺経が膀胱経に対して子午流注の「納子法」の関係でちょうど反対側に位置することから，手足陰陽表裏一対療法の片割れ，対をなす経絡として起こってくる反応であると受け止めていた．

　あるとき，私は刮目すべき症例に遭遇することになった．

　昭和59（1984）年当時の私はまだ，標治法の一部に神経学的な診断を併用しており，手の痺れや痛みを訴える頸肩腕症候群の患者には，その頸神経レベルに応じる頸椎の棘突起と棘突起の間を側面から中国鍼で貫通刺を行うことがよくあった．それでもある程度の効果をあげることができていたのだが，あるとき，整形外科で頸椎症と診断された会計事務職の28歳の女性患者が，おもに左手（環指から小指）の痺れを訴え来院した．たしかに徒手検査をしてみると，アレンテスト陰性でジャクソンテストが陽性であった．本治法と本治法補助穴の施術を終えてなお，左手（とくに小指）の痺れは残ったままであったので，小指を支配する第8頸神経をねらい，第7頸椎と第1胸椎の棘間を右から左へ3寸の中国鍼による貫通刺を行った．患者も響きを訴え，確かに手ごたえはあったのだが，抜鍼後の主訴に変化はほとんどなかった．やむなくもう一度頸部を触診していくと，第6頸椎側面で僧帽筋前縁の際に強いしこりと圧痛があるのを見つけた．このとき，どの患者も神経レベルの椎骨よりもすこし上位に反応が出現することが多いことを思い出しながら，僧帽筋の上から脊柱を押手ではさむようにして，第6頸椎と第7頸椎の間を僧帽筋前縁の際から同じ中国鍼による貫通刺を行った．患者が同じように響きを訴えた後，抜鍼した．すると，あれほど変化しなかった小指の痺れがとれてしまったのだ．不思議ですね

え，と患者は大喜びし，私も狐につままれたような感じであった．経絡でいうと心経の支配領域であった．

その後も何例か同様の患者がいたことや，また他の症例で，肺経の母指の痛みやしびれが，脊柱を押手ではさむようにして第3頸椎・第4頸椎間を胸鎖乳突筋後縁から行う中国鍼による貫通刺で消失したりすることや，心包経に関わりのある中指のしびれが第5頸椎・第6頸椎間に対し貫通刺をすることで消失するということを経験することで，この頸部の膀胱経の穴がそれぞれ肺経，心包経，心経と対応する兪穴ではないかと考えるようになったのである．

考えてみれば，東洋医学の五臓六腑は個々に脊椎から下垂しているという概念から太陽膀胱経の循行する脊椎の両側に五臓六腑に関わりの深い気穴が存在する．太陽膀胱経は特別な経絡として，その一行線上にすべての臓腑経絡の気を舎している背兪穴を有するのである．それにもかかわらず，頸部の後側には経穴がまったくない．頸部の後側は非常にこりや反応の現れやすい部位であることは，臨床に携るものなら誰でも知っている．頸部が腰部とともに人体の脆弱部位になっているのは，人類が四足から二足歩行に移行していったときに抱えた宿命だといわれている．この人体の弱点になっている部位に膀胱経の経穴が一つもないのはあまりにも不自然である．反応こそはツボであるが，頸部の後側に出現するこれらの反応を阿是穴として片づけられるものではないはずである．

3. 頸部後側に大杼・風門・肺兪・厥陰兪・心兪がある

頸部後側に大杼・風門・肺兪・厥陰兪・心兪の各穴が並んでいることに気が付いたのは前述した症例に遭遇したのが契機ではあったが，これが確信に変わっていったのは，中国鍼のような強い刺激を与えなくても，すなわち切皮置鍼による施鍼によっても，これらの背兪穴とその対応経絡との間の相関性が，多くの患者で観察されるようになったからである．だが，そうなるとすべての背兪穴をはじめ膀胱経一行線にある穴はもちろん膀胱経二行線の穴，督脈上の穴まで，従来の定位置から6椎分上方にシフトすることになる（図4-1-a, b）．

現在の膀胱経の背兪穴は『霊枢』背兪篇第五十一に準拠しているとされている．

『霊枢』背兪篇第五十一では「黄帝 岐伯に問いて曰く，願わくは五臓の腧の背に出づる者を聞かん．岐伯曰く，胸（背）中の大腧は杼骨の端に在り．肺腧は三焦の間に在り．心腧は五焦の間に在り．膈腧は七焦の間に在り．肝腧は九焦の間に在り．脾腧は十一焦の間に在り．腎腧は十四焦の間に在り．皆脊を挟みて相去ること三寸所，則ち得てこれを験べんと欲すれば，其の処を按ずるに，応中に在りて痛解するは，乃ち其の腧なり」[17]と脊柱両側に各臓の背兪穴を配置している．この場合，一番上の椎骨（第1椎）を何にするかで，

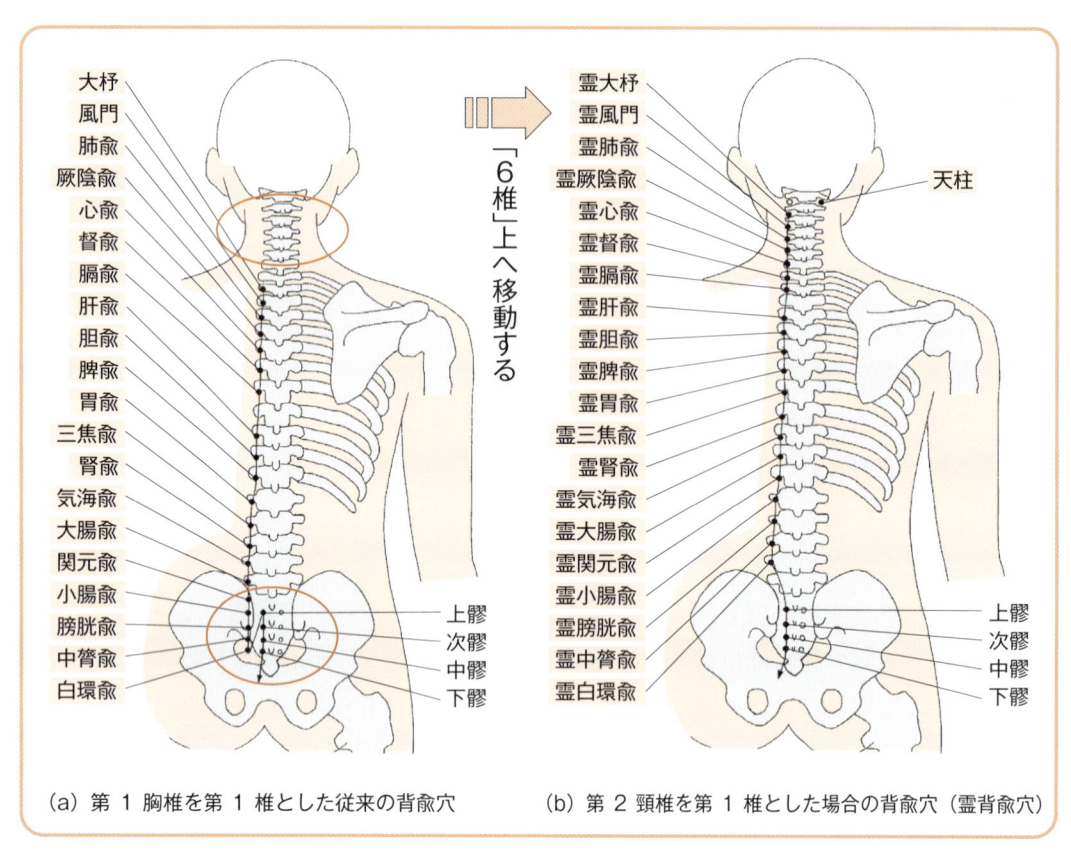

（a）第1胸椎を第1椎とした従来の背兪穴　　　　（b）第2頸椎を第1椎とした場合の背兪穴（霊背兪穴）

● 図4-1 ●

すべての経穴の位置が異なってしまう.

　現在，刊行されているほとんどの訳本には，第1番目の脊椎としての杼骨を第1胸椎，第三焦を第3胸椎，第五焦を第5胸椎，第七焦を第7胸椎，第九焦を第9胸椎，第十一焦を第11胸椎，第十四焦を第2腰椎，と順に訳されている. 私はこのことについていくつかの疑問をもった.

（1）第1胸椎の傍1寸5分を大杼穴に定めてしまうと，後頭骨の下際にある天柱穴より下の後頸部の膀胱経には経穴は存在しなくなってしまう. 人間が2本足で立って以来の脆弱な頸部のしかも，もっとも筋肉疲労を起こしやすい部位に一つもツボが存在しないのは不自然ではないだろうか？　ここのこりや圧痛はすべて阿是穴として片づけられるものなのだろうか？

（2）なぜ，膀胱経一行線上の経穴が白環兪穴まで降りた後，もう一度上髎穴まで不自然にも上がらなければならないのか？　並びが不規則になっていないか？

（3）鍼灸は身体の外から診断し，施術することですべての疾患に対処する治療法である. この運用のため，体表解剖学は観る，触れる，撫でる，擦る，圧する，揉むなどありとあらゆるテクニックを駆使した体表観察によって，高度に発展していたはずで

ある．その古代人たちが患者の背中をみて，一番上にある椎骨をどれだと考えるだろうか？

　第1胸椎を1番目と考えたとは思えない．第7頸椎だとする沢田流の説にはうなずける側面もあるが，私たちには臨床的にもっとも重要な診断および治療部位である頸部に，椎骨棘突起かたわらの膀胱経の穴を古代中国人が設定していなかったはずはないと考えた．

　上から探っていって，体表から触れることが可能な最初の棘突起は第2頸椎のものである[42]．ここを『霊枢』背兪篇第五十一のいう第一焦だとすると，すべての膀胱経一行線上の経穴は6椎ずつ上がる．こうすると，白環兪穴と上髎穴が続き，膀胱経一行線上の経穴は後頸部から尾骨まで規則正しく並ぶ（図4-1-b）．

　この大杼穴が項にあるということを裏付ける記載が『霊枢』癲狂篇第二十二にある．「筋癲疾なる者は，身倦き攣急して大なり．項の大経の大杼脈を刺す．……（中略）……脈癲疾なる者は，……（中略）……脈満るは，尽くこれを刺して血を出だす．満ちざるは，これを項を挟む太陽に灸し，帯脈の腰より相去ること三寸，諸もろの分肉・本腧に灸す．（病が深く筋まで達した筋癲疾は，筋肉が引きつり，身体が曲がりちぢまり，筋脈が強く痙攣して，脈が大である．治療には項の後の足の太陽膀胱経の大杼穴を刺す．……（中略）……脈癲疾は，……（中略）……脈が張満しているところは，鍼で刺して血を出す．もしも張満せずかえってへこんでいるところは，項の両側を挟む足の太陽経の腧穴に灸するのがよい．同時に腰から三寸ばかりのところにある帯脈穴や諸経脈の肌肉間及び四肢の輸穴に灸してもよい）」[13] ここでいう大杼穴は項すなわち，後頸部であり，太陽膀胱経の穴が項の両側にあることになる．

　後世の『鍼灸甲乙経』巻之三でも，「大杼，在項第一椎下両傍各一寸五分，陥者中．足太陽・手少陽之會」[14] この後，下にある背兪穴について「風門熱府，在第二椎下両傍各一寸五分，督脉・足太陽之會」[14]，「肺兪，在第三椎下両傍各一寸五分」[14] と続いていく．やはり，後世の『鍼灸資生経』でも「大杼二穴．在項後第一椎下兩旁相去各寸半陥者中」[42] とし，『十四経発揮』には「大杼，在項後第一椎下」[43] とあり，第一番目の椎骨は項部のうしろ，後頸部にあることが明記されている．もし，項後を項のしたという意味で使うとすれば，項下と表記されているのが適当であるとは専門家の意見である．ただし，『十四経発揮』に挿入されている経絡図では現行の経穴の位置に図示されていて，説明文とは一致していない．どの時代から，背部兪穴が現行の位置に設定されるようになったのかは，さらなる文献的考察を待ちたいが，現行の背部兪穴もまた，捨てがたい臨床的価値があることも事実である．真実は一つとは限らないものである．

　『素問』気府論篇第五十九の「項中大筋両傍各一，風府両傍各一．侠背以下至尻尾二十一節」や，「大椎以下至尻尾及傍十五穴．至骶下凡二十一節，脊椎法也」[15] とあるこ

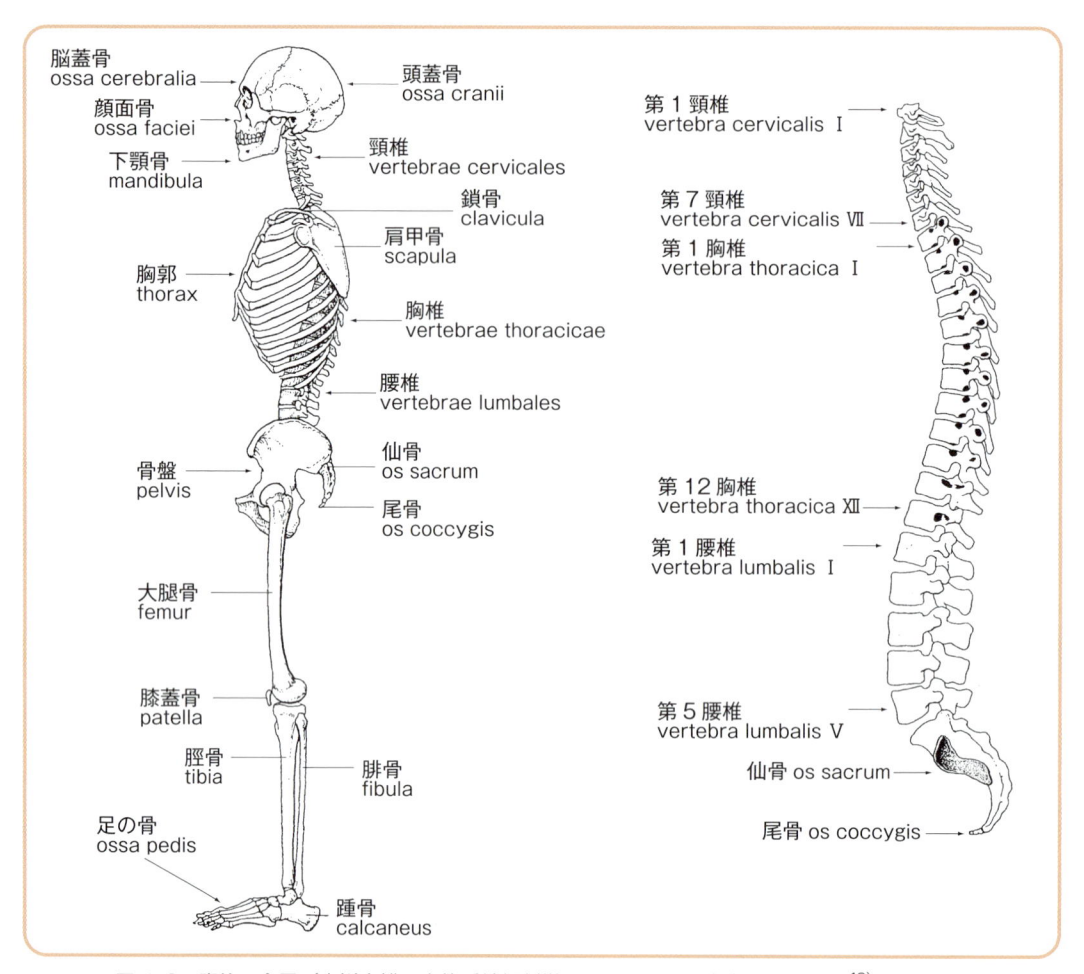

● 図4-2 脊柱の全景（吉川文雄：人体系統解剖学. p98-141, 南山堂, 1984[46]）より改変）●

とから，大椎を第1胸椎としてとらえ，椎骨の棘突起 17，仙骨陵 3，仙骨管裂孔 1 と数えて，計 21 節と一般には考えられている．「骶は脊骨の最先端の一節のことで尾閭または窮骨ともいう」[44] と柴崎氏は解説している．しかし，この説は「脊椎法也」とあることから，脊椎として仙骨陵や仙骨管裂孔を脊椎の節として扱っていたと考えなければならない．山田慶兒氏は『漢書』王莽伝に王莽が反乱軍の王孫慶を逮捕したとき医学研究のために解剖させたことが記載されていることと，『霊枢』の伯高派の「骨度」，「腸胃」，「平人絶穀」にみられる正確かつ生彩ある解剖論文の記述との符合を，漢代に人体解剖が行われていた証拠としてあげている [45]．そうであれば古人は脊椎の解剖を経験から当然，頸椎を脊柱の一部として認識していたはずであるし，「節」というフレーズから，至骶下は仙骨底までを指しているとも考えることができる．第2頸椎から数えていくと，仙骨底までの椎骨の棘突起は 23 節になる．あるいは第4腰椎棘突起の高さの Jacoby（ヤコビー）線までを底と考えたとすれば，21 節になる（図4-2 [46]）．

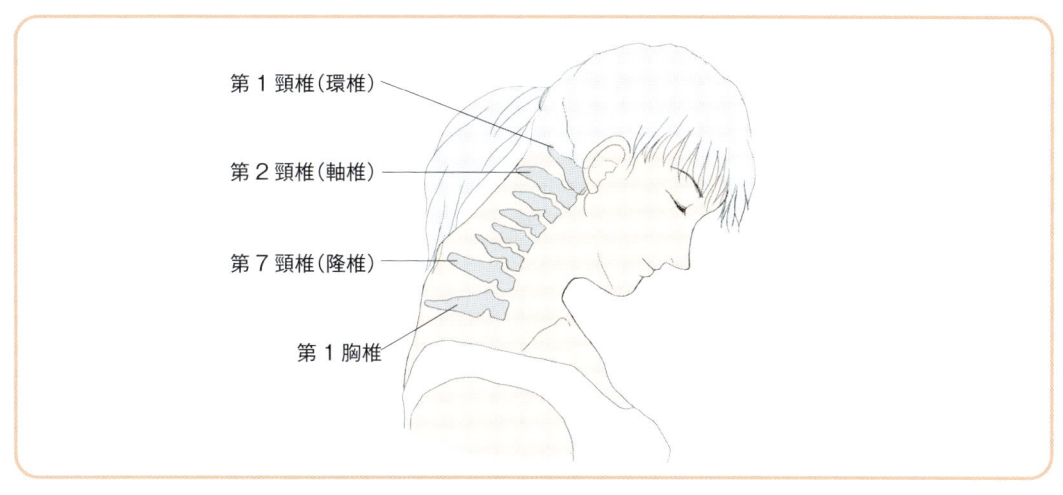

第 1 頸椎（環椎）
第 2 頸椎（軸椎）
第 7 頸椎（隆椎）
第 1 胸椎

● 図 4-3　頸椎の位置 ●

　「至骶下凡二十一節，脊椎法也」を張景岳は「これは項骨を除いていっており，もし項骨三節を含めれば，全部で 24 節になる」[15] という説を唱えている.

　『素問』骨空論篇第六十に「風府在上椎（風府は椎骨第一節の上側にあります）」，「一在項後中，復骨下. 一在脊骨上空，在風府上. 脊骨下空，在尻骨下空.（一は項の後中，復骨の下に在り. 一は脊骨の上空に在りて，風府の上に在り. 脊骨の下空は，尻骨の下空に在り）＊復骨——六椎以上の椎骨ははっきりと現れないので復骨という. 復は「伏」と通ずる. 伏して現れていないことをいうのである」[15] とある.

　藤田の『生体観察』には「背部の正中線を外後頭隆起から下方に向かって触察して行くと急に第 7 頸椎の棘突起の高まりを触れる. これは首を前に曲げさせると，視察によっても瘤のような高まりとして見届けることができる. このようにその棘突起が高くそびえているので，第 7 頸椎のことをとくに隆椎ともいう. 隆椎より上位の棘突起は全然触れないというわけではなく，普通，第 6 および第 5 頸椎あたりまでは触れ得ることが多い. それより上のほうでは，棘突起と皮膚との間隔が次第に深くなり，この間に項靱帯という弾性結合組織の隔壁があるから，棘突起はさわらない」[47] と記されている. ここでは体表から触れることのできる頸椎は第 5，第 6，第 7 頸椎であるとされていて，それより上位の頸椎は触れないことになっている（図 4-3）. 私たちが上から触察したかぎりでは，第 2 頸椎がまず大きく触れてくるのでこれを第 1 椎とするのが妥当であると考えている. もちろん，患者を仰臥位にして，頸部の筋緊張をさせないようにして注意深く探ってみると，第 1 頸椎を除くすべての頸椎の棘突起を触察できる. 古人も隠れた椎骨の認識をもっていたことは，『素問』骨空論篇第六十の "復骨" という語や『素問』刺熱論篇第三十二の「項上三椎陥者中也」[15] から明らかである.

4. 2種の背兪穴を使い分ける

　背〔部〕兪穴は五臓六腑に対応する穴であるだけに取穴には注意深くありたいが，ツボとは厄介なもので，同じ書物において同名の経穴でさえ，同一のものを指しているとは限らない．

　たとえば，『素問』血気形志篇第二十四には「背兪を知らんと欲せば，先ず其の両乳の間を度りて，中もてこれを折る．更うるに他の草を以て度りて半ばを去り已て，即ち両隅を以て相い拄うるなり．乃ち挙げて以て其の背を度り，其の一隅をして上に居らしめ，脊の大椎に斉しくし，両隅を下に在らしむ．其の下隅に当る者，<u>肺の兪</u>なり．復た一度を下せば，<u>心の兪</u>なり．復た一度を下せば，左角は<u>肝の兪</u>なり．右角は<u>脾の兪</u>なり．復た一度を下せば，<u>腎の兪</u>なり．是を五臓の兪と謂う．灸刺の度なり」[16]とあり，この篇でいう背兪穴の取穴部位は同じ『黄帝内経』の『霊枢』背兪篇第五十一や後世の『鍼灸甲乙経』などの一般的なものとも一致しない．

　このような背兪穴の位置もまた，そこに設定されなければならない理由や背景があり，その時代で臨床的な裏付けがなされていたものであろうと考えられる．従来から知られている背兪穴もまた，募穴の発見以来，腹部に対して背中という陰陽関係から各臓腑の兪募穴を同等の高さに調整してこその利用価値があったのだとも考えられる．

　たとえば，背兪穴と募穴を同時に取穴することによる各臓腑の陰陽からの治療は前後配穴とも呼ばれ，その効果もよく知られている．

　経穴を古典文献に<ruby>則<rt>のっと</rt></ruby>って運用したいときはその文献のなかで述べられている経穴が，その時代で通用していた位置の経穴でなければ意味をなさない．そこを取り違えると，たとえ穴名が同一であっても，各文献によって異なる穴になってしまうことが起こりえるのだ．このような理由で，私たちは募穴と同時の使用，すなわち陰陽で対にしたい場合には，上に6椎シフトさせた『霊枢』背兪篇第五十一の背兪穴とともに従来の位置での背兪穴の反応を検索して，そのどちらか一方あるいは両方を運用することにしている．なお私たちは，従来からの"背兪穴"との誤用を避けるため，便宜上，"第一椎"を第2頸椎として背兪穴を配置した『霊枢』背兪篇の背兪穴を短縮して"霊背兪"と呼称した．たとえば，霊肺兪，霊心兪，霊肝兪，霊胆兪，霊脾兪，霊腎兪などと呼んでいる．これらの霊背兪穴は診断がきわめて簡単なうえ，その対応経脈への施術で起こる反応が愁訴と連動することや，その効果に即効性があることから，脈診の確認，および本治法の診断と治療に活用することもできる．

5. 刺熱論における督脈上の兪穴

　『素問』刺熱論篇第三十二に「熱病気穴，三椎下間，主胸中熱，四椎下間，主鬲中熱，五椎下間，主肝熱，六椎下間，主脾熱，七椎下間，主腎熱．栄在骶也．項上三椎陥者中也」[15] とある．この篇も現行のすべての日本語訳本で，三椎下を第 3 胸椎下，四椎下を第 4 胸椎下，五椎下を第 5 胸椎下と順に訳されている．

　しかし，「項上三椎陥者中也」の記載からも，ここでの椎骨の位置は後頸部にあると考えられる．すなわち，「三椎下間，主胸中熱」は「後頸部にある三椎の下の気穴が胸中の熱を主る．」と解釈できる．この篇では五臓の熱病に頸部の督脈上の脊椎間を用いることを指示しているのである．それに加えて尾骶骨の下（長強穴）と後頸部の三椎の上部にある陥凹部（風府穴）も使用している．この長強穴と風府穴は現代でも熱病の特効穴としてよく使われているものである．

　『素問』五蔵生成篇第十に「咳嗽上気，厥在胸中，過在手陽明，太陰．心煩頭痛，病在鬲中，過在手巨陽，少陰」[16] とあり，胸中の病に大腸経と肺経，鬲中の病には小腸経と心経を取ることになっていることから，この『素問』刺熱論篇第三十二も胸中が肺，鬲中は心を示していると考えるのが妥当である．

　主胸中熱の胸中を肺，主鬲中熱の鬲中を心と解釈した場合，第一椎を第 2 頸椎とすると，この刺熱論篇の穴と霊背兪穴の肺兪（霊肺兪）穴は横並びになるが，霊心兪穴，霊肝兪穴，霊脾兪穴，霊腎兪穴の位置は横並びから少しずつ離れていく．つまり，ここで述べられている治療方式は頸部に霊背兪穴ともレベルの一致をみないもうひとつのシステムがあることを示唆している．ただし，私たちはこの『素問』刺熱論篇に関しては，臨床との整合性から考えて，第一椎を第 1 頸椎と解釈することにした．賢明な読者からはそんな一貫性のない都合のいい解釈があるものかとお叱りを受けそうであるが，辻褄合せはこの際必要ないのかもしれない．その理由はもともと『黄帝内経』（『素問』，『霊枢』）の理論体系が一貫していないことによる．山田慶兒氏は『黄帝内経』（『素問』，『霊枢』）の文章の一概には論じられない多様さの理由として，著作年代が紀元前後の 200 年に及ぶこと，書かれている理論や技術が多岐にわたること，何人もの手を経ていること，そのなかのいくつもの異なった立場や主張があり，文章間に継承・展開あるいは批判・否定の関係があること，文章の分断や挿入といった操作や編集あるいは編纂が後世まで繰り返し行われてきたことなどをあげている．さらに『黄帝内経』（『素問』，『霊枢』）には黄帝派，少師派，伯高派，少兪派，岐伯派があることが，この混沌と錯綜を解きほぐす手がかりになると説いている [45]．

　ここでいう熱とは各臓の精気の虚から発生した熱が波及した状態を示しているのであっ

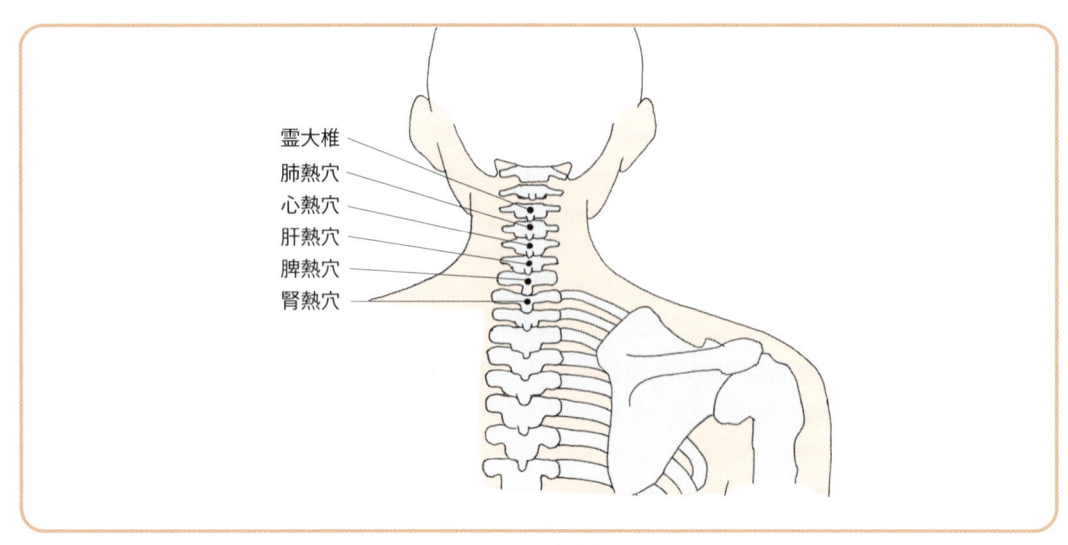

ラベル:
霊大椎
肺熱穴
心熱穴
肝熱穴
脾熱穴
腎熱穴

● 図 4-4　刺熱穴 ●

て体温計で計って熱があるとは限らないものであるが，もちろん，実際に発熱している場合もある．一般に，発熱があるときの施灸は，熱をより上げてしまうと報告されている．そういう理由から発熱があるときは施灸を禁じている流派もある．その反面，従来の「大椎」への透熱灸や多壮灸は感冒の初期などに解熱効果をあげることはよく知られている．「大椎」は『素問』刺熱論篇でいうと七椎下間の腎熱を主る穴にあたる．

　私たちは後頸部の督脈上の穴への施術が，発熱時の愁訴緩解と解熱に効果をあげることを確認している．とくに感冒などの発熱時には第 2 頸椎棘突起から第 7 頸椎棘突起までの間に出現する圧痛点への刺鍼と施灸が霊背兪穴と同様に著効のあることをしばしば経験してきた．

　私たちはこの刺熱論の穴を"刺熱穴"としてそれぞれの臓腑によって，肺熱穴，心熱穴，肝熱穴，脾熱穴，腎熱穴などと呼んでいる．また，「霊大椎」ともいうべき第 2 頸椎の下は刺熱穴を統合する重要穴であると考えられる．

　さて，人間の身体の三才を考慮した「上・中・下」と「天・地・人」システムでいうと頸部は「上」の「地」に当たる（第 7 章 7 参照）．この篇ではこの「上」の「地」である後頸部という一つのエリアに全身にある五臓を投影し，その対応を利用して熱病に対する治療システムが組み立てられている（図 4-4）．ここでは人体の縮図が投影されている．膀胱経にある霊背兪穴でも上焦，中焦，下焦にある五臓が後頸部から上焦までにすべて配されていたが，膀胱経より中心に位置する督脈にある刺熱穴では，より小宇宙へと収縮していくことになったのである．

　なお，あとで述べる『素問』水熱穴論篇第六十一の熱病治穴の治療パターンは，天・地・人の治療システムで熱病を処理する方法である．

*6.*霊背兪穴 VAMFIT と刺熱穴 VAMFIT（霊背兪穴・刺熱穴の診断と治療）

　VAMFIT の頸部診断の際，頸入穴の領域にはひきつれ感や痛みの出現がなく，頸部の後ろの膀胱経あるいは督脈ライン上にもっとも強い反応があるときは霊背兪穴や刺熱穴の適応となる．この霊背兪穴を診断に使うものを霊背兪穴 VAMFIT と呼び，刺熱穴を使うものを刺熱穴 VAMFIT と呼ぶ．頸入穴 VAMFIT の診断は陽経がメインとなっている．いうなれば，陽経を窓口にして陰経をものぞく方法であるが，霊背兪穴 VAMFIT や刺熱穴 VAMFIT はその逆に陰経を直接の診断点として診る方法であり，寒熱が陰経に波及している場合にとくに有効である．最大反応点が，頸部における膀胱経にあれば霊背兪穴診断，督脈上か華佗俠脊穴にあれば刺熱穴診断を用いる．診断方法や運用の仕方は頸入穴 VAMFIT に準じ，患者の主訴の部位や誘発された痛み・ひきつれた部位に相当する霊背兪穴や刺熱穴により変動経絡を診断する．なお，"腰部の VAMFIT" を併用すると検索が容易になる．治療穴も頸入穴 VAMFIT にほぼ準ずるが，五臓の疾患や単経の異常には『霊枢』九鍼十二原篇第一と『難経』六十六難や『霊枢』順気一日分為四時篇第四十四などの五臓の疾患に対する治療原則から原穴と井穴を優先させる．ただし，陰経の操作が主となるので，本治法との整合性を重視しなければならない．とくに霊背兪穴 VAMFIT は寒熱波及が陰経にないときには六部定位脈診の結果と一致することから，基本証の確認としても利用することができる．たとえば，母子経の 2 経に反応が顕現している場合には，子経の母穴を使用することにより霊背兪穴の反応が消える．基本証との連繋を利用すると，本治法への運用や，脈診の確認にも活用できることから，これらの兪穴は臨床では驚くほどの至便性を発揮する．

　診断と治療の例を参考のために列記しておく．

〔霊背兪穴 VAMFIT：霊背兪穴診断と治療〕
（1）患者の体位は仰臥位が診断しやすい．
（2）術者は手掌を上に向けて，患者の背に手をいれる．
（3）患者の頭の重みを利用して術者は，中手指節関節を支点にして環指を添えた中指の指腹で霊背兪穴を霊腎兪穴から霊脾兪穴，霊肝兪穴，霊心兪穴，霊厥陰兪穴，霊肺兪穴の順にとくに左右差に注目しながら皮膚温や筋緊張，こり，圧痛を確認していく．中指の指腹を霊背兪穴に当てたまま，患者に首を交互に回旋してもらうと，患者自身も自覚を確認しやすい．腰の回旋を併用してもよい．
（4）主訴を指標にするときは霊背兪穴を，霊背兪穴のこりや痛みを指標にするときはその経脈の原穴（溜穴）をパイロット鍼として切皮置鍼する．ただし，『素問』蔵気

法時論篇第二十二の五臓の治療原則に則（のっと）って，陰陽表裏一対療法とすることも考慮する．刺鍼側は患側である．症状が左右に区別できないときは，穴の反応の強い側に刺鍼する．両側になる場合もある．霊背兪穴をパイロット鍼としたときは次に原穴（溜穴）に刺鍼する．

（5）頸入穴 VAMFIT の刺鍼パターンとの大きな違いはパイロット鍼の効果がはっきりしないときに，次に打つ鍼が天柱穴と飛陽穴である点である．なぜなら，霊背兪穴の異常にはかならず膀胱経の変調が絡んでいるからである．ただし，膀胱経が主ではないので（膀胱経が主な場合は頸入穴である天柱穴の変動として顕現してくる），膀胱経への刺鍼はこの2本だけになることが多い．

（6）検索された経絡の井穴（根穴），絡穴（入穴），合穴，経穴（注穴），本穴，標穴，霊背兪穴，募穴の順に頸入穴 VAMFIT の要領で次々と刺鍼をすすめていく．ただし，主訴を指標にしたときはパイロット鍼とした穴と陰陽表裏関係にある霊背兪穴を井穴の前に使用する．

（7）症状が表にある場合や，激しいときは表裏関係にある陽経を疑う．また，陰陽表裏関係にある経絡を同時に使うことも考える．

（8）検索された経絡が本治法と整合性がある場合，たとえば腎虚証で左霊腎兪穴と左霊肺兪穴に反応があれば，気を込めた左復溜穴のみの刺鍼で，霊背兪穴の反応がなくなると同時に愁訴の緩解がみられる．

〔刺熱穴 VAMFIT：刺熱穴診断と治療〕

（1）患者の体位，術者の肢位とも霊背兪穴診断の場合と同様であるが，座位で首を前に倒して診ることもできる．

（2）術者は，刺熱穴を腎熱穴から脾熱穴，肝熱穴，心熱穴，肺熱穴の順にこりや圧痛を確認していく．華佗侠脊穴にある場合は左右差の大きい穴を探す．

（3）『素問』刺熱論篇の治療原則に則（のっと）って陰陽表裏一対療法とする．

（4）検索された刺熱穴に切皮置鍼を行うと同時に，その経とその表裏経の絡穴ともに切皮置鍼を行う．刺鍼側は患側である．症状が左右に区別できないときは，華佗侠脊穴の反応の強い側に刺鍼する．両側になる場合もある．

（5）次に打つのは風府穴と長強穴である．なぜなら，刺熱穴の異常にはかならず督脈の変調が絡んでいるからである．ただ，督脈が主ではないので（督脈が主な場合は脈穴である風府穴の変動として顕現してくる），督脈の刺鍼はこの2本だけになることが多い．

（6）この次に，『難経』六十八難の治療法則から"身熱を主る"とされる榮穴を取穴し，それから井穴（根穴），原穴（溜穴），合穴，経穴（注穴），本穴，標穴，霊背兪穴，

募穴の順に頸入穴 VAMFIT 刺鍼の要領で次々と刺鍼をすすめていく．ただしこの場合も，陰陽表裏関係にある経絡を同時に使う．

（7）実際に現代医学的に熱病のときは灸が必要になる．半米粒大か米粒大の透熱灸かカマヤミニ灸で刺熱穴を十分に発赤させると症状の緩解が認められる．

（8）熱病で邪が陽にある場合の治療原則は『素問』の熱論篇第三十一や刺熱論篇第三十二に則って十分に発汗させることである．

〔体前屈兪穴検索法〕

"体前屈兪穴検索法"は立位体前屈の変化を指標にして，治療穴として適する経穴と治療穴とはならない経穴を識別する方法である．霊背兪穴や背兪穴の診断に活用すると便利である．患者の各穴に施術者の指を触れたままで立位体前屈を行わせていくと，体前屈を著しく増加させる穴と減少させる穴があることがわかる．前者が治療穴である（第 7 章 16 参照）．

〔頸椎の触診〕（参考）（図 4-5）

Stanley Hoppenfeld の『図解四肢と脊椎の診かた』に頸椎の触診の仕方が詳しい．「棘突起は頸椎の後正中線に沿ってある．それらを触診するには側頸部に一方の手をカップ状にしてあて，指先で後正中線部を探る．後正中線上には筋肉が横切っていないため，それは陥凹している．この陥凹している部分を囲む外側の軟部組織は深層は傍脊柱筋，表層は僧帽筋よりなっている．頭蓋骨の底部より触診を始めると，C_2 の棘突起が触診できる最初のものである（C_1 の棘突起は小さな結節であり，しかも深部にある）．C_2 から T_1 までの棘突起を触診するとき，頸椎の生理的前彎に注意する．患者によっては，2 つに分かれた C_3-C_5 の棘突起を触知するかもしれない（その棘突起は 2 つに分離した小さな骨性のこぶになっている）．C_7 と T_1 の棘突起はそれらより上位の棘突起より大きい」[48]．なお，椎体のレベルでは C_3 は水平面において舌骨，C_4 と C_5 は甲状軟骨，C_6 は輪状軟骨に対応していることになっているが，棘突起は椎体から斜め下に突き出ているので棘突起のレベルでは半椎から 1 椎ずつ上にスライドさせて診る必要がある．

7. 症　例

症例 1．ド ケルバン病　34 歳　女性

〔主訴〕職業がマッサージ師で連日母指を酷使している．この 2 ～ 3 日，左手の母指の橈側が痛く指に力をいれるのがつらい．母指の腱鞘炎だと思う．

〔診断と治療〕フィンケルシュタインテスト変法（母指を屈曲して他指で握らせ，検者

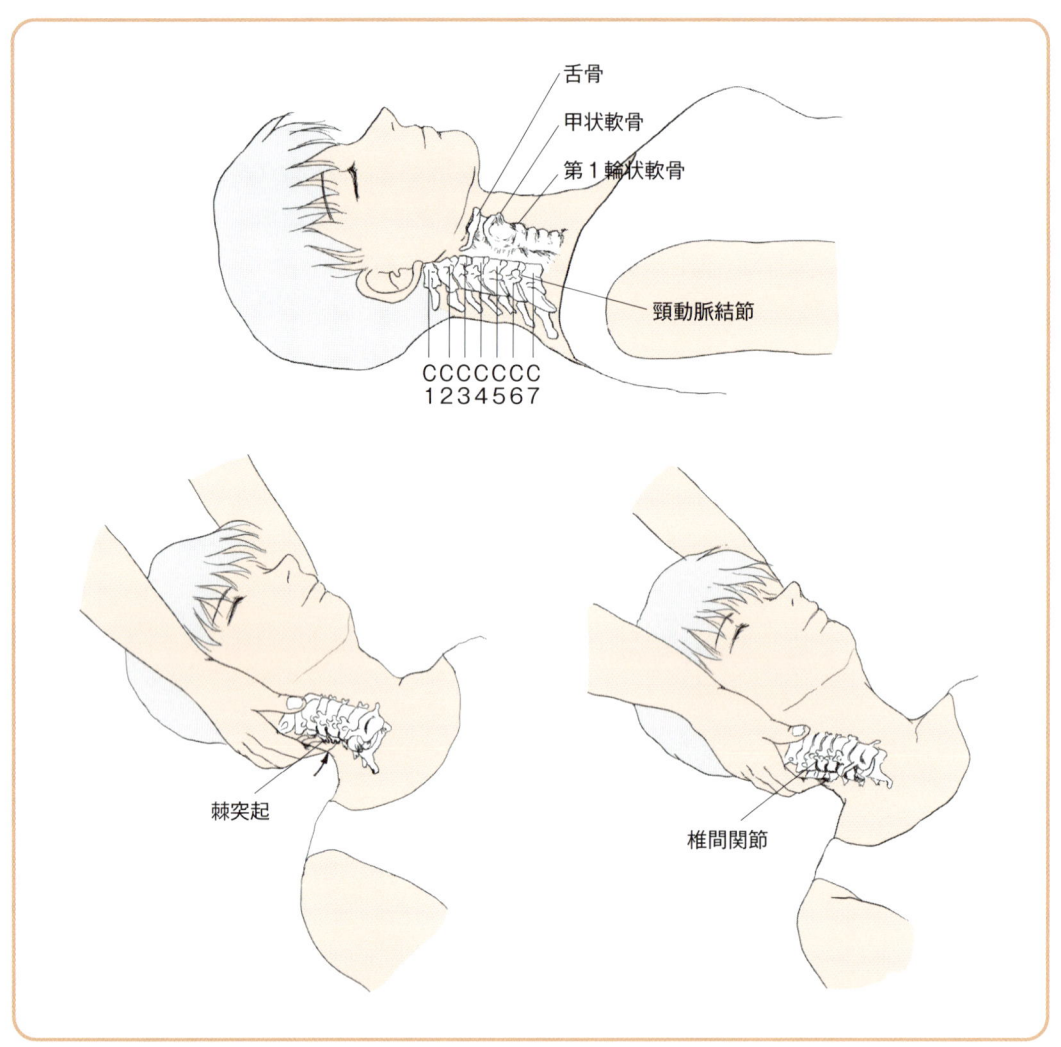

● 図4-5　頸椎の解剖と触診（Stanley Hoppenfeld 著：図解　四肢と脊椎の診かた．p101-105, 医歯薬出版，1984[48]）より作図）●

が手関節を尺屈することにより生じる橈骨茎状突起部の激痛）陽性，局所の圧痛，腫脹がある．発赤，弾撥現象はない．

　VAMFIT 診断の頸入穴の変動がはっきりしないので，霊背兪穴診断に移った．左霊肺兪穴に著明なこりが出現していたので，左霊肺兪穴に切皮置鍼をしたところ，はじめの痛みを 10 とするペインスケール（以下 PS とする）が 8 になったので，左霊大腸兪穴にも切皮置鍼して，この 2 穴に米粒大の透熱灸を 5 壮したところ，PS は 2 になった．

症例 2．普通感冒　24 歳　女性

　〔主訴〕毎年，春先にいつも風邪をひく．今年も昨日から急に鼻水がたれだして，今日

は鼻づまりにも悩んでいる．熱はほとんどないが，すこし寒気がする．花粉症ではない．

〔診断と治療〕六部定位脈診，腹診では肺虚証．肺熱穴と霊膈兪穴に圧痛．VAMFIT 診断ははっきりしない．

　肺熱穴と霊膈兪穴に切皮置鍼しても，あまり症状は楽にならないとのことであったが，念のため，右列欠穴と偏歴穴に切皮置鍼すると，多少よいみたいだ（PS：10→8）とのこと．そこで肺熱穴と霊膈兪穴に米粒大の透熱灸を 5 壮したところ，PS は 3 になり，鼻が通ってきたとのこと．患者が若い女性であることから，風府穴と長強穴の処置は避けて，右二間穴（滎穴）と左右の魚際穴（滎穴）に単刺術の操作をして終わった．鼻水が止まり，鼻のつまりも取れていた．PS は 0 とのこと．

症例 3．咳嗽　34 歳　男性

〔主訴〕うたた寝をしたために，風邪をひいてしまった．2 日前から咳が出るようになって，今日はとくにひどい．唾を飲み込んでも痛くはないが，喉（のど）に異常感がある．声がすこし変で，やや熱っぽい．

〔診断と治療〕数脈が強く六部定位脈診を断念．肺熱穴とその上部穴に圧痛．VAMFIT 診断では天突穴に反応．

　肺熱穴とその上部穴（霊大椎）に切皮置鍼すると PS が 10 から 9 になったので，肺熱穴と霊大椎穴に米粒大の透熱灸を 15 壮したところ，PS は 5 になり，喉（のど）の違和感がなくなった．次に風府穴に切皮置鍼と長強穴に長鍼単刺の施術をすると 2 になった．そのうえで，天突穴に切皮置鍼と米粒大の透熱灸を 3 壮すると，咳がぴたりと止まった．次の日に来院したときに，風邪は全快ですと喜んでいた．

症例 4．胃痛　28 歳　男性

〔主訴〕数時間前から上腹部が痛い．昔から胃が弱く，よく胃痛が起こる．今日は心当たりがない．

〔診断と治療〕時間がないというので，立ったままで頸部を回旋してもらったが，違和感の誘発なし．そこで，霊背兪穴診断で背中を触診していくと，霊脾兪穴と霊胃兪穴に指が入り込む陥凹があり，圧迫すると強く痛むという．

　霊脾兪穴，霊胃兪穴に単刺すると PS が 10 から 3 になったので，そこに米粒大の透熱灸を 7 壮したところ，PS は 0 になり，痛みがなくなったので終了とした．

症例 5．腰痛　30 歳　女性

〔主訴〕若いときからエアロビクスの指導員をしていたこともあり，もともと腰痛持ち．

今日は昨日までの疲れが出てきたのか左腰がとくに痛い．腰を前に曲げると志室穴と腎兪穴から大腸兪穴までの間がとくにつらい．自発痛はない．

〔診断と治療〕六部定位脈診，腹診では肝虚証．VAMFIT 診断により右天柱穴，霊背兪穴診断では霊肺兪穴と霊腎兪穴，刺熱穴診断では腎熱穴に反応あり．このような診断結果の場合，どのシステムの治療穴も同じような選穴になる．

本治法として，左曲泉穴に切皮置鍼すると，PS が 10 から 6 になった．

右天柱，腎熱穴，右大鐘穴，右飛揚穴に切皮置鍼すると 6 から 2 になったが，左天柱穴に反応が出現したため，左大鐘穴に切皮置鍼したところ PS は変化しなかったが，すっきりしたとのこと．

症例 6．背部痛　31 歳　男性

〔主訴〕学生時代に剣道の練習中に頸部を痛めてから，時々背部にずきっとした痛みが起こり，動かせなくなる．今週はそれほどでもないが背中に鈍痛があり，上体を右前に曲げたりすると左背部の痛みが増強する．

〔診断と治療〕六部定位脈診，腹診では肝虚証．VAMFIT 診断でははっきりしないが，霊背兪穴診断では左霊肝兪穴，左霊腎兪穴に反応あり．

本治法として，左曲泉穴に切皮置鍼すると，左霊肝兪穴，左霊腎兪穴の痛みは消失し，愁訴の PS が 10 から 3 になった．左曲泉穴の刺鍼に気を送りながら静かに弾いていると愁訴の PS は 0 になり，動作による痛みも完全に消失した．局所と左曲泉穴にカマヤミニ灸をして終了とした．

症例 7．頭痛と咽頭痛　32 歳　女性

〔主訴〕一昨日に咽（のど）がいがいがしてきて，昨日から咽（のど）が痛くなるとともに頭痛がしてきたので一日中寝ていた．今日もつらさは変わりない．唾を飲み込むと痛い．熱っぽい．発声は正常．

〔診断と治療〕耳式体温計で測ると 38 度 8 分あった．浮・数脈が強く六部定位脈診を断念．肺熱穴，心熱穴，肝熱穴，脾熱穴，腎熱穴のすべてに圧痛あり．VAMFIT 診断でも頸部一面とくに側頸部全体に圧痛あり．背部上部も全体に筋緊張がある．

水分補給をさせてから，肺熱穴〜腎熱穴とその傍にカマヤミニ灸を 1 壮ずつ行って発赤させた後，切皮置鍼し，その上からサランラップをかけて，遠赤外線ランプで身体を温めること 20 分，十分な発汗を確認してから抜鍼．体温が 37 度 7 分になり，頭痛の PS は 10 から 4 になったが，咽（のど）の痛みは 10 から 8 であった．再度の VAMFIT 診断で扶突穴であったので，太淵穴と尺沢穴に単刺してからカマヤミニ灸を 3 壮すると，PS は 1 になり，唾を飲み込んでも痛みがなくなった．頭痛も楽に（PS：

3）なっていた.

翌日は平熱に戻ったとのこと.

第5章

VAMFIT の応用

1. 正経十二経以外の寒熱の波及部位

　VAMFIT はすでに述べてきたように，精気の虚から発生した寒熱の波及を受けた変動経絡を検索するシステムであるが，各臓腑経絡に波及した寒熱はさらに，別行の正経（経別）や別絡（絡脈）あるいは奇経，さらには経筋にまで歪みを広げていくので，正経十二経だけではなく，十二経別，十八絡脈，奇経八脈，十二経筋などの流注と病証を熟知している必要がある．わが国では研究の遅れていたこれらの経絡系統に着目し，『経別・経筋・奇経療法』として治療システムを提唱したのが入江正氏である[49]．その報告は多くの臨床家や研究者に多大な影響を与え，その後はこれらについて記載された書物も多く出版されているので，詳細についてはそちらに譲るとして，ここでは今までの古典解釈を臨床に即し VAMFIT の運用に直結したものにモディファイした．

2. 奇経八脈への応用

　奇経には人間の身体を縦横に前後左右上下から守り固めることで，正経十二経を総括し，補完するという役割がある．『十四経発揮』に「督脈督於後，任脈任於前，衝脈為諸脉之海，陽維則維絡諸陽，陰維則維絡諸陰，陰陽自相維持，則諸経常調．維絡脈之有帯脈者，束之猶帯也．至於両足蹻脈，有陽有陰，陽蹻行諸太陽之別，陰蹻本諸少陰之別」[43]とある．この『十四経発揮』に記されている各奇経の本質は次のとおりである．
　①　督脈は人体の後面を統轄する．
　②　任脈は人体の前面を統轄する．
　③　衝脈は十二経脈すべてを統轄する．
　④　帯脈は腰腹部を帯状に一周することによって十二経脈を束ね，統轄する．

⑤　陽維脈は諸陽を維絡してすべての陽経脈の横の連絡を担っている．
　　（総穴は上焦・中焦・下焦すべて，すなわち五臓六腑を包含している三焦の経脈の絡穴，外関穴である）
⑥　陰維脈は諸陰を維絡してすべての陰経脈の横の連絡を担っている．
　　（総穴は三焦経と表裏関係にある心包経の絡穴の内関穴である）
⑦　陽蹻脈は太陽膀胱経の別脈である．
　　（総穴は膀胱経の申脈穴である．膀胱経はその背兪穴に五臓六腑すべての情報をもっている）
⑧　陰蹻脈は少陰腎経の別脈である．
　　（総穴は膀胱経と表裏関係にある腎経の照海穴である）

　奇経治療としては八総穴の手足一対療法[49]がよく知られているが，私たちは十二総穴の手足二対脈療法の「新治療システム」[1-8]か，VAMFIT の頸部診断により奇経の郄穴，絡穴，起穴を使う．

　奇経治療と正経十二経との整合性を考慮して，陰陽五行説と手足の三陰三陽の流注を組み入れることで時任みち氏の「時任奇経」を再構築したものが，私たちの提唱してきた「新治療システム」である．これは全身調整としての奇経の本治的な効果を目的としたものであったが，VAMFIT の治療システムで診断する奇経は，寒熱が波及している経脈から流入した傍側循環としての奇経とその接続部を介しての本流（経脈）が対象となる．

　帯脈を除いてすべての奇経八脈もまた頸部を循行している．

　任脈と督脈については，すでに『霊枢』本輸篇第二の「脈穴」（第3章　表3-2-①）として述べたように，任脈は天突穴，督脈は風府穴が頸部における診断点となる．

　『霊枢』本輸篇第二の「脈穴」としても『霊枢』根結篇第五の「頸入穴」としても，胆経の頸部の重要穴は天容穴が配当されている．これらに準拠して VAMFIT でも胆経の診断点は天容穴に定めているが，風池穴に変動が検出されることがしばしば経験される．当初，この場合も胆経への施術で対応していた．しかし，天容穴でみられるほどの満足な効果が現れないことが多いことから，『霊枢』の記載の有用性を再認識すると同時に，風池穴の反応への処置を模索することになった．あるとき，胆経手順を踏んでいくなかで，足臨泣穴への刺鍼と同時に愁訴が氷解したことをきっかけに，帯脈の変動であることに思い至った．帯脈の総穴は胆経の足臨泣穴であることから，この総穴が連結部となって帯脈の気が胆経と通じていると考えられるため，帯脈の頸部における診断点を風池穴としてもなんら問題はない．帯脈の変動の場合は，治療穴として帯脈穴が著効を示すこともわかってきた．さらに，陽交穴（陽維脈の郄穴）や跗陽穴（陽蹻脈の郄穴）への施術で効果のある場合にも遭遇するようになってから，風池穴を督脈以外のすべての陽奇経の診断点として

活用するようになった．『霊枢』の本輸篇第二や根結篇第五が，頸部のなかでも反応の出現しやすい風池穴を胆経の診断点としなかったのは，この奇経診断のためであったのではないかと思えるのである．

　陽維脈と陽蹻脈の流注については，陽維脈と並びながら，その後ろを陽蹻脈が下肢，体幹と上っていくが，頸部ではこの 2 つの奇経はともに風池穴を共通の所属穴としている．しかもこの風池穴は反応の起こりやすい穴であるため，頸部における診断点としては最適なものである．

　風池穴を陽維脈，陽蹻脈，帯脈の診断点とすることと同様に，人迎穴から天突穴にかけての部位で陰維脈，陰蹻脈，衝脈の診断を行うことが奇経の流注から考えても自然である．

　奇経八脈は『難経』の二十七難，二十八難の記載から正経十二経から溢れた気が流入する傍側循環であると考えられている．そのため，溢れた気を調整するためには正経十二経を治療することよりも，洪水の起こっている現場である奇経八脈への処置を優先させなければならない．その場合には，とくに奇経独自の流注や支配エリアを考慮する必要がある（図 5 -1-a，b）．なお，衝脈・帯脈については第 7 章図 7-2，3 参照のこと．

　ただし，奇経の変動がないときでも奇経八総穴の手足一対療法が奏効するのは，その総穴が所属する正経十二経の治療になっているからであると考えられる．しかも，任・督脈以外の奇経には独自の経穴はなく，すべて正経十二経からの借りものであることと，奇経の病証とその総穴が所属する正経十二経の病証が共通していることから，各奇経にはその総穴の所属経から溢れた気も循環しているものと考えなければならない．このことから奇経治療を臨床に運用する際，奇経八総穴への施術はその総穴の所属経絡にも刺激が入ってしまうことを十分に留意していなくてはならない．

　以下に奇経の頸部診断穴とパイロット鍼としての刺鍼穴をあげておく．

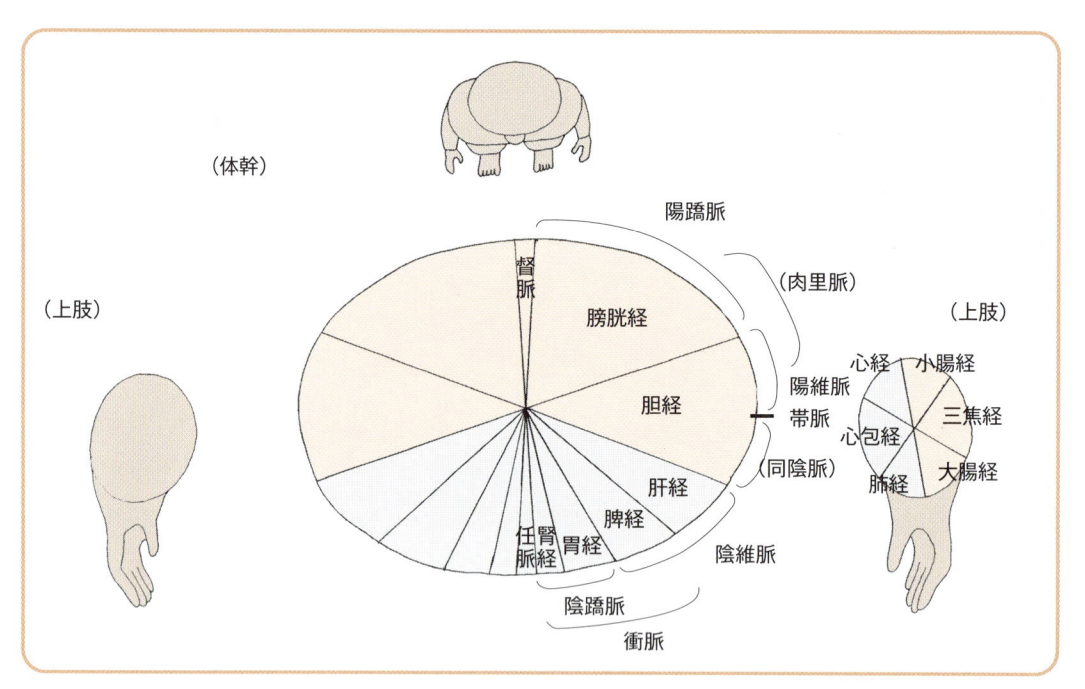

● 図 5-1-a ●

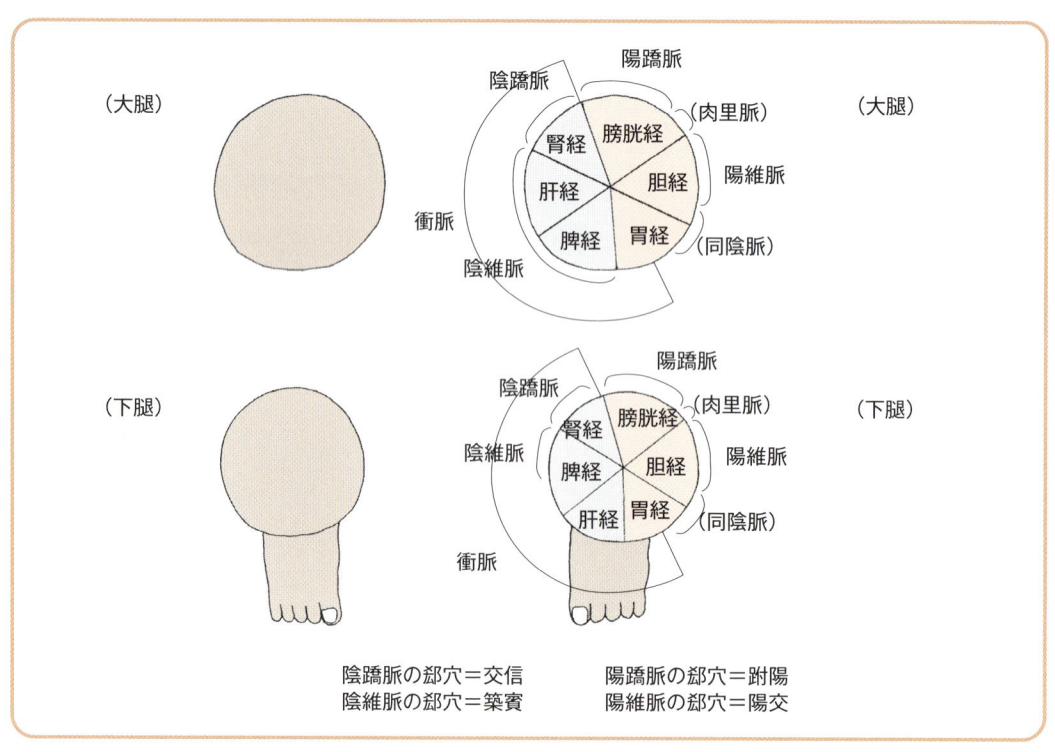

陰蹻脈の郄穴＝交信　　　陽蹻脈の郄穴＝跗陽
陰維脈の郄穴＝築賓　　　陽維脈の郄穴＝陽交

● 図 5-1-b ●

【診断点】　　　　　　【変動経脈】　　【変動奇経】　【治療穴（パイロット鍼）】

〔頸入穴〕天突　────────→任脈　───→〔絡穴〕尾翳*（鳩尾）→〔総穴〕列欠

〔頸入穴〕人迎の前────────→陰維脈　─→〔郄穴〕築賓　　　→〔総穴〕内関

　　　　　　　　　　　　　　陰蹻脈──→〔郄穴〕交信　　　→〔総穴〕照海

　　　　　　　　　　　　　　衝脈　──→〔起穴〕気衝　　　　→〔総穴〕公孫

〔頸入穴〕人迎→　胃経・脾経　→衝脈　　───→〔総穴〕公孫

〔頸入穴〕扶突→　大腸経・肺経→任脈　　───→〔総穴〕列欠

〔頸入穴〕天窓→　小腸経・心経→督脈　　───→〔総穴〕後渓

〔頸入穴〕天容→　胆経・肝経　→帯脈　　───→〔総穴〕足臨泣

〔頸入穴〕天牖→　三焦経　　　→陽維脈───→〔総穴〕外関

　　　　　　　　心包経　　　　→陰維脈───→〔総穴〕内関

〔頸入穴〕天柱→　膀胱経　　　→陽蹻脈───→〔総穴〕申脈

　　　　　　　　腎経　　　　　→陰蹻脈───→〔総穴〕照海

〔頸入穴〕風池　────────→陽維脈─→〔郄穴〕陽交　　→〔総穴〕外関

　　　　　　　　　　　　　　陽蹻脈─→〔郄穴〕跗陽　　→〔総穴〕申脈

　　　　　　　　　　　　　　帯脈　─→〔起穴〕帯脈　　→〔総穴〕足臨泣

〔頸入穴〕風府　────────→督脈　───→〔絡穴〕長強　───→〔総穴〕後渓

*尾翳は会陰穴と鳩尾穴の 2 説がある．体幹の天・地・人における会陰穴は地（下腹部）
の最下部に，鳩尾穴は人（上腹部）の最上部に位置し，臍を中心として点対称になる．
しかも，尾骨と剣状突起の形状が相似していることからも，この 2 つの穴はトポロジー
的（位相的）相関関係にあり，相互に対応していると考えられる．ここでは会陰穴の
位置が実際の臨床の場での治療部位としては支障があるため，鳩尾穴を使用する．

　奇経がその性質，役割，流注および支配領域から 2 つのグループに分類されることは
明白である．足に郄穴を有する維脈・蹻脈系と，統轄系としての任・督脈，衝・帯脈であ
る．

　ちなみに，ここで使用する維脈系と蹻脈系の郄穴を除く奇経の治療穴，督脈の長強穴，
任脈の鳩尾穴，帯脈の帯脈穴，および衝脈の気衝穴はすべて体幹にあり，しかも天・地・
人の境界に存在している．このことは経絡系統と天・地・人のシステムの橋渡しとしての
これらの奇経の意義を示唆しているものと考えられる．とくに注目されるのは「十二経の
海」と呼ばれる衝脈においてはその治療について，大杼穴・上巨虚穴・下巨虚穴（『霊枢』
海論篇第三十三）のごとく経絡系統の治療穴を指示するものと，気街・気衝穴（『霊枢』
動輸篇第六十二）のように，天・地・人の気街システムを示唆するものの 2 とおりの方

法があることである．なお，天・地・人のシステムについては第7章で詳述する．

3. VAMFIT—奇経本治法（「新治療システム」改め）について

1）新治療システム

「新治療システム」[1-8] とは，私たちが新たに構築した奇経による治療システムで，その詳細を1988年から雑誌『医道の日本』に8回にわたって連載した．『医道の日本』誌はその当時，鍼灸界でもっともポピュラーな雑誌で，多くの鍼灸師がこれを臨床の情報源としていたが，残念ながら現在は雑誌としての発行は中断されている．

本書（第1版）を発刊した頃は，新治療システムの原著が比較的手に入りやすかったということもあり，重複を避ける意図から内容について本書ではまったく触れなかった．しかし，現在では原著が入手困難になっていることから，ここにその概略とVAMFITでの運用方法を解説することにした．あわせて，最初の報告から2024年まで36年も経過した現在では，「新治療」という名称では不都合が生じることから，「VAMFIT—奇経本治法」と改名することにした．

2）奇経治療について

私は奇経治療を「経絡系統（VAMFIT）」に属する方法と「天・地・人」に属する方法に大別して用いているが，このうち，天・地・人に属する「天・地・人—奇経治療」については拙書『天・地・人治療』[50] に詳しいので，参照してほしい．ここでは経絡系統（VAMFIT）に属する方法のうち，VAMFIT—奇経本治法（旧 新治療システム）について述べる．

現在，奇経治療といえば，奇経の八宗穴（八総穴や八脈交会穴ともいう）を手足の一対で用いる上下一対療法のことを指す．しかし，『天・地・人治療』でも指摘したように，『黄帝内経』（『素問』，『霊枢』）の時代の奇経治療は，変動を起している奇経の所属穴，あるいは流注上にある経穴を運用することであった．八宗穴は，陰蹻脈と陽蹻脈以外はその奇経の所属穴とは無関係な部位にある．つまり，奇経の流注上に八宗穴はないのである．ではなぜ，現在，奇経治療が八宗穴を使用する治療ということになってしまったのだろうか．

この八宗穴による奇経治療の運用法は，金元時代の竇漢卿の『鍼経指南』[51] によってはじめて紹介されたものである．竇漢卿は八宗穴を「流注八穴」，あるいは「交経八穴」と呼び，「交経八穴は針道の要なり」とその重要性を説き，「八穴交会」という題で，「公孫（通衝脉）—内関（通陰維）が胸・心・胃に合う，臨泣（通帯脉）—外関（通陽維）が目鋭眥に合う（耳後，頬，頸，肩，缺盆，胸膈），後渓（通督脉）—申脈（通陽蹻）が内眥・頸に合う（項，耳，肩膊，小腸，膀胱），列欠（通任脉）—照海（通陰蹻）が肺系・喉嚨・

胸膈に合う」と記し，これが一対であることや身体との関連部位を示した．続けて「八穴の所在」，「八穴主治証」と八宗穴論を展開している．この「交経八穴」については，日本では古くから「八宗穴」・「八総穴」という呼称で普及し，奇経治療に関わる臨床家には一般的になっている．「八宗穴」・「八総穴」を命名したのは柳谷素霊だということは知られていると思うが，現在，WHO/WPRO の標準経穴部位（2008 年）[52] に準拠した東洋療法学校協会編の『経絡経穴概論』[53] に採用されている名称は「八脈交会穴」である．本来の古典原典に基づくなら，竇漢卿の名付けた「流注八穴」か「交経八穴」にすべきだと考えるが，明代の徐鳳の『鍼灸大全』[28] に記載されている「八脈交会八穴」が典拠となったようである．『鍼灸大全』以降の中国古典『鍼灸聚英』[27]，『鍼灸大成』[32] なども「八脈交会八穴」という名称を踏襲している．いずれも，宗穴の上下一対療法の組み合わせに変わりはない．これらから，奇経の上下一対の組み合わせは，任脈（列欠）―陰蹻脈（照海），督脈（後渓）―陽蹻脈（申脈），陰維脈（内関）―衝脈（公孫），陽維脈（外関）―帯脈（臨泣）と固定されてしまった．なお，本書では，やはり古くから日本人になじみがある「八宗穴」（八つの宗穴）という名称を採用している．

【奇経】	【宗穴】	【所属経絡】		【奇経】	【宗穴】	【所属経絡】
陰維脈	内関	手の厥陰心包経	――	衝脈	公孫	足の太陰脾経
陽維脈	外関	手の少陽三焦経	――	帯脈	（足の）臨泣	足の少陽胆経
任脈	列欠	手の太陰肺経	――	陰蹻脈	照海	足の少陰腎経
督脈	後渓	手の太陽小腸経	――	陽蹻脈	申脈	足の太陽膀胱経

　さて，竇漢卿の『鍼経指南』が八宗穴を奇経の治療穴として設定したわけだが，なぜそれが奇経の八宗穴となるのかの説明はいっさいない．わかるのは，これが「少室の隠者の所伝なり」[51] ということだけである．

　私たちがこの八宗穴による奇経治療を行っていくなかでまず気付いたのは，その宗穴の正経十二経における所属を考慮しなければならないということである．たとえば，任脈の宗穴である列欠に刺鍼すると必ず肺経にも影響が出るため，肺経を無視して任脈だけを治療することはできない．肺経の異常があるからこそ，列欠への施術が肺経を通して任脈を調整し，身体の状態を改善することになる．

　奇経の病証とその宗穴が所属する正経十二経の病証が共通していることや，任・督以外の奇経には独自の経穴はなく，すべて正経十二経からの借り物であることなどから考慮しても，奇経八宗穴治療と正経十二経の手足一対治療との相違は見出し難い．奇経八宗穴の手足一対治療が奏効するのは，その宗穴が所属する正経十二経の治療になっているからであると考えられる．

実は，当初の私たちの臨床は経絡治療が中心であった．それは私が学生当時，母校の花田学園の関係施設（財団法人東洋医学研究所）が経絡治療学会関東支部の研修会場になっていたことが大きい．今も思い出されるのは，初代会長の岡部素道先生をはじめ，岡田明祐先生，馬場白光先生，加藤素世先生，岡部素明先生など名だたる先生方が一堂に会され，その先生方から直接指導を受けることができることもあり，教室が常に活気に満ちていたことである．

　経絡治療が創始した比較脈診の恩恵を受けた日本の鍼灸師は多いと思うが，それによって立てた証に随った治療＝本治法（『難経』六十九難による補法）の効果は素晴らしい．治療院でも，症状が軽くなってベッドの上でゆったりと眠ってしまう患者の反応は感動的でさえあった．しかし，証が合わない時は，逆に患者の症状が軽減しないばかりか悪化したり，患者がリラックスできずにそわそわしだしたり，落ち着かなくなったり，身体にとってよくない状態をつくりだしてしまう．それだからこそ，証立ての精度を上げるよう努力するようになる．その結果，精確な取穴の大切さ，虚の反応穴の探り方，ツボに嵌めるように刺鍼する技術などが身に付いていったのだと思う．そんな臨床の繰り返しのなかで，『難経』六十九難にどうしても当てはめることができない患者（母経と子経に並んで虚がない患者）には苦労するようになっていた．その原因は私たちの未熟さにあったのだが，そんなときに時任みち先生の奇経治療に出合い，「時任奇経」の斬新な発想と奇経脈診の有用さに大きな衝撃を受けた．

　奇経治療における師匠を得たことで，経絡治療に奇経治療を取り入れるようになり，奇経治療が『難経』六十九難に合わない（虚経が母子関係にない）患者にも驚くべき効果を現すことをたびたび経験した．そして，経絡治療に適した患者と奇経治療に適した患者がいることを知り，経絡治療と奇経治療を患者の証・状態に合わせて使い分けるようになっていた．後でも触れるが，同じ腎虚証に対しても，風池や人迎の前に反応がある患者には復溜・経渠よりも列欠・照海のほうが効果的であるし，逆に風池や人迎の前に反応がない患者には，列欠・照海より復溜・経渠のほうが効果的だとわかってきたのである．

　しかし，当時の奇経治療は，対脈を利用した八宗穴だけの運用法に限られていたため，十二経絡すべてを網羅できていないということに気が付いた．つまり，奇経の八宗穴とそれが所属する十二経脈との関係を利用して臨床に運用すると，どうしても八宗穴のみの運用だけでは治療効果にばらつきがでてしまう．たとえば，大腸経，胃経，肝経，心経のいずれかに異常があった場合は，それらの経絡に所属する奇経の宗穴がないために，八宗穴への施術では対応ができないのだ．脈診やVAMFITで異常経絡が明確になっているのに，その異常経絡に直接施術できない場合があるのでは，八宗穴だけによる奇経治療は不完全なものだといえる．

　そこで，大腸経，胃経，肝経，心経にも宗穴扱いの経穴（新宗穴）を設定し，十二経す

べてを包含した十二宗穴による手足二対脈療法を構築していったのである．これにより，正経十二経の異常すべてに対応できるようになり，臨床上，どのような患者に対しても安定した効果をもたらすようになった．それを新治療システム[1-8]と名付け，理想的な治療法であるという自負をもって『医道の日本』誌に連載した．

　いうなれば，奇経治療と正経十二経との整合性を考慮して，手足の三陰三陽の流注を組み入れることで奇経治療を再構築したものが，私たちの提唱してきた新治療システムである．これは，正経十二経をすべて包含した奇経治療の本治的な全身調整としての効果を発揮するものである．

　ただし，発表当時はまったく新しい治療だという自負から新治療システムと名付けてしまったが，35 年以上も過ぎた今となっては，ネーミングミスだったともいえる．診断法も，当時は空間論から人体を八面体で捉え，各々の面に FT（フィンガーテスト）を使って診断し，タイプ・パターン（"証"にあたる）分けを行っていたが，現在は診断を確実にするため，VAMFIT や脈診で行うようにしている．そこで，この機に VAMFIT─奇経本治法と改名することにした．

　奇経治療が適用するのは，頸部運動によって出現する痛みやつっぱり感などが風池穴，人迎穴，天突穴，風府穴の付近にある場合である．

3）時任奇経について

　新治療システム[1-8]は，私たちが当時，奇経治療における師匠であった時任みち氏の奇経二対脈の方法から発想を得て，新たに構築した奇経治療システムである．

　その当時，精力的に奇経治療啓蒙の活動をされていた時任みち氏も，逝去されてから長い年月が経過している．「時任奇経」に関する報告も，最近ではほとんど目にしなくなってしまった．時任みち氏を知らない世代が増えている昨今，ここに時任奇経の概略を紹介しておくことも無駄にはなるまい．

　時任奇経の特徴は二つの体系からなっていることである（図 5-2）．疾病の根本は先天の気（生命力）の虚であるという考え方から，先天の精を蔵する下焦にある腎（左腎＝腎と右腎＝命門＝心包）の虚の改善を目指す．左右の腎の虚を比較して，左腎の虚であれば腎経を補い，右腎の虚であれば心包経を補う．この時，組み合わせるのは，腎経（照海）に対し三焦経（外関），心包経（内関）に対し膀胱経（申脈）である．

　つまり時任奇経では，二つの体系は任脈（列欠）─陰蹻脈（照海）と陽維脈（外関）─帯脈（臨泣）の二対の奇経の組み合わせと，督脈（後渓）─陽蹻脈（申脈）と陰維脈（内関）─衝脈（公孫）の二対の奇経の組み合わせで構成されていたのである．奇経の一対脈での運用が常識であった当時，私たちにとっても二対脈での運用は目から鱗であった．さらに，これを初めての体験したときの，それまでにない治療効果の大きさ，患者の身体の

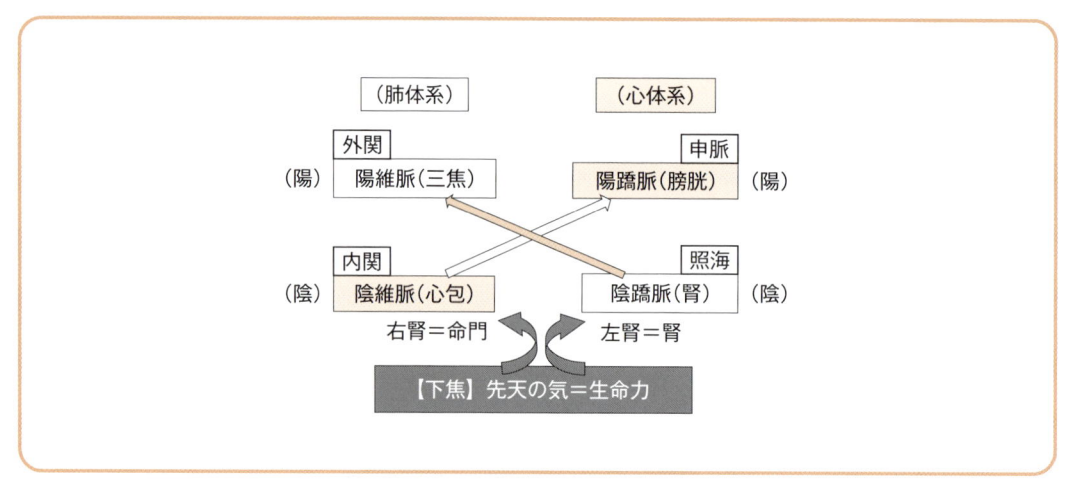

● 図5-2　「時任奇経」二つの体系 ●

変化に，私たちは驚愕した．

　しかし，それを臨床で使っているうちに，その治療効果を享受できるのは，証がぴったりと一致した場合に限られることがわかってきた．時任奇経にも，従来の奇経治療と同様，使用する宗穴に大腸経，胃経，肝経，心経がない．そのため，当時の私たちの臨床力では，臨床上よく遭遇する肝虚証や心虚証，あるいは大腸経や胃経の異常には，時任奇経の二体系だけではまったく対応できなかったのだ．それでも，証が合ったときの二対脈としての奇経治療の圧倒的な治療パワーを経験するたび，私たちは大腸経，胃経，肝経，心経に宗穴扱いの経穴（新宗穴）を設定して，すべての経絡に対応する必要性を感じるようになった．そこで，実際の臨床に照らし合わせながら，新宗穴を含めた奇経治療システムを新たに構築していった．その過程は，『医道の日本』[1-8] に詳しく報告したが，ここで簡単に触れておく．

　ちなみに，近年の時任奇経の研究会では，この二つの体系に当たらない場合には，経絡治療による『難経』六十九難による本治法が採用されているようである．

4）新宗穴の設定

　さて，奇経の一対脈は，任脈（列欠）—陰蹻脈（照海），陰維脈（内関）—衝脈（公孫），督脈（後渓）—陽蹻脈（申脈），陽維脈（外関）—帯脈（臨泣）の四対である．

　この組み合わせの奇経八脈における規則は次のとおりである．

① 　統轄系（任脈・督脈・衝脈・帯脈）と維脈・蹻脈系（陰維脈・陽維脈・陰蹻脈・陽蹻脈）の組み合わせ

② 　陰の領域を支配する奇経同士，陽の領域を支配する奇経同士の組み合わせ

　　※拙書『天・地・人治療』で述べたように，厳密には衝脈と帯脈は陰陽いずれの性

　　質も併せ持つと考えられるが，八宗穴をみると，衝脈を陰に，帯脈を陽に分類し
　　たようである．

　これから，統轄系の奇経が支配する身体範囲と維脈・蹻脈系の奇経が支配する身体範囲
を陰で，あるいは陽でつなぎあわせて，なるべく大きく身体部分を網羅しようという試み
が感じられる．

　次に，奇経の一対脈を正経十二経の組み合わせとしてみると，手の太陰肺経（列欠）─
足の少陰腎経（照海），手の厥陰心包経（内関）─足の太陰脾経（公孫），手の太陽小腸経
（後渓）─足の太陽膀胱経（申脈），手の少陽三焦経（外関）─足の少陽胆経（臨泣）とな
る．

　この組み合わせの正経十二経における規則を列記してみる．

①　手の経絡と足の経絡の組み合わせ（上下一対になる）

②　陰経同士，陽経同士の組み合わせ

③　陰経は母子関係，陽経は陰陽同類経の組み合わせ

④　経絡流注順では，陰経は４経飛ばし，陽経は隣同士の組み合わせ

　ここで，まず注目すべきは③の陰経が母子関係，陽経が陰陽同類経の組み合わせである．
たとえば，１つの経絡が異常を起こすと，陰経の場合，『難経』六十九難の例でわかるよ
うに，その異常はまず相生関係に波及していく．一方，陽経の場合は連続的に隣り合った
経である陰陽同類経に波及していく．つまり，奇経の一対脈は，経絡の異常が同時に起こ
りうる可能性が高い経絡同士を組み合わせているのである．臨床で遭遇しやすい患者の経
絡異常に対応する治療システムであるともいえる．

　そして，実は，④の流注による組み合わせに奇経治療の妙がある．

　図5-3は山下詢[54]により提示された有名な「正経十二経の構成図」である．山下は第
１グループ（金・土：太陰─陽明），第２グループ（君火・水：少陰─太陽），第３グルー
プ（相火・木：厥陰─少陽）の３グループの組み合わせによる治療を提唱した．つまり，
これは同グループに属する４つの経絡を使う方法で，陰陽表裏経かつ陰陽同類経を同時
に用いた手足一対となっていることに特徴がある．山下は私が影響を受けた指導者の一人
である．東京医療専門学校教員養成科の学生であった当時，山下はその常勤教員であった．
その講義に共感した私は，個人的に直接教わりに行くなどもした．その山下がよく「瞬間
経絡現象」と口にしていたが，４つの経絡を同時に調整することで起こる直後効果には患
者自身も驚いていたことを今でも思い出す．

　それはともかく，奇経の陰経同士の組み合わせをみると，この山下の提唱した組み合わ
せの経絡を一経ずつ外に拡大したものであることがわかる（図5-4，5-5）．このグルー
プに含まれる奇経は二対になる．つまり，奇経の一対脈を二対にして使用する二対脈の運
用が可能になる．

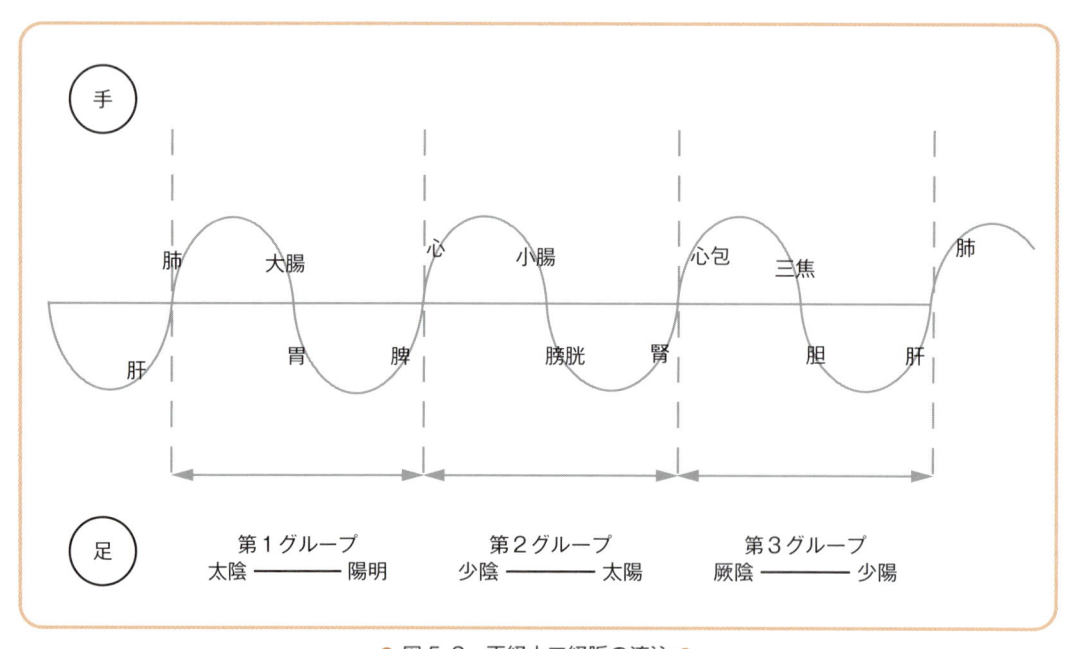

● 図 5-3　正経十二経脈の流注 ●
（山下詢：針灸治療学 正経と奇経の運用. 医歯薬出版，1975[54] より改変）

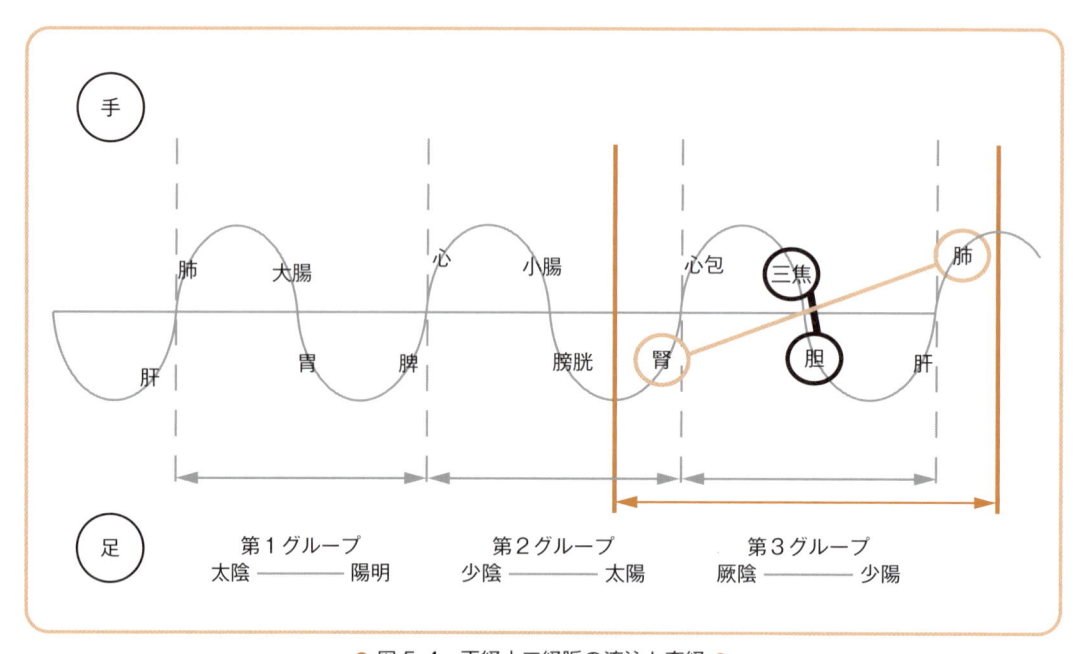

● 図 5-4　正経十二経脈の流注と奇経 ●
（石田勝ほか：新治療システムの研究（1）〜（8）. 医道の日本 [1-8] より改変）

　また，大腸経，胃経，肝経，心経の組み合わせがすっぽり抜けていることが，この図からもわかる．東洋医学古典は，よく暗号だといわれるように，一部しか提示されていないことが多い．奇経治療の場合，大腸経，胃経，肝経，心経に宗穴扱いの経穴，つまり“新宗穴”を設定しなければ，全体として完成しないことになる（図 5-6）．

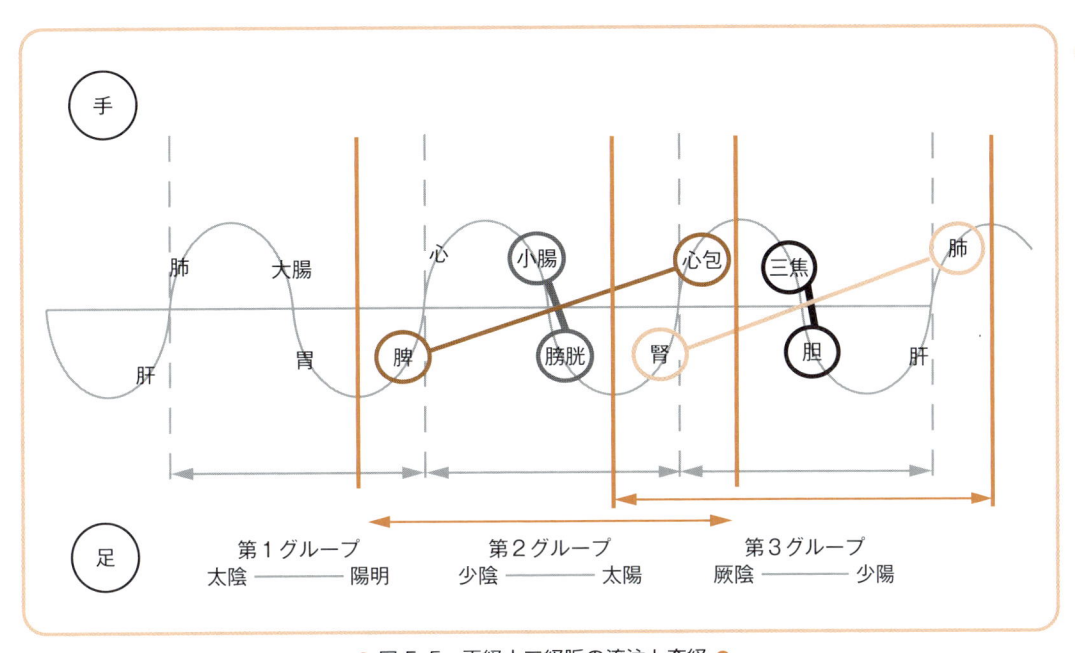

● 図 5-5　正経十二経脈の流注と奇経 ●
（石田勝ほか：新治療システムの研究（1）〜（8）．医道の日本 [1-8] より改変）

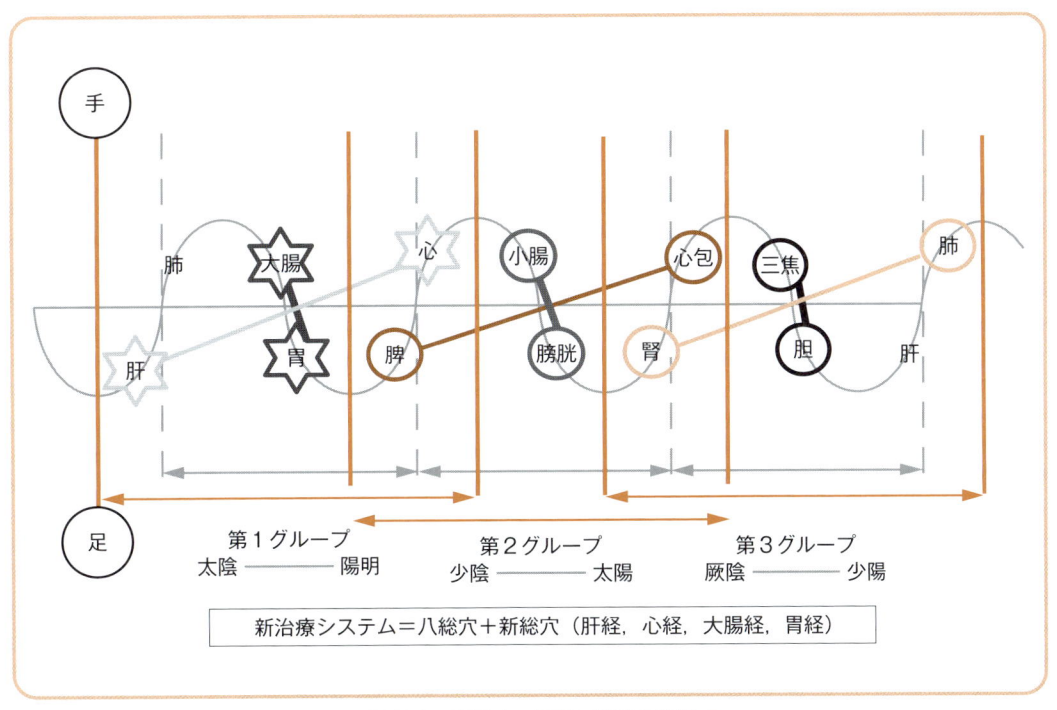

● 図 5-6　正経十二経脈の流注と奇経 ●
（石田勝ほか：新治療システムの研究（1）〜（8）．医道の日本 [1-8] より改変）

　この正経十二経の構成図を丸めるように折りたたむと，図 5-7 になる．図 5-3 と表示法が異なるだけではあるが，新治療システム [1-8] ではこの図を用いて，新治療システムと

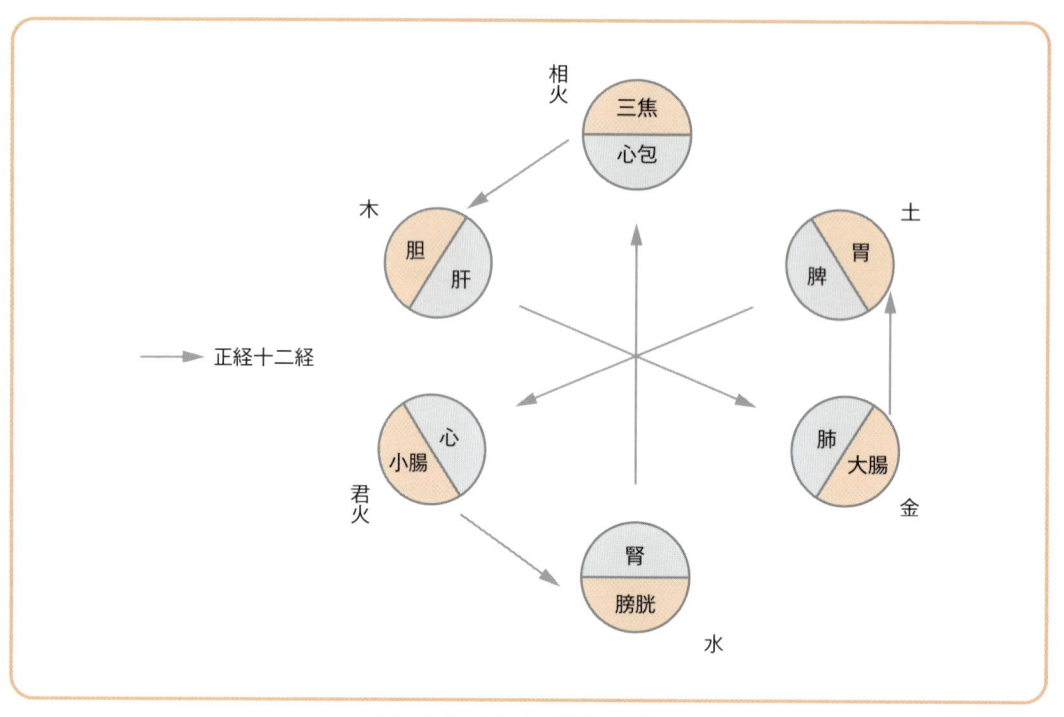

● 図 5-7　正経十二経脈の流注 ●
（石田勝ほか：新治療システムの研究（1）〜（8）. 医道の日本 [1-8] より改変）

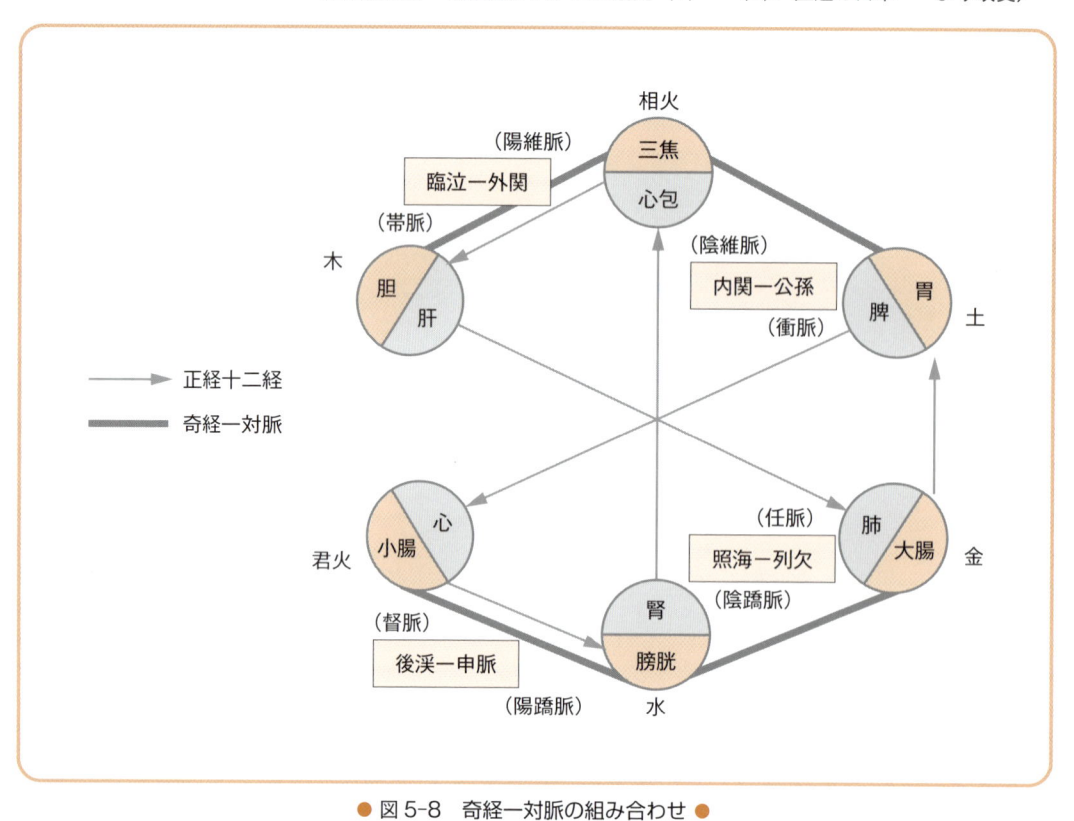

● 図 5-8　奇経一対脈の組み合わせ ●
（石田勝ほか：新治療システムの研究（1）〜（8）. 医道の日本 [1-8] より改変）

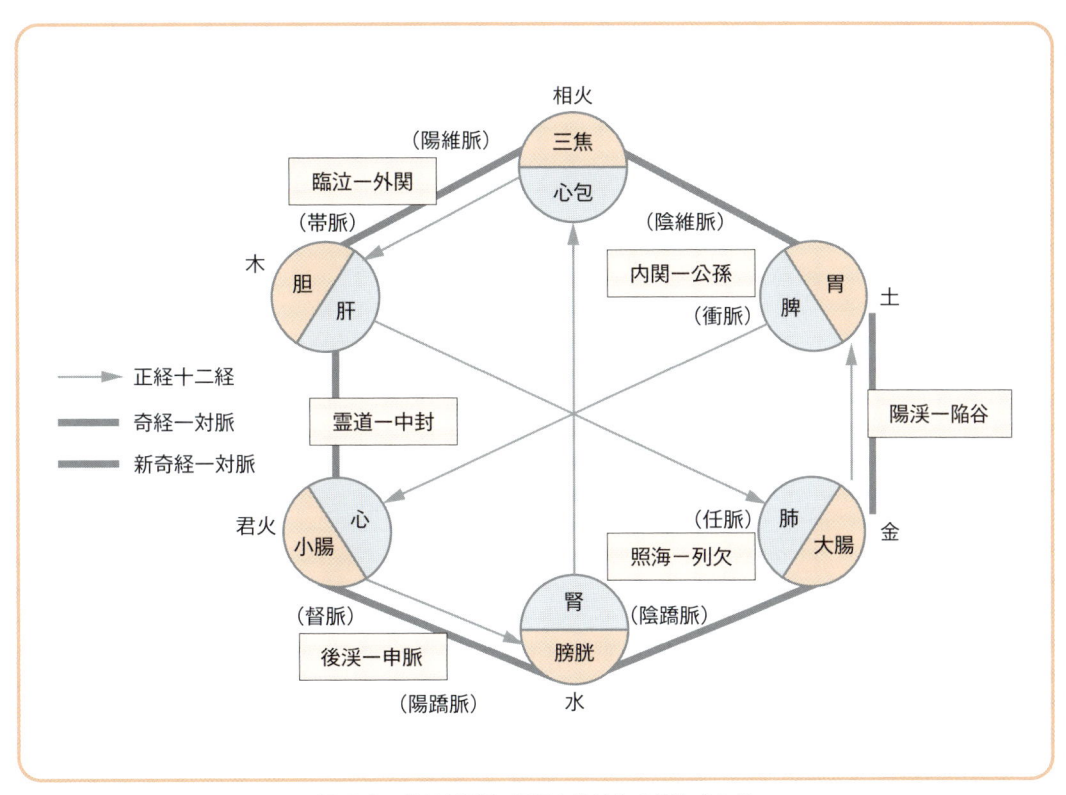

● 図 5-9　「VAMFIT- 奇経本治法」の組み合わせ ●
（石田勝ほか：新治療システムの研究（1）〜（8）. 医道の日本 [1-8] より改変）

しての"新宗穴"を発表したわけである（図 5-8, 5-9）. 経絡の流注で示すと，五行を
六行で表せる. この図でみると一目瞭然であるが，奇経の一対脈の組み合わせは，陽経も
陰経も隣り合った経絡同士になる. そして，奇経二対脈は，反対側にある一対脈同士の組
み合わせとなる. 反対側は陰に対しては陽，陽に対しては陰となる.

　ちなみに，当時，新宗穴は FT（フィンガーテスト）により検索して定め，大腸経から
は陽渓，胃経からは陥谷，肝経からは中封，心経からは霊道を選んだ.

5）奇経本治法

　新宗穴を設定したことで，"八宗穴"は"十二宗穴"となり，『難経』六十九難による本
治法も奇経治療的な運用が可能となる. 正経十二経のすべてを網羅できるためである.

　前述したように，元来，奇経の一対脈は陰経においては母子関係の組み合わせであり，『難
経』六十九難式の治療であった. つまり，経絡治療における「本治法」と本質的には同じ
ものである. 私は，これを「六十九難式奇経本治法」（狭義の「奇経本治法」）と呼んでい
る.

　陰経での異常は，次にその経絡の相生関係の経絡に波及していくか，陰陽表裏関係の経

絡に波及していく．後者の場合は，陰陽表裏経をともに治療するシステムである絡脈治療や経別治療を行うことになるが，前者の場合は『難経』六十九難式の本治法が適応する．

　また，奇経の性質からみると，奇経治療は経脈から溢れた気の調整に用いられると考えられる．つまり，正経十二経から奇経のほうに異常が波及している場合，もしくは波及しそうな場合には，奇経本治法が適応になるのである．私は，頸部の奇経の診断点である天突穴，人迎穴の前，風池穴，風府穴に反応がある時は，迷わず奇経治療に切り替えて施術している．

　以下に，経絡治療における本治法と奇経本治法を記しておく．

【肝虚証（肝腎の虚）の場合】　　経絡治療　：曲泉（肝経）・陰谷（腎経）

　　　　　　　　　　　　　　　　奇経本治法：中封（肝経）・照海（腎経）

【心虚証（心肝の虚）の場合】　　経絡治療　：少衝（心経）・大敦（肝経）

　　　　　　　　　　　　　　　　奇経本治法：霊道（心経）・中封（肝経）

【心包虚証（心包肝の虚）の場合】経絡治療　：中衝（心包経）・大敦（肝経）

　　　　　　　　　　　　　　　　奇経本治法：内関（心包経）・中封（肝経）

【脾虚証（脾心包の虚）の場合】　経絡治療　：大都（肝経）・労宮（心包経）

　　　　　　　　　　　　　　　　奇経本治法：公孫（脾経）・内関（心包経）

【肺虚証（肺脾の虚）の場合】　　経絡治療　：太淵（肺経）・太白（脾経）

　　　　　　　　　　　　　　　　奇経本治法：列欠（肺経）・公孫（脾経）

【腎虚証（腎肺の虚）の場合】　　経絡治療　：復溜（腎経）・経渠（肺経）

　　　　　　　　　　　　　　　　奇経本治法：照海（腎経）・列欠（肺経）

6）VAMFIT―奇経本治法

　新治療システム[1-8]改め VAMFIT―奇経本治法は，『難経』六十九難による本治法も包含した治療法として，安定した効果を期待できる．

　異常奇経の診断は，先に記した八宗穴による奇経治療と同様である．この治療方式では，二対の奇経の組み合わせを定め，グループ化したので，診断が容易となった．ただし，二対の奇経の左右と主奇経・対奇経を確認し，刺鍼順序を決定する必要がある．ここでは，頸入穴による診断を紹介するが，霊背兪 VAMFIT や脈診による診断も可能である．

　最初に，頸入穴で主奇経を見つけ出し，対奇経を確認する．

　主奇経が陰経の場合も対奇経は陰経とは限らず，主奇経が陽経の場合も対奇経は陽経とは限らない．これは二対脈の組み合わせになるからである．

　前述したとおり，主奇経が陰で対奇経も陰の場合は，『難経』六十九難の母子関係になり，狭義の奇経本治法になる．この方法は，一対脈の組み合わせでしかない．

　この奇経本治法では，腎虚証（腎肺の虚）の場合は照海（腎経）・列欠（肺経）を使えばいいのであるが，腎は虚しているが，母子関係にある肺が虚していない場合には，この組み合わせは使えない．つまり，『難経』六十九難に当てはまらなければ，経絡治療の本治法や狭義の奇経本治法が適応しないわけである．しかし，このような場合には，二対脈のVAMFIT—奇経本治法の適応となっていることが多い．

　陰経での虚に五行での連続性がない場合には，陰経での虚だけでなく，陽経のなかからも異常を呈している経絡を見つける．比較脈診では虚している経絡，頸入穴触診では刺鍼要求してくる穴（指にはまり込んでくるツボ）を探し出す．つまり，VAMFIT—奇経本治法では，陰経のなかでもっとも虚している経絡を1つ，陽経のなかでもっとも虚している経絡1つずつ見つけるわけである．このいずれか1つが主奇経となり，もう1つが対奇経となる．

　頸入穴触診の方法は，ツボに指を当てるだけの触れ方で陽経，指をツボに嵌め込む触れ方で陰経の反応を探り出す．いずれも圧痛を探すのではないことに注意したい．指の力を抜くようにそっと触れながら，圧を加えすぎない，押さないように心がけることが大切である．

　新治療システム[1-8]で報告したとおり，主奇経が足の奇経であれば手の奇経，陰の奇経であれば陽の奇経を対奇経となるタイプ・パターンがほとんどである．

　腎虚の場合には，多くの場合，三焦経の異常を伴う．外関（三焦経）と照海（腎経）の組み合わせとなるわけである．刺鍼側は，左右の宗穴を指で触れて比較して，虚の反応の強いツボがいずれであるかを確認し，そちら側のツボに取穴する．手技は切皮置鍼とする．これが補の手技となる．大抵は，手足が反対側の刺鍼になる[※]．

　[※]ただし，外関（三焦経）と臨泣（胆経）の組み合わせだけは同側になることが多い．

　施術はすべて切皮置鍼であるが，置鍼時間は30分間程度必要となるので，皮内鍼用テープなどで固定しておくと，置鍼と並行して腹部や背部への施術が行うことができる．

　置鍼30分間後にさらに必要であるならば，その置鍼を置いたまま，対脈に切皮刺鍼する．たとえば，外関（三焦経）と照海（腎経）に対しては，臨泣（胆経）と列欠（肺経）が対脈となる．対脈への置鍼時間が10分間程度になったら，刺鍼した順番とは逆の順に抜鍼していく．ただし，この置鍼時間はあくまで標準的な目安で，敏感な患者には短くなるのは当然である．

奇経二対脈の組み合わせは以下の3グループである.

第1グループ

（1）任脈（列欠） — 陰蹻脈（照海）	
（2）陽維脈（外関） — 帯脈（臨泣）	
（3）任脈（列欠） — 帯脈（臨泣）	
（4）陽維脈（外関） — 陰蹻脈（照海）	

第2グループ

（1）督脈（後渓） — 陽蹻脈（申脈）	
（2）陰維脈（内関） — 衝脈（公孫）	
（3）督脈（後渓） — 衝脈（公孫）	
（4）陰維脈（内関） — 陽蹻脈（申脈）	

第3グループ

（1）心経（霊道） — 肝経（中封）	
（2）大腸経（陽渓） — 胃経（陥谷）	
（3）心経（霊道） — 胃経（陥谷）	
（4）大腸経（陽渓） — 肝経（中封）	

【診断点】	【異常経脈】	【異常奇経】	【治療穴：主穴】	【治療穴：対穴】
［頸入穴］天突		→任脈→	［総穴］列欠	臨泣 or 照海
［頸入穴］人迎の前		→陰維脈→	［総穴］内関	申脈 or 公孫
		陰蹻脈→	［総穴］照海	外関 or 列欠
		衝脈→	［総穴］公孫	後渓 or 内関
［頸入穴］人迎	→脾経・胃経	→衝脈→	［総穴］公孫	後渓 or 内関
		（胃経）→	［総穴］陥谷	霊道 or 陽渓
［頸入穴］扶突	→肺経・大腸経	→任脈→	［総穴］列欠	臨泣 or 照海
		（大腸経）→	［総穴］陽渓	中封 or 陥谷
［頸入穴］天窓	→小腸経・心経	→督脈→	［総穴］後渓	公孫 or 申脈
		（心経）→	［総穴］霊道	陥谷 or 中封
［頸入穴］天容	→胆経・肝経	→帯脈→	［総穴］臨泣	列欠 or 外関
		（肝経）→	［総穴］中封	陽渓 or 霊道

```
［頸入穴］天牖──→三焦経・心包経─→陽維脈──────→［総穴］外関　　照海 or 臨泣
　　　　　　　　　　　　　　　　　　陰維脈──────→［総穴］内関　　申脈 or 公孫
［頸入穴］天柱──→膀胱経・腎経　─→陽蹻脈──────→［総穴］申脈　　内関 or 後渓
　　　　　　　　　　　　　　　　　　陰蹻脈──────→［総穴］照海　　外関 or 列欠
［頸入穴］風池──────────────→陽維脈──────→［総穴］外関　　照海 or 臨泣
　　　　　　　　　　　　　　　　　　陽蹻脈──────→［総穴］申脈　　内関 or 後渓
　　　　　　　　　　　　　　　　　　帯脈──────→［総穴］臨泣　　列欠 or 外関
［頸入穴］風府──────────────→督脈──────→［総穴］後渓　　公孫 or 申脈
```

　なお，天窓の後方で「同陰脈」[※2]，天牖と風池の間で「肉里脈」[※2] を診る．同陰脈の治療穴は絶骨の前の凹部，肉里脈の治療穴は附陽と絶骨の間にある．

　[※2]「同陰脈」と「肉里脈」は，『黄帝内経』（『素問』刺腰痛篇第四十一）に記載される正経十二経・奇経八脈のいずれにも属さない経脈のことである．私はこのような経脈を「素経脈」と名付け，臨床に用いている．「素経脈」についての詳細は第 6 章にある．

【奇経治療のための十二宗穴と取穴部位】

（1）列欠：前腕前外側，尺沢と太淵を結ぶ線上，手関節掌側横紋の上方 1.5 寸．動脈拍動部のやや橈側．

※ WHO/WPRO の標準経穴部位[52)] では，母指を外転伸展して長母指外転筋腱と短母指伸筋を緊張させ，その間の溝．

（2）照海：内果先の下方の陥凹部．

（3）外関：陽池の上方 2 寸，総指伸筋腱と小指伸筋腱の間．

（4）足臨泣：第 4・第 5 中足骨間を指で撫で上げた時，指が止まるところ．

（5）後渓：こぶしを軽く握り，手掌の横紋の尺側端．

（6）申脈：外果の直下，長腓骨筋腱の下縁．

（7）内関：大陵の上方 2 寸，橈側手根屈筋腱と長掌筋腱の間．

（8）公孫：太白から第 1 中足骨の内側縁を後ろに撫でて指が止まるところ，表裏の肌目．

（9）霊道：前腕前内側，尺側手根屈筋腱の橈側縁，手関節横紋上方 1 寸 5 分．

（10）中封：足関節前内側，前脛骨筋腱内側の陥凹部，内果の前．

（11）陽渓：手関節後外側，手関節背側横紋橈側，橈骨茎状突起の遠位，タバコ窩の陥凹部，長母指伸筋腱と短母指伸筋腱の間．

（12）陥谷：足背，第 2 指と第 3 中足骨間．第 2 中足指節関節の近位陥凹部．

7）脈診による VAMFIT─奇経本治法診断

　参考のため，私たちが活用している脈診による診断の具体例を紹介しておく．

　最初に，手首の六部定位での比較脈診の重按で，術者の左指と右指に触れる脈を比較して，もっとも虚実に左右差がある部位を見つける．たとえば，術者の左中指に触れる脈（患者の右関上：脾経）が右中指に触れる脈（患者の左関上：肝経）よりも明らかに虚している場合，脾の虚があるということがわかる．脾と肺が同時に虚していれば肺虚証，脾と心包が同時に虚していれば脾虚証であるので，次に必要なのは，肺と心包を比較して，どちらの証になるのかを確認することである．

　術者の左示指に触れる脈（患者の右寸口：肺経）と術者の左環指に触れる脈（患者の右尺中：心包経）を比較して，左示指に触れる脈（肺経）が虚している場合が「肺虚証（肺脾の虚)」，左環指に触れる脈（心包経）が虚している場合が「脾虚証（脾心包の虚)」となる．これらが経絡治療における基本証である．いずれも『難経』六十九難による本治法が奏効する．もし，風池や人迎の前の反応が認められた時は，奇経本治法に切り替える．

　さて，脾が虚しているにもかかわらず，肺も心包も虚していない時は，いずれの「証」にも当てはまらなくなる．この時が，VAMFIT─奇経本治法の適応となるわけである．脾経所属の宗穴は公孫であるので，5）で述べたように，第 2 グループとなる．公孫が足の陰経であるので，対脈になるのは手の陽経所属の後渓[注]となることが多いのは述べてきた．軽按で術者の右示指に触れる脈（患者の左寸口：小腸経）が虚しているか，異常脈になっているのを確認してから，後渓と公孫を治療穴とすることになる．

　これらのいずれの場合であっても，効果を上げるコツは，本治法治療穴の左右を比べて，虚の反応の強いほうのツボに施術することである．

> [注] 奇経の手足一対治療の原則からみれば，足の陰経所属の公孫と対になるのは，手の陽経所属として陽渓や外関になる可能性がまったくないわけではないだろう．しかし，これらを含めて診断しなければならないとなると，施術者の負担は計り知れない．治療システムとしてはシンプルでないと臨床的価値があるとはいえない．しかも，奇経二対脈の 3 グループから抜けてしまうこと，このような組み合わせになる確率が非常に低いことから，公孫に対する陽渓や外関の組み合わせは VAMFIT─奇経本治法のタイプ・パターンからは外れている[1-8]．

奇経治療の例

症例 1．腰痛　34 歳　男性

　〔主訴〕腰が重く痛い．腰を後ろに反ると両大腸兪穴あたりから仙骨までの間がつらい．
　〔診断と治療〕六部定位脈診，腹診では腎虚証．VAMFIT 診断により左風池穴に反応あり．仰臥位で左に膝を倒すと左大腸兪穴付近がひきつる．

　本治法として，左復溜穴に切皮置鍼すると，ペインスケール（以下 PS とする）が 10 から 8 になった．

　背部の基本穴の処置を終えた後も，仰臥位で左に膝を倒すと腰がひきつる．

　左風池穴，左跗陽穴（陽蹻脈）に寸 3-1 番（40mm，16 号）のステンレス鍼を切皮置鍼すると 8 から 2 になったが，右風池穴と右天牖穴の間に反応が出現し，ひきつれが右の腰に移ったため，右跗陽穴と絶骨穴の間（肉里脈）に切皮置鍼したところ PS が 2 から 0 になり，動作による痛みはすべてなくなった．

症例 2．上肢痛　54 歳　男性

［主訴］左腕がだるく痛い．首を左へ傾けると左腕のしびれと痛みが増強する．

［診断と治療］ジャクソンテストを試みるまでもなく，その前に痛みが増強してしまう．

　六部定位脈診，腹診では肝虚証．VAMFIT 診断により左風池穴に反応あり．帯脈穴に硬結あり．

　背部の基本穴の処置を終えた後も，左腕の痛みと頸部の違和感が残っている．

　本治法として，左曲泉穴に切皮置鍼すると，PS が 10 から 9 になった．

　左帯脈穴（帯脈）に単刺して後，切皮置鍼すると PS が 9 から 4 になったが，右天牖穴（三焦経→陽維脈）の反応が出現．左風池穴と陽維脈（左陽交穴と右外関穴）に切皮置鍼したところ 4 から 1 になり，だるさは多少残ったが疼痛はなくなった．

症例 3．寝違え　34 歳　女性

［主訴］今朝から首が変だったが，いつのまにか右頸部痛がひどくなってきた．今は右頸部の深部痛（点ではなく面）のため，首を左へ回旋できない．

［診断と治療］以前からたびたび来院している患者で，もともと拳大の子宮筋腫をもっている影響か，衝脈の変動を起こしやすい方だった．

　六部定位脈診，腹診では脾虚証．VAMFIT 診断により右天窓穴，右風池穴に反応あり．左気衝穴，右帯脈穴には硬結あり．

　本治法と背部の基本穴の処置と，下腹部の反応のある点すべてにカマヤミニ灸を終えた後も，PS が 10 から 8 と満足な効果なし．右後渓穴（小腸経→督脈）と左公孫穴（衝脈）に切皮置鍼すると，PS が 8 から 4 になった．

　左気衝穴（衝脈）に単刺して後，左人迎穴の前の頸入穴（衝脈）とともに切皮置鍼すると PS が 4 から 0 になり，運動時痛はまったくなくなった．

症例 4．腰痛　45 歳　女性

［主訴］昨日の子宮検査の際，ポリープを取った．その痛みはなかったが，それから腰

が重く感じていた．今朝から腰の重さが痛みに変わってきた．運動時痛はない．

〔診断と治療〕六部定位脈診，腹診では腎虚証．腰部の VAMFIT 診断により両風池穴，右天髎穴，左天柱穴に反応．腰は腰椎両側から仙骨両側に硬結と圧痛あり．

　　右外関穴（三焦経→陽維脈）と左照海穴（腎経→陰蹻脈）に切皮置鍼すると，PS が 10 から 2 になった．

　　背部の基本穴の処置を終えると PS は 2 から 0 になり，苦痛はまったくなくなった．

症例 5．めまい　31 歳　女性

〔主訴〕以前にメニエール病と診断されている．ここ 1 年，それらしき発作は起こっていなかった．今朝から首と肩が張ってきたのと，目が回るようで気分がわるかった．今はめまいがとくにつらい．このまま，ひどくなっていきそうである．

〔診断と治療〕六部定位脈診，腹診では肝虚証．頸部を回せないため VAMFIT 診断は，圧痛による検索．右天柱穴，左霊厥陰兪穴，左人迎穴の前，右風池穴に反応あり．左気衝穴には硬結あり．

　　背部の基本穴の処置を終えた後，愁訴の PS が 10 から 9 になり，左内関穴（心包経→陰維脈）と右申脈穴（膀胱経→陽蹻脈）に切皮置鍼すると，首と肩のこりがとれて PS が 9 から 2 になった．

　　左気衝穴（衝脈）に単刺して後，その鍼孔を閉じた指に脈動を感じながら約 60 秒圧迫した．すると PS が 2 から 0 になり，めまいもまったくなくなった．

症例 6．背部痛　34 歳　男性

〔主訴〕左背部から腰部にかけてひきつり痛む．体幹前屈により痛みが増強する．

〔診断と治療〕治療院のスタッフで以前から疲れ気味であった．VAMFIT 診断で風府穴の左に圧痛があることと，督脈病証があることから，風府穴と長強穴に置鍼した．風府穴には切皮置鍼，長強穴には尾骨の内側を左に向けて 2 寸 -2 番（60mm, 18 号）のステンレス鍼を約 4cm 刺入した．10 分後の抜鍼時には背部痛はまったく消失していた（PS：10 から 0）．

*4.*陰陽表裏一対療法

　　頸入穴 VAMFIT の基本手順通り忠実に運用していくと，陰陽表裏経の同時施術になっていることがある．この場合の治療は結果的に陰陽表裏一対療法だといえる．

　　絡脈治療と経別治療はこの陰陽表裏一対療法の代表例である．選穴の具体例としては『鍼灸大成』の原絡治療 [32] がよく知られている．

では，臨床において，どういうときに陰陽表裏一対療法が適応になるのであろうか．

『素問』五蔵生成篇第十の「是以頭痛癲疾，下虚上実，過在足少陰，巨陽．甚則入腎．徇蒙招尤，目冥耳聾，下実上虚，過在足少陽，厥陰．甚則入肝．腹満䐜脹，支鬲胠脇，下厥上冒，過在足太陰，陽明．咳嗽上気，厥在胸中，過在手陽明，太陰．心煩頭痛，病在鬲中，過在手巨陽，少陰」[16] や『素問』血気形志篇第二十四の「足太陽与少陰為表裏．少陽与厥陰為表裏．陽明与太陰為表裏．是為足陰陽也．手太陽与少陰為表裏．少陽与心主為表裏．陽明与太陰為表裏．是為手之陰陽也．今知手足陰陽所苦」[16] では陰陽表裏経を一対にする治療が指示されている．

『素問』蔵気法時論篇第二十二にも「肝病者，……（中略）……取其経，厥陰与少陽……（中略）…….心病者，……（中略）……取其経，少陰太陽舌下血者．……（中略）……脾病者，……（中略）……取其経，太陰陽明少陰血者．……（中略）……肺病者，……（中略）……取其経，太陰足太陽之外，厥陰内血者．……（中略）……腎病者，……（中略）……取其経，少陰太陽血者」[16] と五臓の病に症状と治療が述べられていて，肺を例外としてすべて陰陽一対治療になっている．

『素問』刺熱論篇第三十二の「肝熱病者，……（中略）……刺足厥陰，少陽．……（中略）……心熱病者，……（中略）……刺手少陰，太陽．……（中略）……脾熱病者，……（中略）……刺足太陰，陽明．……（中略）……肺熱病者，……（中略）……刺手太陰，陽明．……（中略）……腎熱病者，……（中略）……刺足少陰，太陽」[15] でも五臓の熱病に陰陽表裏一対療法を用いることを指示している．

これらの篇により，陰陽表裏関係にある 2 つの経脈は同時に変動を起こすことが多く，その場合にはその 2 つの陰陽表裏経を一対にして治療を行う必要があることが伺える．

陰陽表裏経の連結を強固にしているのは，十二経脈（正経十二経）の手足の末端における隣接経としての流注接続，十二経脈の臓腑における属絡関係，絡脈での四肢浅部での連絡，および十二経別による四肢から内臓に入り頭部に出るまでの循環の出入離合などである．人の生命の源になっている経脈のこのような陰陽表裏の交流によって，気血の循環の滞りが防止され，円滑な生命活動と生体の調整作用，防御作用が強められている．しかし同時に，陰陽表裏経の連絡が密であることは，一つの経脈が変動を起こせばその異常は陰陽表裏関係にある経脈にただちに波及していくことにもなるのである．

陰陽表裏一対療法を適応とすると考えられるものを次にあげる．

① 五臓の病

② 五臓の熱病

③ 経別の変動

④ 絡脈の変動

⑤ 絡脈と経脈がともに変動を起こしているとき

『鍼灸大成』の原絡治療は主客治療とも呼ばれ，主穴として原穴を，客穴としてその表裏関係にある経脈の絡穴を同時に配する治療法である．これは原穴が五臓の疾患の対応穴であり，絡穴が陰陽の交流穴であることから，経脈，五蔵，絡脈，経別を同時に調整することができる簡便で実用的な配穴法であると考えられる．

　経別については後述するが，経別治療にしたいときは経別の流注から考えても使用するべき穴は絡穴か合穴のほうが合理的である．そしてこれらの穴は VAMFIT 運用のファーストチョイスになっている穴でもある．このことから経別の調整を意識する場合は，VAMFIT 運用のなかで陰陽表裏経を同時に使うことと頸入穴の刺鍼とで対応できることになる．

5. 十八絡脈・十二皮部への応用

　十八絡脈とは，『霊枢』経脈篇第十の十五別絡に，第 2 章ですでに述べた「胃の大絡（虚里の動）」，「少陰の大絡（腎間の動）」および「太陽の大絡（委陽）」＝「三焦の大絡」を含んだ呼称である．

　絡脈は正経十二経の陰陽表裏経を連結するだけではなく，正経十二経から派生した枝ともいうべき絡脈やそこからまた細かく枝分かれした孫絡，浮絡，血絡など全身の皮膚を隈なく循環し，栄養し，守っている機能を統括している．このうちいちばん表面にある皮膚領域を十二経脈に対応させたものが十二皮部と呼ばれることもある．絡穴はこれらの要所として，身体の表面や経絡の浅い部分に邪気が侵入するのを防ぐ最前線の防波堤である．

　絡脈の流注，病証，治療法は『霊枢』経脈篇第十に詳述されているほか，『素問』繆刺論篇第六十三にも絡脈の病証と治療法が記載されている．

　絡脈の治療穴としては『霊枢』経脈篇第十にしたがえば絡穴を，『素問』繆刺論篇第六十三に準拠すれば井穴を使用することになることや，VAMFIT による刺鍼が絡脈も同時に調整することは第 3 章 VAMFIT 刺鍼穴の意義の項ですでに述べた．

　ただしその運用にあたっては，絡脈の流注は経別と同様に経脈の補完の役割をもつため，十二経脈の正規のルートと異なる循行をしていることから，その流注と病証を熟知しておく必要がある．たとえば，「手の少陰の別は，名づけて通里と曰う．腕を去ること一寸，別れて上行し，経を循りて心中に入り，舌本に繋かり，目系に属す．其の実するは則ち膈に支う．虚するは則ち言うこと能わず．これを掌後一寸に取る．別れて太陽に走るなり」[13] と手の少陰の絡脈における流注，病証と治療穴としての絡穴が記載されている．正経の手の少陰心経の流注は上肢を末梢に向かって流れるものであるが，絡脈の流注はこれに逆行し，上肢を求心性に流れている．このように絡脈が正経の経脈と反対方向に流れるところは，心包経や胃経でもみられる．このことは迎随の補瀉の手技を行ううえで，重要

な意味をもつ．すなわち，絡穴に補法を行う場合，十二経脈を目的とするか，絡脈を対象とするかでは鍼尖の向きが逆になることもあるということである．

　また，手の陽明大腸経が流注しない耳の中まで手の陽明の絡脈が侵入していくことや，手の太陰の絡脈が掌中を，手の太陽の絡脈が肩髃穴を循っていることなど，正規の十二経脈の及ばない部分を循行していることにも留意が必要である．絡脈病証にもこの流注に関連しているところが記載されている．

6. 十二経別への応用

　「経別治療」という名称は入江正氏により名付けられた[49]．これは 1965 年に中国漢方医学概論刊行会から発行された南京中医学院編の『中国漢方医学概論』[55] が経を

① 十二経脈
② 十二経別
③ 十二経筋
④ 奇経八脈

に分類していることから付けたものであるという[49]．

　いまではさらに，これに十二皮部を入れて 5 分類とした書物もみられるようになっている．このような経絡の分類はいまでこそ一般的ではあるが，その当時としては画期的なものであったにちがいない．それまで，わが国の経絡分類は正経十二経と十五別絡，それに奇経八脈に比重がおかれていたため，十二経別と十二経筋については若干認識が不足していたと考えられる．しかし，これらの流注と病証は正経十二経の及ばない部位にも波及しているので，軽んずるわけにはいかない．

　しかしながら，『黄帝内経』（『素問』，『霊枢』）や『難経』それ以降の古典医学書を読むかぎり，これらが正経十二経と同格のものであるとはとうてい考えられない．これら奇経八脈，十五別絡，十二経別，十二経筋，および十二皮部などは正経十二経の傍側循環であったり，支絡であったり，別行であったり，支配領域の運動器系や外皮であり，あくまで本流である正経十二経および任脈・督脈の補完部分を担っているとしか思えないのだ！

　十二経別の根拠になっている『霊枢』経別篇第十一にしても「夫れ十二経脈なる者は，人の生ずるゆえん，病の成るゆえん，人の治するゆえん，病の起こるゆえんなり．学の始まる所，工の止むる所なり」[13] と正経十二経の重要性を強調したうえで，その離合出入の状態を解説したものが，別行する正経としての経別であることを言及しているにとどまっている．たとえば，「足の太陽の正は，別れて膕中に入る．其の一道は尻を下ること五寸，別れて肛に入り，膀胱に属し，散じて腎に之き，膂を循り，心に当たりて入りて散ず．直なる者は，膂より上りて項に出で，復た太陽に属す．此れを一経と為すなり．足の少陰の

正は，膻中に至り，別れて太陽に走りて合し，上りて腎に至り，十四椎に当たり，出でて帯脈に属す．直なる者は，舌本に繋がり，復た項に出で，太陽に合す．此れ一合と為す．成（或）いは諸陰の別を以て，皆正と為すなり」[13] と，足の太陽膀胱経と足の少陰腎経からの分岐としてのそれぞれの経別が膻中（膝裏）で，陰陽表裏経として連結すること，それぞれの臓腑との関連を強化しながら流注して項に出で，また合流すること，陰陽表裏経を合して一合とすること，これらの経別のすべてが正経に属するものであることが述べられている．その他の合についても同様である．

二合は「足の少陽の正は，髀を繞り，毛際に入り，厥陰に合す．別るる者は，季脇の間に入り，胆に属し，散じて上（肝）に之き，肝（上）りて心を貫き，以て上りて咽を挟み，頤頷の中に出で，面に散じ，目系に繋がり，少陽に外眥に合するなり．足の厥陰の正は，跗上に別れ，上りて毛際に至り，少陽に合し，別と倶に行く．此れ二合と為すなり」[13]

三合は「足の陽明の正は，上りて髀に至り，腹裏に入り，胃に属し，散じて脾に之き，上りて心に通じ，上りて咽を循りて口に出で，頞頏に上り，環りて目系に繋がり，陽明に合するなり．足の太陰の正は，上りて髀に至り，陽明に合し，与に別れ倶に行き，上りて咽を結い，舌中を貫く．此れ三合と為すなり」[13]

四合は「手の太陽の正は，地を指し，肩解に別れ，腋に入り，心に走り，小腸に繋がるなり．手の少陰の正は，別れて淵腋の両筋の間に入り，心に属し，上りて喉嚨に走り，面に出で，目の内眥に合す．此れ四合と為すなり」[13]

五合は「手の少陽の正は，天を指し，巓に別れ，缺盆に入り，下りて三焦に走り，胸中に散ずるなり．手の心主の正は，別れて淵腋を下ること三寸，胸中に入り，別れて三焦に属し，出でて喉嚨を循り，耳後に出で，少陽に完骨の下に合す．此れ五合と為すなり」[13]

六合は「手の陽明の正は，手より膺乳を循り，肩髃に別れ，柱骨に入り，下りて太陽に走り，肺に属す．上りて喉嚨を循り，缺盆に出で，陽明に合するなり．手の太陰の正は，別れて淵腋に少陰の前に入り，入りて肺に走り，散じて太陽（大腸）に之き，上りて缺盆に出で，喉嚨を循り，復た陽明に合す．此れ六合なり」[13]

このようにすべての陰陽表裏経は経別を出して，一合～六合のセットになることと，その各合の陰陽表裏経から分岐した経別が，各々の陰陽表裏関係と，各属絡臓腑との関連を強化しながら流注して，項，咽，喉から上部で合流することが記されている．これらすべての経別が頸部を循行することは，第2章で述べた頸部で全経絡の VAMFIT 診断ができることの根拠の一つになっているものであるが，同時に経別治療穴として頸部の穴を使用できることをも示唆している．また，ここで注目したいのは手の経別である四合～六合の陰経別のどれもが，正経から別れてすぐに淵腋穴付近に入ることである．天・地・人でみると，このことは上肢が上・中・下の中部を天・地・人に分割した場合の天と人の間に関係することや経別治療を考えるときに側胸点（淵腋穴や大包穴付近）が四合～六合の治療

ポイントの要になることを示唆している．また，上部と中部の境界部である欠盆穴や上肢と体幹部の境界部となる肩付近も重要部として扱われている．

　経別治療を行う場合，流注を考慮すると，正経十二経の合穴を陰陽表裏経脈で同時取穴して，その頸入穴への刺鍼と組み合わせるのがもっとも合理的であると考えられる．経別のセット，一合〜六合の"合"は"合穴"に通ずるものなのかもしれない．

　また，経別の合が陰陽表裏経の連結を強めていることを利用して，同様に陰陽表裏経の連結部に関連している絡穴を使用してもよいと思われる．

　入江氏はその著書[49]で，原穴，絡穴がいちばん効果的であるとしながらも，合穴も治療穴にあげている．

　いずれにしても，正経十二経と同様に，頸入穴が経別の診断および治療にも活用できることになる．経別の病証は正経十二経に包含されるものも多いが，正経十二経の流注を経別が補充している部分における症状についてはその経別に特異的な流注を考慮すべきである．

　経別治療として施術する場合は経別も正経十二経の一部であることを認識したうえで運用すると失敗を避けられる．

　また入江方式に準じて，極性を利用したいときにはマグネットを使うと簡便である．

　低周波鍼通電機器を使用する場合は，20Hz の微弱電流の通電（敏感な患者であれば5分間程度）を行う．

【診断点】	【変動経別】	【治療穴】				
〔頸入穴〕人迎→	〔三合〕→	〔頸入穴〕人迎	〔合穴〕足三里	〔絡穴〕豊隆		
			〔合穴〕陰陵泉	〔絡穴〕公孫		
〔頸入穴〕扶突→	〔六合〕→	〔頸入穴〕扶突	〔合穴〕曲池	〔絡穴〕偏歴		
			〔合穴〕尺沢	〔絡穴〕列欠		
〔頸入穴〕天窓→	〔四合〕→	〔頸入穴〕天窓	〔合穴〕小海	〔絡穴〕支正		
			〔合穴〕少海	〔絡穴〕通里		
〔頸入穴〕天容→	〔二合〕→	〔頸入穴〕天容	〔合穴〕陽陵泉	〔絡穴〕光明		
			〔合穴〕曲泉	〔絡穴〕蠡溝		
〔頸入穴〕天牖→	〔五合〕→	〔頸入穴〕天牖	〔合穴〕天井	〔絡穴〕外関		
			〔合穴〕曲沢	〔絡穴〕内関		
〔頸入穴〕天柱→	〔一合〕→	〔頸入穴〕天柱	〔合穴〕委中	〔絡穴〕飛陽		
			〔合穴〕陰谷	〔絡穴〕大鐘		

〔一合〕
膀胱経別→（＋極）〔共通穴〕大杼　　　　（－極）〔原穴〕京骨，〔絡穴〕飛揚，〔合穴〕委中のうちから１穴
腎経別　→（＋極）〔共通穴〕大杼　　　　（－極）〔原穴〕太渓，〔絡穴〕大鐘，〔合穴〕陰谷のうちから１穴
〔二合〕
胆経別　→（＋極）〔共通穴〕瞳子髎　　　（－極）〔原穴〕丘墟，〔絡穴〕光明，〔合穴〕陽陵泉のうちから１穴
肝経別　→（＋極）〔共通穴〕瞳子髎　　　（－極）〔原穴〕太衝，〔絡穴〕蠡溝，〔合穴〕曲泉のうちから１穴
〔三合〕
胃経別　→（＋極）〔共通穴〕承泣　　　　（－極）〔原穴〕衝陽，〔絡穴〕豊隆，〔合穴〕足三里のうちから１穴
脾経別　→（＋極）〔共通穴〕承泣　　　　（－極）〔原穴〕太白，〔絡穴〕公孫，〔合穴〕陰陵泉のうちから１穴
〔四合〕
小腸経別→（－極）〔共通穴〕睛明　　　　（＋極）〔原穴〕腕骨，〔絡穴〕支正，〔合穴〕小海のうちから１穴
心経別　→（－極）〔共通穴〕睛明　　　　（＋極）〔原穴〕神門，〔絡穴〕通里，〔合穴〕少海のうちから１穴
〔五合〕
三焦経別→（－極）〔共通穴〕完骨　　　　（＋極）〔原穴〕陽池，〔絡穴〕外関，〔合穴〕天井のうちから１穴
心包経別→（－極）〔共通穴〕完骨　　　　（＋極）〔原穴〕大陵，〔絡穴〕内関，〔合穴〕曲沢のうちから１穴
〔六合〕
大腸経別→（－極）〔共通穴〕欠盆　　　　（＋極）〔原穴〕合谷，〔絡穴〕偏歴，〔合穴〕曲池のうちから１穴
肺経別　→（－極）〔共通穴〕欠盆　　　　（＋極）〔原穴〕太淵，〔絡穴〕列欠，〔合穴〕尺沢のうちから１穴

7. 経脈・絡脈・経別流注図

　前述してきたように，経別も絡脈も経脈系統の一部であることから，精気の虚から発生した寒熱は各臓腑経絡だけでなく，別行の正経（経別）や別絡（絡脈）にまで波及していくことになるので，正経十二経と同時に，十二経別，十八絡脈などの流注を，しかも陰陽を一対として理解していないと臨床には役に立たない．これらを総合的に図示した流注図がこれまでに見当らないことから，初心者の便宜を図るためにここに示すことにした（図5-10〜 5-16）．この流注図により陰陽を含めた経絡系統の総合的な把握ができるので，これらのことをすべて包含したVAMFITを運用するうえで非常に有用なものになると自負している．ただし，ここでは煩雑を避けるため，各経絡の流注をライン（線）で表示したが，身体のすべての組織が経絡の気血によって養われていることから，実際の経絡の支配領域は体積をもった立体的な柱の束として認識していなくてはならない（図5-17）．

　同様に図5-17にある模式図のような各経絡間の境界線もまた実際には存在しない．なぜなら，境界付近は隣接する2経絡双方からの経絡の気を受けているからである．厳密にいえば，境界はないのである．

8. 十二経筋への応用

「経筋治療」という名称もまた入江氏によってはじめて用いられた．氏は「『霊枢』経筋篇第十三には燔鍼（焼き鍼）を使用することと痛いところを刺せと書いてあるだけであるが，痛む所を刺すだけであれば原始治療と変わりはない」[49] として，『霊枢』経筋篇第十三の十二経筋の流注上より，とくに「結ぶ」と記載されたところを要所として「経筋穴」と呼称した．さらにこの「経筋穴」から４カ所ほど選び，そこに燔鍼（焼き鍼）で速刺速抜をすることを経筋の治療法として開発したのである．

入江氏は以下の治療穴付近を経筋穴としている．

膀胱経筋：崑崙，丘墟，承山，委中〜委陽，陽陵泉，秩辺，肩，完骨，攅竹

胆経筋　：丘墟，陽陵泉，足陽関，伏兎，仙骨の外，欠盆，完骨，承泣，瞳子髎

胃経筋　：衝陽，足三里〜陽陵泉，衝門，環跳，欠盆，完骨，鼻梁横，瞳子髎，膈兪〜胃兪

腎経筋　：太渓，陰谷，恥骨結合部の直下

脾経筋　：大都，商丘，陰陵泉，衝門

肝経筋　：太衝〜中封，曲泉〜膝関，陰器

小腸経筋：腕骨〜陽谷，小海，臑兪，完骨，大迎，瞳子髎，糸竹空

三焦経筋：外関〜陽池〜中渚，天井，和髎，懸顱の髪際入る所

大腸経筋：合谷〜陽渓，曲池，肩髃，大迎，迎香，脊柱（胸椎）の横

肺経筋　：魚際，太淵〜列欠，尺沢，鎖骨外端，鎖骨内端，膻中

心経筋　：少府〜通里，少海，胸骨に沿う所

心包経筋：曲沢，天池

これらの治療穴には合穴がかならず配当されている．また，心包経以外では原穴付近が配当されているなど，VAMFIT 治療で使用する要穴と共通部分が多数見受けられる．十二経筋も原則的には十二経脈の流注上にある筋肉系であることから，私は経筋の調整を目的としたい場合も，VAMFIT の診断と治療で対応できると考えている．

ただし，この経筋も十二経脈の流注にはない部位を走るところがあるので，十二経筋の流注を知っておく必要がある．たとえば，手の陽明大腸経は顔面を鼻の傍にまでしか上らないが，大腸経筋は額角を上って反対側の顎まで頭を巡っている．

すべての経筋は四肢末端に起こって求心性に走り，手足の陽経筋はすべて頸部を上って頭顔部に，足の陰経筋ではすべて陰器に，手の陰経筋ではすべて胸部に結ぶ．十二経筋のうち陽の経筋はすべて頸部を流注しているので，頸入穴がその診断および治療に活用できると思われる．

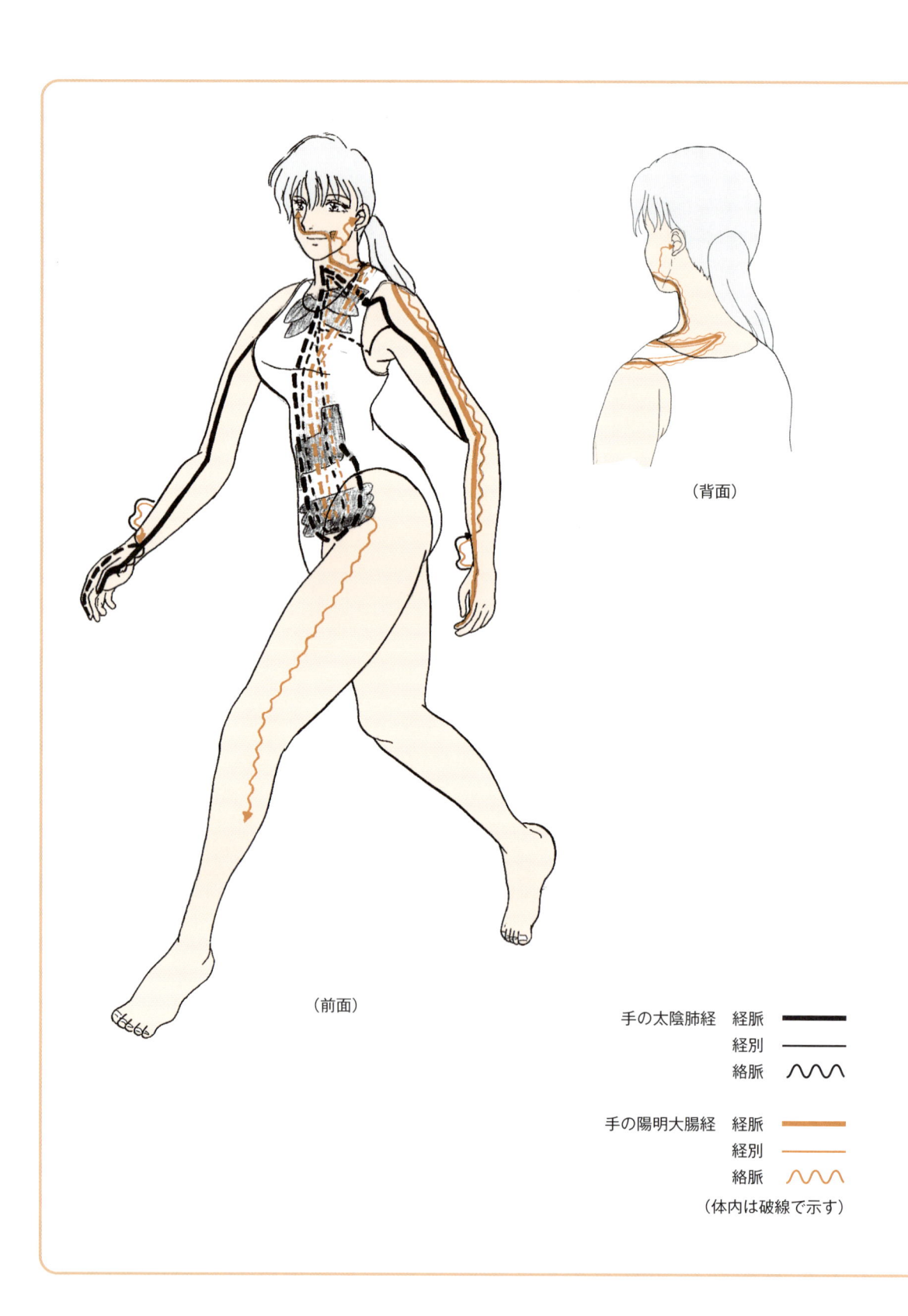

（背面）

（前面）

手の太陰肺経	経脈	━━━
	経別	──
	絡脈	〜〜〜

手の陽明大腸経	経脈	━━━
	経別	──
	絡脈	〜〜〜

（体内は破線で示す）

（流注）

手の太陰肺経
〔経脈〕
　手の太陰の脈は，中焦に起こり，下りて大腸を絡い，還りて胃口を循り，膈を上りて肺に属す．肺系より横に腋下に出で，下りて臑内を循り，少陰心主の前を行き，肘中を下り，臂内を循り，骨の下廉に上り，寸口に入り，魚に上り，魚際を循り，大指の端に出づ．其の支れたる者は，腕後より直ちに次指の内廉に出で，その端に出づ．（『霊枢』経脈篇第十 [13)]）
〔絡脈〕
　手の太陰の別は，名づけて列缺と曰う．腕上の分間に起こり，太陰の経に並びて直ちに掌中に入り，散りて魚際に入る．……（中略）……これを腕を去ること一寸半に取る．別れて陽明に走るなり．（『霊枢』経脈篇第十 [13)]）

手の陽明大腸経
〔経脈〕
　手の陽明の脈は大指次指の端に起こり，指の上廉を循り，合谷両骨の間に出で，上りて両筋の中に入り，臂の上廉を循り，肘の外廉に入り，臑の外前廉を上り，肩に上り，髃骨の前廉に出で，上りて柱骨の会上に出で，下りて缺盆に入りて肺を絡い，膈を下りて大腸に属す．其の支れたる者は，缺盆より頸に上りて頬を貫き，下歯の中に入り，還り出でて口を挟み，人中に交わり，左は右に之き，右は左に之き，上りて鼻孔を挟む．（『霊枢』経脈篇第十 [13)]）
〔絡脈〕
　手の陽明の別は，名づけて偏歴と曰う．腕を去ること三寸，別れて太陰に入る．其の別れたる者は，上りて臂を循り，肩髃に乗じ，曲頬に上りて歯に偏す．其の別れたる者は，耳に入り宗脈に合す．（『霊枢』経脈篇第十 [13)]）
　大腸の合は巨虚上廉に入り……（後略）……（『霊枢』邪気蔵府病形篇第四 [13)]）

〔経別〕
　手の陽明の正は，手より膺乳を循り，肩髃に別れ，柱骨に入り，下りて大腸に走り，肺に属す．上りて喉嚨を循り，缺盆に出で，陽明に合するなり．手の太陰の正は，別れて淵腋に少陰の前に入り，入りて肺に走り，散じて太陽（大腸）に之き，上りて缺盆に出で，喉嚨を循り，復た陽明に合す．此れ六合なり．（『霊枢』経別篇第十一 [13)]）

● 図 5-10　肺経─大腸経 ●

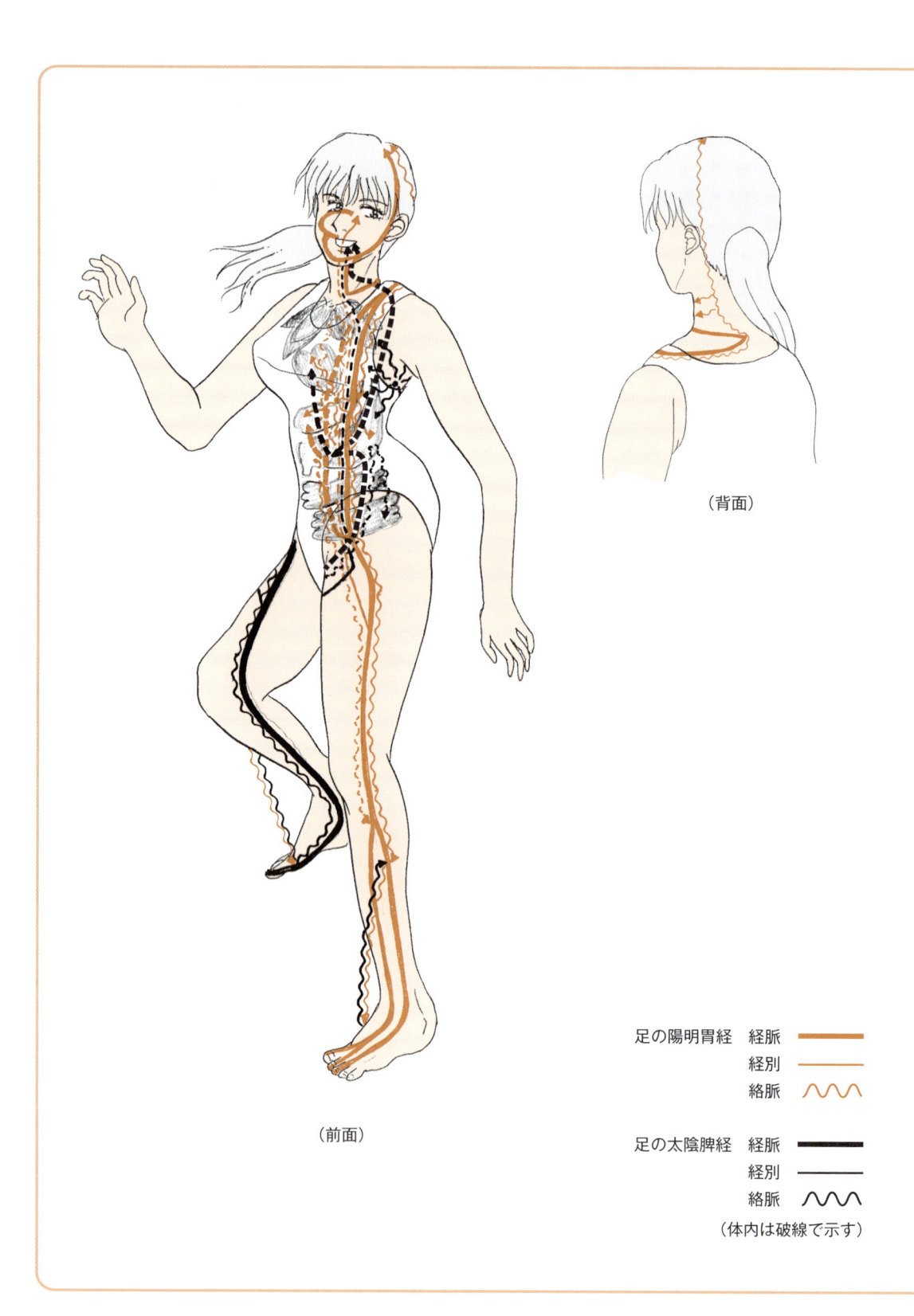

（背面）

（前面）

足の陽明胃経　経脈　▬▬▬▬
　　　　　　　経別　────
　　　　　　　絡脈　∿∿∿

足の太陰脾経　経脈　▬▬▬▬
　　　　　　　経別　────
　　　　　　　絡脈　∿∿∿
（体内は破線で示す）

（流注）

足の陽明胃経
〔経脈〕
　足の陽明の脈は，鼻に起こり，之きて　頞中に交わり，旁ら太陽の脈を納め（約し），下りて鼻外を循り，上歯の中に入り，還り出でて口を挟みて唇を環り，下りて承漿に交わり，却きて頤後の下廉を循り，大迎に出で，頬車を循り，耳前に上り，客主人を過ぎり，髪際を循り，額顱に至る．其の支れたる者は，大迎の前より人迎に下り，喉嚨を循り，缺盆に入り，膈を下り，胃に属して脾を絡う．其の直なる者は，缺盆より乳の内廉に下り，下りて臍を挟み，気街の中に入る．其の支れたる者は，胃口に起こり，下りて腹裏を循り，下りて気街の中に至りて合し，以って髀関に下り，伏兎に抵り，膝臏の中に下り，下りて脛の外廉を循り，足跗に下り，中指の内間に入る．其の支れたる者は，廉を下ること三寸にして別れ，下りて中指の外間に入る．其の支れたる者は，跗上に別れ，大指の間に入り，其の端に出づ．（『霊枢』経脈篇第十 [13]）
〔絡脈〕
　足の陽明の別は，名づけて豊隆と曰う．踝を去ること八寸，別れて太陰に走る．其の別れたる者は，脛骨の外廉を循り，上りて頭項を絡い，諸経の気を合して，下りて喉嗌を絡う．（『霊枢』経脈篇第十 [13]）
〔大絡〕
　胃の大絡は，名づけて虚里と曰う．鬲を貫き肺を絡い，左の乳の下に出ず．（『素問』平人気象論篇第十八 [16]）

足の太陰脾経
〔経脈〕
　足の太陰の脈は，大指の端に起こり，指の内側の白肉の際を循り，核骨の後を過ぎり，内踝の前廉を上り，踹内を上り，脛骨の後を循り，交わりて厥陰の前に出で，膝股の内前廉に上り，腹に入りて脾に属して胃を絡い，膈に上り，咽を挟み，舌本に連なり，舌下に散ず．其の支れたる者は，復た胃より別れて膈に上り，心中に注ぐ．（『霊枢』経脈篇第十 [13]）
〔絡脈〕
　足の太陰の別は名づけて公孫と曰う．本節の後を去ること一寸，別れて陽明に走る．其の別れたる者は，入りて腸胃を絡う．（『霊枢』経脈篇第十 [13]）
〔大絡〕
　脾の大絡は，名づけて大包と曰う．淵腋の下三寸に出で，胸脇に布く．（『霊枢』経脈篇第十 [13]）

〔経別〕
　足の陽明の正は，上りて髀に至り，腹裏に入り，胃に属し，散じて脾に之き，上りて心に通じ，上りて咽を循りて口に出で，頞（あん）頗（せつ）に上り，環りて目系に繋がり，陽明に合するなり．足の太陰の正は，上りて髀に至り，陽明に合し，与に別れ倶に行き，上りて咽を結い，舌中を貫く．此れ三合と為すなり．（『霊枢』経別篇第十一 [13]）

● 図 5-11　胃経―脾経 ●

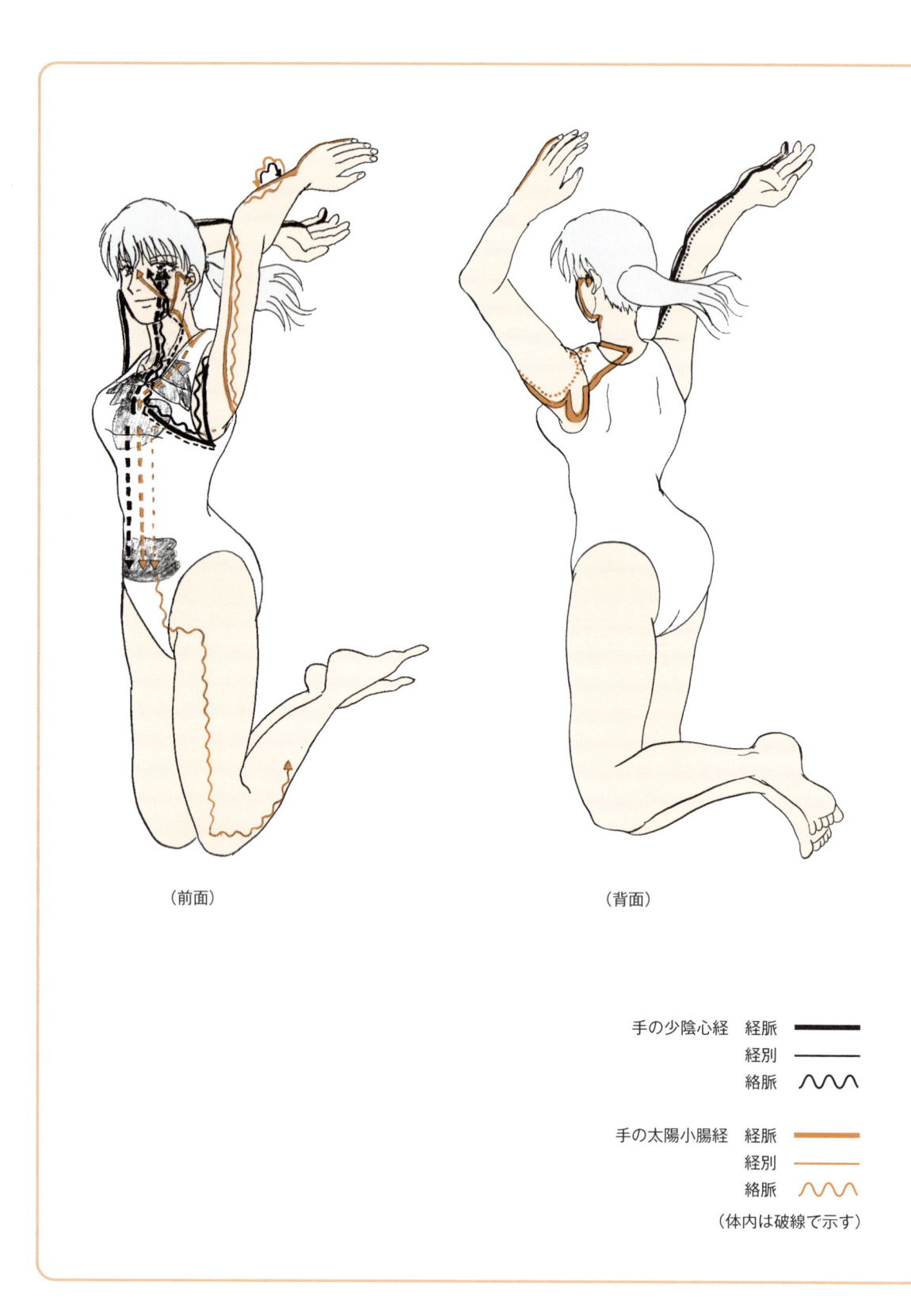

（前面）　　　　　　　　　　　　　　　　　（背面）

手の少陰心経　経脈　━━━━━

経別　————

絡脈　〰〰〰

手の太陽小腸経　経脈　━━━━━

経別　————

絡脈　〰〰〰

（体内は破線で示す）

（流注）

手の少陰心経
〔経脈〕
　手の少陰の脈は，心中に起こり，出でて心系に属し，膈を下りて小腸を絡う．其の支れたる者は，心系より上りて咽を挟み，目系に繋がる．其の直なる者は，復た心系より却きて肺に上り，下りて腋下に出で，下りて臑の内後廉を循り，太陰心主の後を行き，肘内を下り，臂の内後廉を循り，掌後の鋭骨の端に抵り，掌の内後廉に入り，小指の内を循り，其の端に出づ．（『霊枢』経脈篇第十 [13]）
〔絡脈〕
　手の少陰の別は，名づけて通里と曰う．腕を去ること一寸，別れて上行し，経を循りて心中に入り，舌本に繋かり，目系に属す．……（中略）……これを掌後一寸に取る．別れて太陽に走るなり．（『霊枢』経脈篇第十 [13]）

手の太陽小腸経
〔経脈〕
　手の太陽の脈は，小指の端に起こり，手の外側を循りて腕に上り，踝の中に出で，直ちに上りて臂骨の下廉を循り，肘の内側の両筋の間に出で，上りて臑の外後廉を循り，肩解に出で，肩胛を繞り，肩上に交わり，缺盆に入り，心を絡い，咽を循り，膈に下り，胃に抵り，小腸に属す．其の支れたる者は，缺盆より頸を循りて頬に上り，目の鋭眥に至り，却きて耳中に入る．其の支れたる者は，頬に別れて頢に上り，鼻に抵り，目の内眥に至り，斜めに顴を絡う．（『霊枢』経脈篇第十 [13]）
〔絡脈〕
　手の太陽の別は，名づけて支正と曰う．腕を上ること五寸，内りて少陰に注ぐ．其の別れたる者は，上りて肘に走り，肩髃を絡う．（『霊枢』経脈篇第十 [13]）
　小腸の合は巨虚下廉に入り……（後略）……（『霊枢』邪気蔵府病形篇第四 [13]）

〔経別〕
　手の太陽の正は，地を指し，肩解に別れ，腋に入り，心に走り，小腸に繋がるなり．手の少陰の正は，別れて淵腋の両筋の間に入り，心に属し，上りて喉嚨に走り，面に出で，目の内眥に合す．此れ四合と為すなり．（『霊枢』経別篇第十一 [13]）

● 図 5-12　心経─小腸経 ●

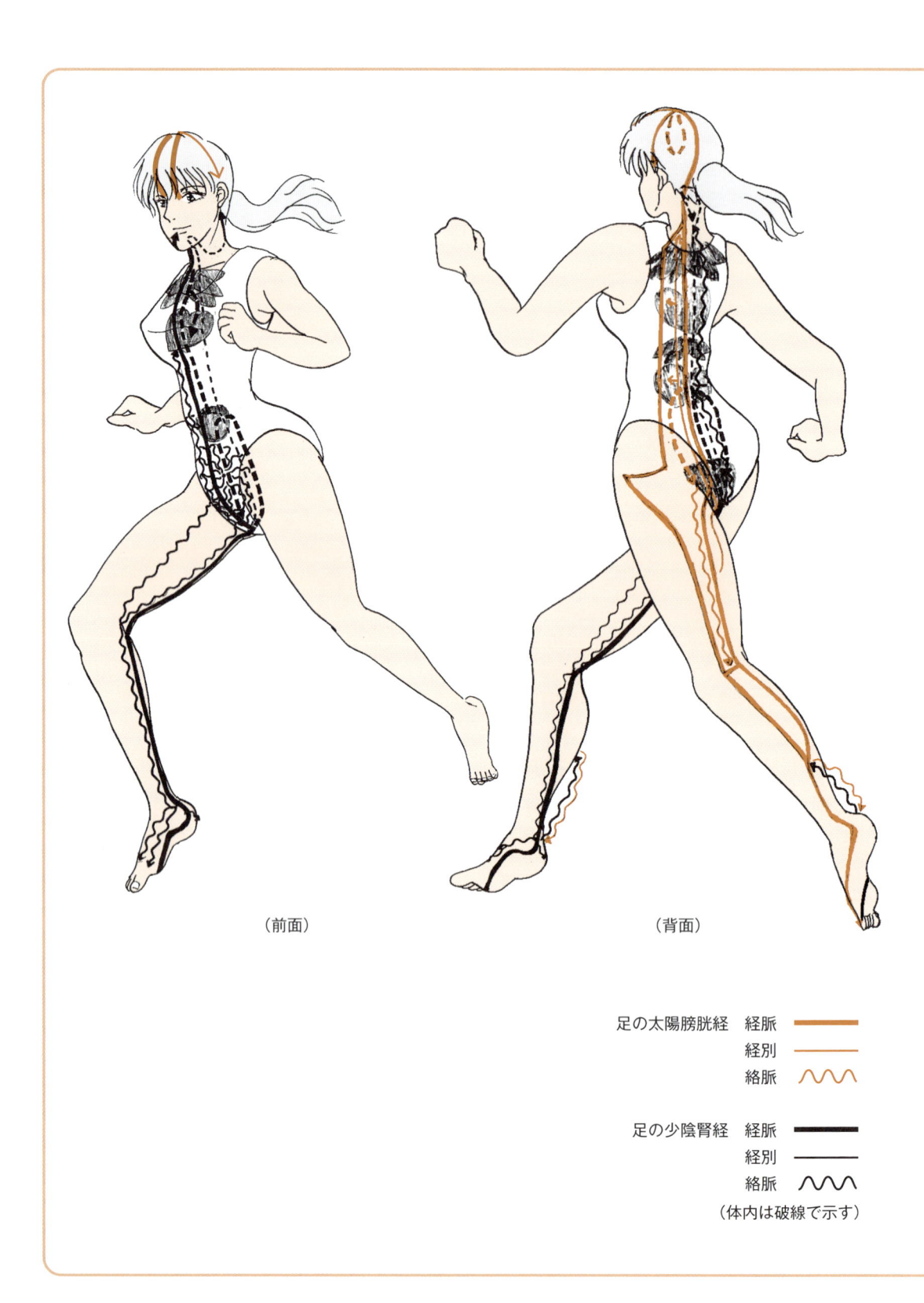

（前面）　　　　　　　　　　（背面）

足の太陽膀胱経　経脈　━━━
　　　　　　　　　経別　───
　　　　　　　　　絡脈　〰〰

足の少陰腎経　　経脈　━━━
　　　　　　　　　経別　───
　　　　　　　　　絡脈　〰〰
（体内は破線で示す）

（流注）

足の太陽膀胱経

〔経脈〕

　足の太陽の脈は，目の内眥に起こり，額に上りて巓に交わる．其の支れたる者は，巓より耳の上角に至る．其の直なる者は，巓より入りて脳を絡い，還た出でて別れて項に下り，肩髆の内を循り，脊を挟みて腰中に抵り，入りて膂を循り，腎を絡い膀胱に属す．其の支れたる者は，腰中より下りて脊を挟み，臀を貫き膕中に入る．其の支れたる者は，髆内の左右より，別れて下りて胛を貫き，脊内を挟み，髀枢を過ぎり，髀外を循りて後廉より下りて膕中に合し，以って下りて踹内を貫き，外踝の後に出で，京骨を循り，小指の外側に至る．（『霊枢』経脈篇第十 [13]）

〔絡脈〕

　足の太陽の別は，名づけて飛陽と曰う．踝を去ること七寸，別れて少陰に走る．（『霊枢』経脈篇第十 [13]）

足の少陰腎経

〔経脈〕

　足の少陰の脈は，小指の下に起こり，邪めに足心に走り，然谷の下に出で，内踝の後を循り，別れて跟中に入り，以て踹内を上り膕の内廉に出で，股内の後廉を上り，脊を貫き，腎に属して膀胱を絡う．其の直なる者は，腎より上りて肝・膈を貫き，肺中に入り，喉嚨を循り，舌本を挟む．其の支れたる者は，肺より出でて心を絡い，胸中に注ぐ．（『霊枢』経脈篇第十 [13]）

〔絡脈〕

　足の少陰の別は名づけて大鐘と曰う．踝の後に当たりて跟を繞り，別れて太陽に走る．其の別れたる者は，経と并びて上りて心包の下に走り，外に腰脊を貫く．（『霊枢』経脈篇第十 [13]）

〔大絡〕

　黄帝曰く，少陽の脈，独り下行するは，なんぞや．岐伯曰く，然らず．夫れ衝脈なる者は，五蔵六府の海なり，五蔵六府は皆焉れを稟く．其の上る者は，頏顙より出で，諸陽に滲み，諸精を灌ぐ．其の下る者は，少陰の大絡に注ぎ，気街より出で，陰股の内廉を循り，膕中に入り，伏して骭骨内に行き，下りて内踝の後属に至りて別る．其の下る者は，少陰の経と并びて，三陰に滲む．其の前なる者は，伏行して跗属に出で，下りて跗を循り，大指の間に入り，諸絡に滲みて肌肉を温む．（『霊枢』逆順肥痩篇第三十八 [13]）

　黄帝曰く，足の少陰は何に因りて動ずる．岐伯曰く，衝脈なる者は，十二経の海なり．少陰の大絡と与に腎下に起こり，気街に出で，陰股の内廉を循り，邪めに膕中に入り，脛骨の内廉を循り，少陰の経に并び，下りて内踝の後に入り，足下に入る．其の別るる者は，邪めに踝に入り，出でて跗上に属し，大指の間に入り，諸絡に注ぎ，以て足脛を温む．此れ脈の常に動ずる者なり．（『霊枢』動輸篇第六十二 [17]）

〔経別〕

　足の太陽の正は，別れて膕中に入る．其の一道は尻を下ること五寸，別れて肛に入り，膀胱に属し，散じて腎に之き，膂を循り，心に当たりて入りて散ず．直なる者は，膂より上りて項に出で，復た太陽に属す．此れを一経と為すなり．足の少陰の正は，膕中に至り，別れて太陽に走りて合し，上りて腎に至り，十四椎に当たり，出でて帯脈に属す．直なる者は，舌本に繋がり，復た項に出で，太陽に合す．此れ一合と為す．（『霊枢』経別篇第十一 [13]）

● 図 5-13　腎経—膀胱経 ●

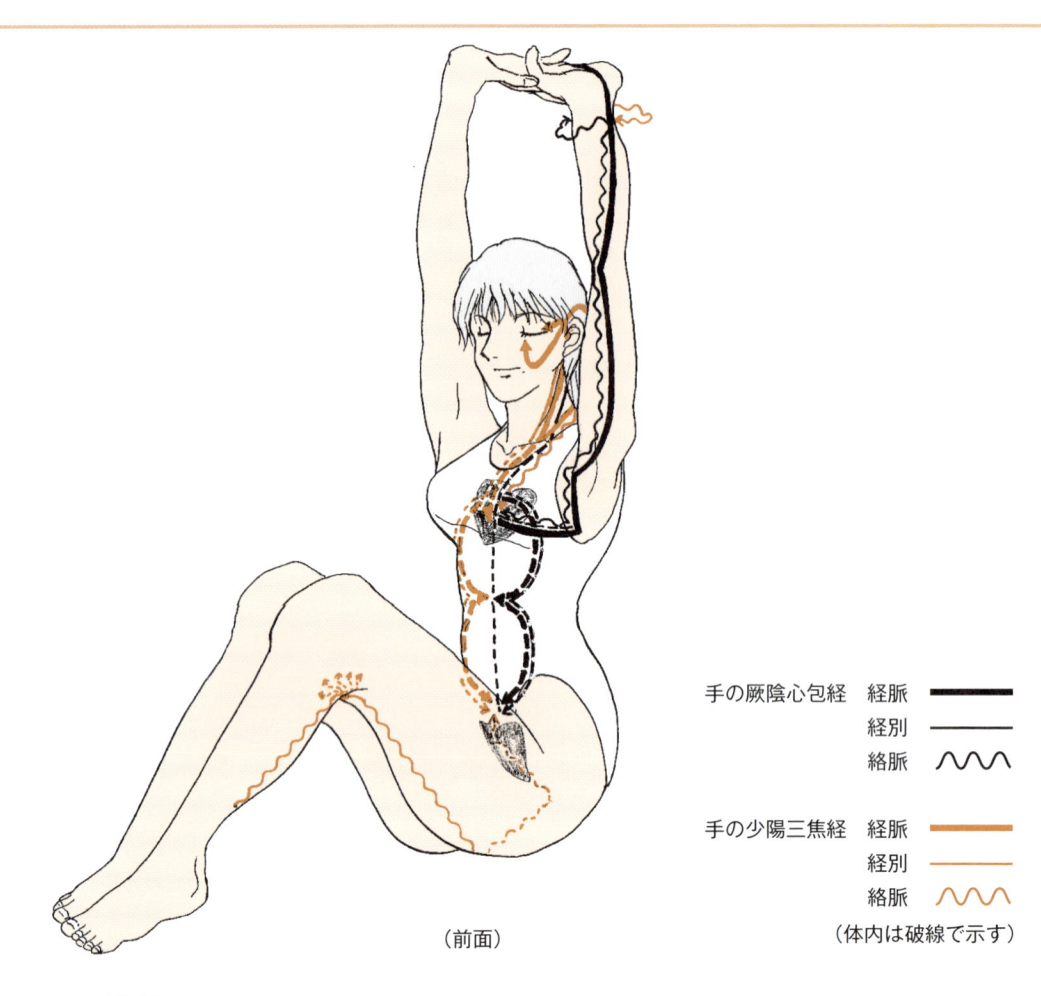

手の厥陰心包経　経脈　━━━
　　　　　　　　経別　──
　　　　　　　　絡脈　〜〜〜

手の少陽三焦経　経脈　━━━
　　　　　　　　経別　──
　　　　　　　　絡脈　〜〜〜
　　　　　　（体内は破線で示す）

（前面）

（流注）

手の厥陰心包経

〔経脈〕
　手の厥陰心包絡の脈は，胸中に起こり，出でて心包絡に属し，膈を下り，三焦を歴絡す．其の支れたる者は，胸を循りて脇に出で，腋を下ること三寸，上りて腋に抵り，下りて臑内を循り，太陰・少陰の間を行き，肘中に入り，臂を下りて両筋の間を行き，掌中に入り，中指を循りて其の端に出づ．その支れたる者は，掌中に別れ，小指の次指を循りてその端に出づ．（『霊枢』経脈篇第十 13)）

〔絡脈〕
　手の心主の別は，名づけて内関と曰う．腕を去ること二寸，両筋の間に出で，別れて少陽に走る．経を循りて以て上り，心包に繋かり，心系を絡う．（『霊枢』経脈篇第十 13)）

手の少陽三焦経

〔経脈〕
　手の少陽の脈は，小指の次指の端に起こり，上りて両指の間に出で，手の表と腕を循り，臂外の両骨の間に出で，上りて肘を貫き，臑外を循りて肩に上り，而して交わりて足の少陽の後に出で，缺盆に入り膻中に布き，心包に散落し，膈を下り，循りて三焦に属す．其の支れたる者は，膻中より上りて缺盆に出で，項を上り，耳の後に繋がりて直上し，耳の上角に

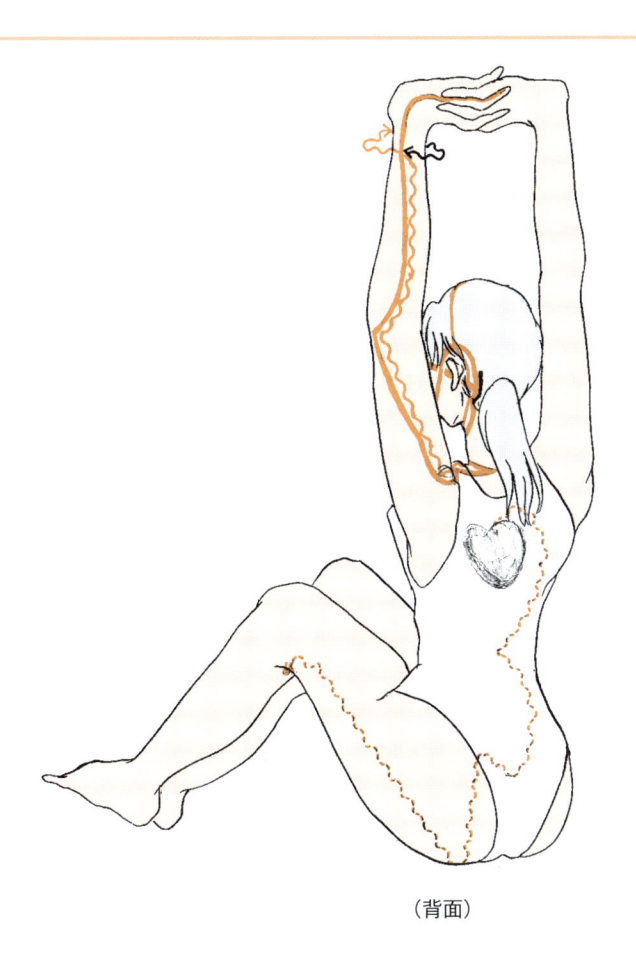

（背面）

出で，以て屈して頬に下りて頤に至る．其の支れたる者は，耳の後より耳中に入り，出でて
耳前に走り，客主人の前を過ぎ，頬に交わり，耳の鋭眥に至る．（『霊枢』経脈篇第十 [13)]）
〔絡脈〕
　手の少陽の別は，名づけて外関と曰う．腕を去ること二寸，外に臂を繞り，胸中に注ぎ，
心主に合す．（『霊枢』経脈篇第十 [13)]）
　三焦の合は委陽に入り……（後略）……（『霊枢』邪気蔵府病形篇第四 [13)]）
〔大絡〕
　三焦下腧は，足の大指の前，少陽の後に在り，膕中の外廉に出づ．名づけて委陽と曰う．
是れ太陽の絡なり．手の少陽経なり．三焦なる者は，足の少陽・太陽の将うる所，太陽の別
なり．踝を上ること五寸，別れて入りて腨腸を貫き，委陽に出でて，太陽の正に並び，入り
て膀胱を絡い，下焦に約す．（『霊枢』本輸篇第二 [13)]）
　三焦の病なる者は，……（中略）……候は足の太陽の外の大絡に在り．大絡は太陽少陽の
間に在り．亦た脈に見る．委陽に取る．（『霊枢』邪気蔵府病形篇第四 [13)]）

〔経別〕
　手の少陽の正は，天を指し，巓に別れ，缺盆に入り，下りて三焦に走り，胸中に散ずるな
り．手の心主の正は，別れて淵腋を下ること三寸，胸中に入り，別れて三焦に属し，出でて
喉嚨を循り，耳後に出で，少陽に完骨の下に合す．此れ五合と為すなり．（『霊枢』経別篇第
十一 [13)]）

● 図 5-14　心包経─三焦経 ●

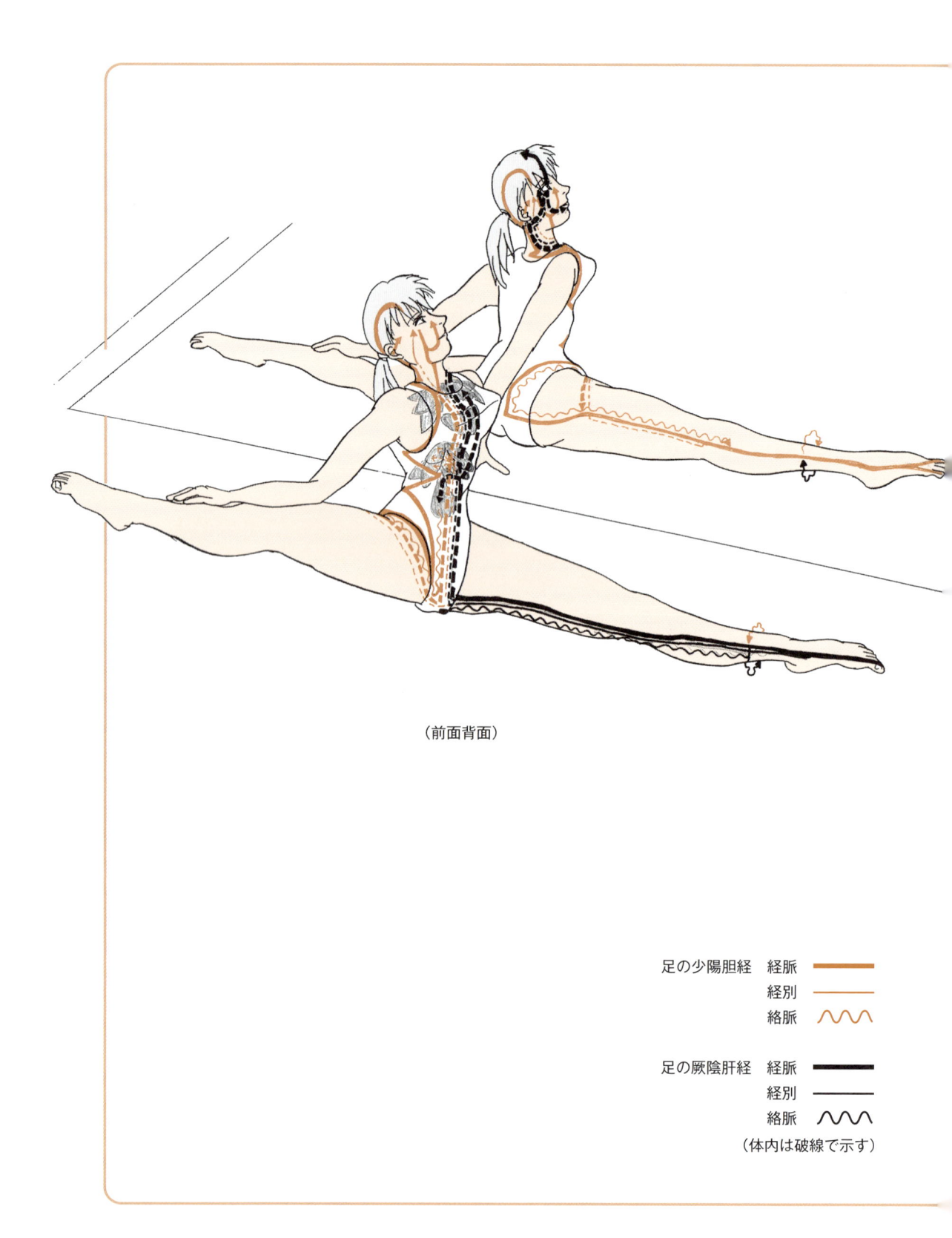

（前面背面）

足の少陽胆経　経脈　━━━
　　　　　　　経別　───
　　　　　　　絡脈　〜〜〜

足の厥陰肝経　経脈　━━━
　　　　　　　経別　───
　　　　　　　絡脈　〜〜〜
（体内は破線で示す）

（流注）

足の少陽胆経

〔経脈〕

　足の少陽の脈は，目の鋭眥に起こり，上りて頭角に抵り，耳後に下り，頸を循りて手の少陽の前に行き，肩上に至り，却きて交わり手の少陽の後に出で，缺盆に入る．其の支れたる者は，耳後より耳中に入り，出でて耳前に走り，目の鋭眥の後に至る．其の支れたる者は，鋭眥に別れて，大迎に下り，手の少陽に合し，頬に抵り，下りて頬車に加わり，頸を下りて缺盆に合し，以て胸中に下り，膈を貫き，肝を絡いて胆に属し，胸裏を循り，気街に出で，毛際を繞り，横に髀厭の中に入る．其の直なる者は，缺盆より腋に下り，胸を循りて季脇を過ぎり，下りて髀厭の中に合し，以て下りて髀陽を循り，膝の外廉に出で，外輔骨の前を下り，直ちに下りて絶骨の端に抵り，下りて外踝の前に出で，足跗上を循り，小指次指の間に入る．其の支れたる者は，跗上に別れ，大指の間に入り，大指の岐骨の内を循りて其の端に出で，環りて爪甲を貫き，三毛に出づ．（『霊枢』経脈篇第十 [13]）

〔絡脈〕

　足の少陽の別は，名づけて光明と曰う．踝を去ること五寸，別れて厥陰に走り，下りて足跗を絡う．（『霊枢』経脈篇第十 [13]）

足の厥陰肝経

〔経脈〕

　足の厥陰の脈は，大指の叢毛の際に起こり，上りて足跗の上廉を循り，内踝を去ること一寸，踝を上ること八寸，交わりて太陰の後に出で，膕の内廉を上り，股陰を循りて毛中に入り，陰器を過ぎり，小腹に抵り，胃を挟み，肝に属して胆を絡い，上りて膈を貫き，脇肋に布き，喉嚨の後を循り，上りて頏顙に入り，目系に連なり，上りて額に出で，督脈と巓に会す．其の支れたる者は，目系より頬裏に下り，唇内を環る．其の支れたる者は，復た肝より別れて膈を貫き，上りて肺に注ぐ．（『霊枢』経脈篇第十 [13]）

〔絡脈〕

　足の厥陰の別は名づけて蠡溝と曰う．内踝を去ること五寸，別れて少陽に走る．其の別れたる者は，脛を循りて睾に上り，茎に結ぶ．（『霊枢』経脈篇第十 [13]）

〔経別〕

　足の少陽の正は，髀を繞り，毛際に入り，厥陰に合す．別るる者は，季脇の間に入り，胸裏を循り，胆に属し，散じて上（肝）に之き，肝（上）りて心を貫き，以て上りて咽を挟み，頤頷の中に出で，面に散じ，目系に繋がり，少陽に外眥に合するなり．足の厥陰の正は，跗上に別れ，上りて毛際に至り，少陽に合し，別と倶に行く．此れ二合と為すなり．（『霊枢』経別篇第十一 [13]）

● 図 5-15　肝経―胆経 ●

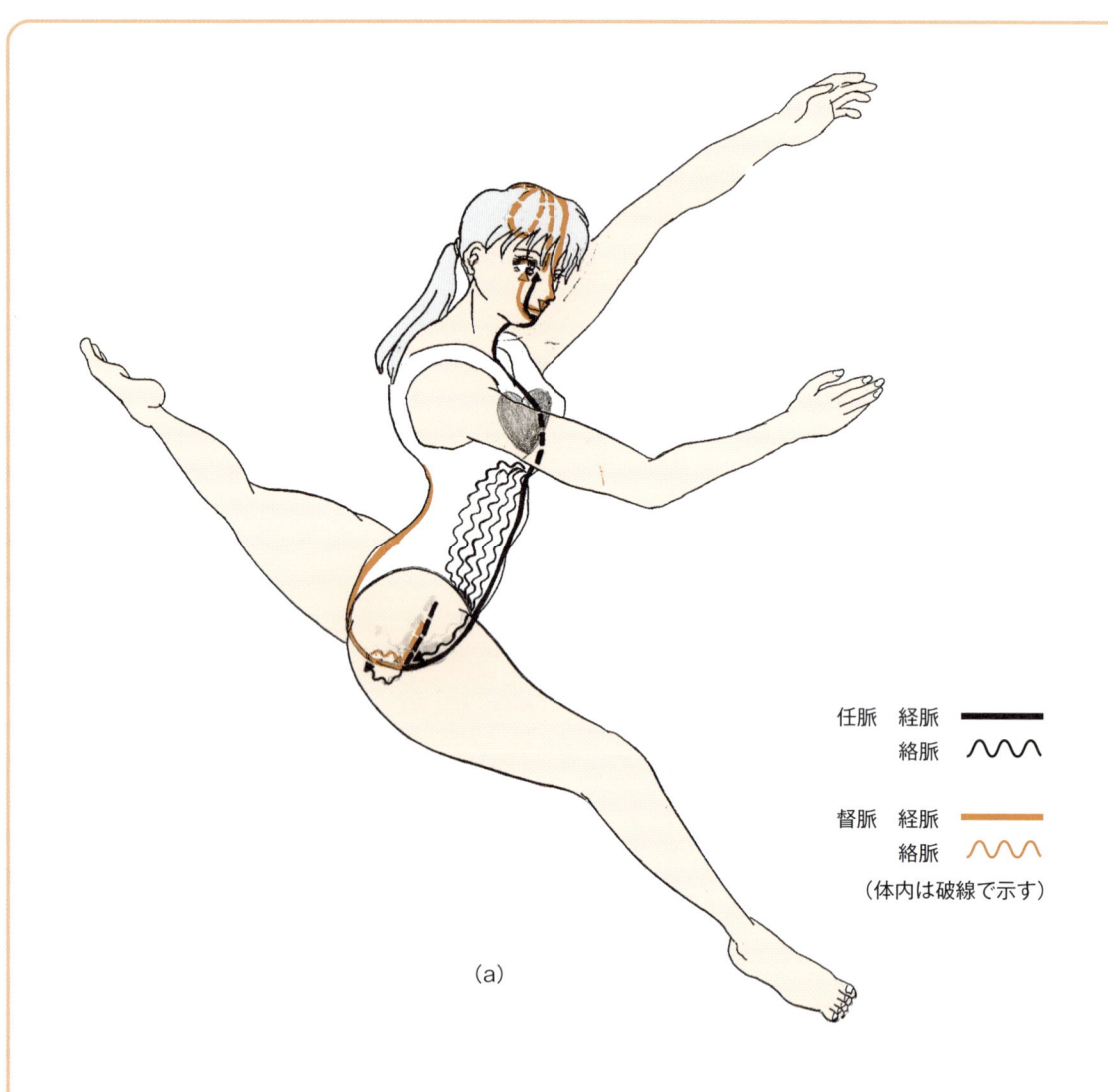

任脈　経脈　▬▬▬▬
　　　絡脈　∿∿∿

督脈　経脈　▬▬▬▬
　　　絡脈　∿∿∿
（体内は破線で示す）

(a)

〔流注〕

任脈
〔経脈〕
　任脈なる者は，中極の下に起き，以て毛際に上り，腹裏に循い，関元に上り，咽喉に至り，頤に上り面に循い目に入る．（『素問』骨空論篇第六十 [16]）
　衝脈，任脈，皆胞中に起こり，上りて背裏を循り，経絡の海と為る．其の浮きて外なる者は，腹右を循りて上行し，咽喉に会し，別れて唇口に絡う．（『霊枢』五音五味篇第六十五 [17]）
〔絡脈〕
　任脈の別は，名づけて尾翳と曰う．鳩尾を下り，腹に散ず．（『霊枢』経脈篇第十 [13]）

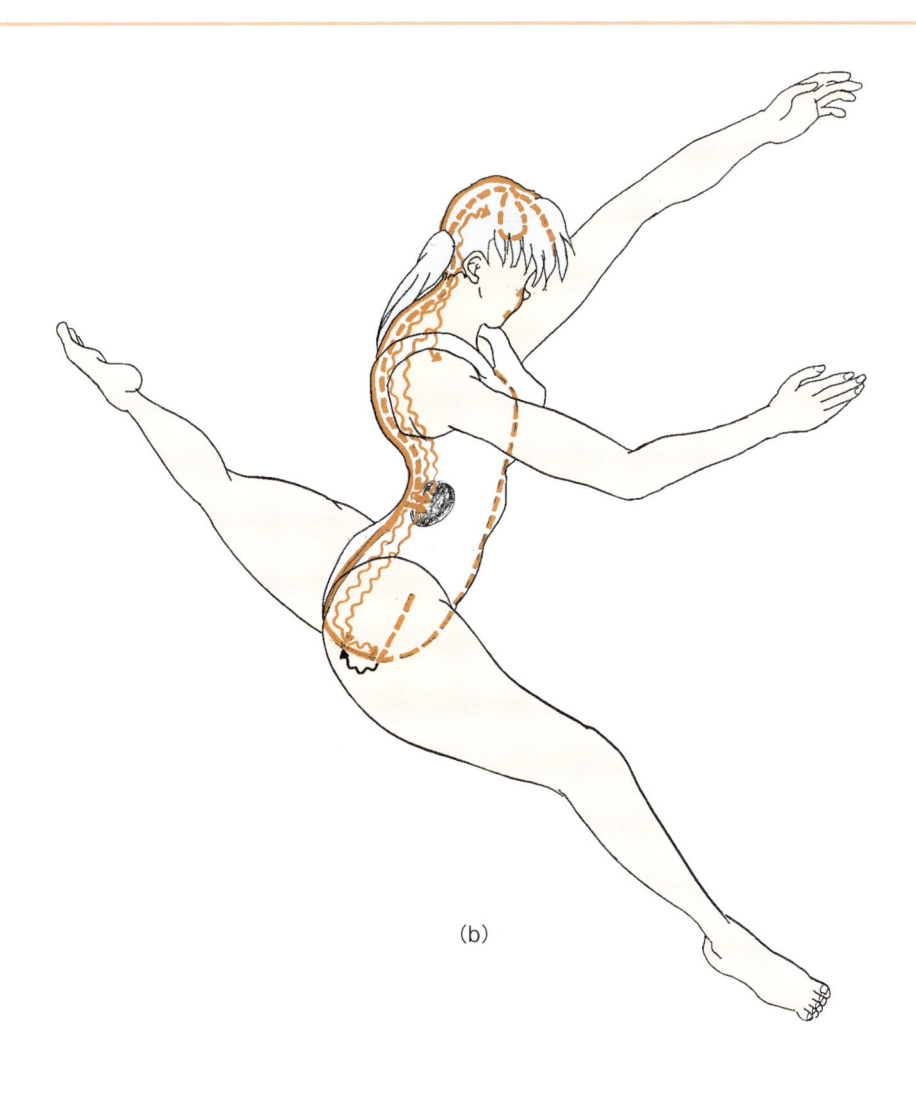

(b)

督脈
〔経脈〕
　督脈なる者は，少腹に起きて以て骨中央に下る．女子は入りて延孔に繋く．其の孔溺孔の端なり．其の絡陰器に循い，篡間に合し，篡後を続い，別れて臀を続いて少陰に至り，巨陽中の絡なる者とともに，少陰に合して股内の後廉を上り，脊を貫きて腎に属す．太陽とともに目の内眥に起き，額を上り，巓上に交わり，入りて脳に絡し，還た出でて別れて項に下り，肩髆内に循い，脊を侠みて腰中に抵り，入りて膂に循い，腎に絡す．其の男子は茎に循いて下りて篡に至り，女子と等し．其の少腹より直上する者は，斉の中央を貫き，上りて心を貫きて，喉に入り，頤を上りて唇を環り，上りて両目の下中央に繋ぐ．（『素問』骨空論篇第六十 [16]）
〔絡脈〕
　督脈の別は，名づけて長強と曰う．膂を挟みて項に上り，頭上に散じ，下りて肩胛の左右に当たり，別れて太陽に走り，入りて膂を貫く．（『霊枢』経脈篇第十 [13]）

● 図 5-16　任脈—督脈 ●

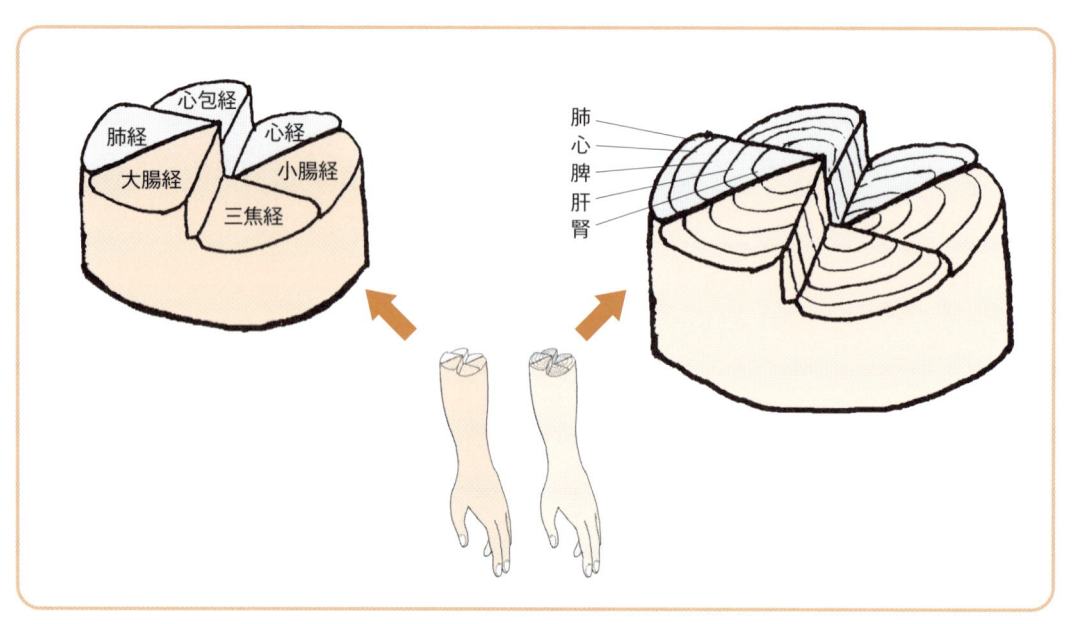

● 図 5-17　経絡の支配領域 ●

　さらに，経筋治療が筋の拘縮，痙攣，疼痛および関節運動の制限などの筋肉系の異常を対象としていることから，VAMFIT による置鍼と経筋運動を併用するとなお一層治療効果が高まる．私たちは以前から，平田内蔵吉氏により創案された「経絡体操」，「中心運動法」に抵抗負荷をかけることが経筋を動かす運動になると考え，治療に活用してきた．患者は異常経筋の抵抗運動をすることによって，解剖学でいう個々の筋肉の停止から起始への運動のように分担された運動ではなく，各々の筋肉が帯状に連動して動くことを認識し，その経筋上の結ぼれを解いていくことになる（図 5-18〜5-31）．平田氏の経絡体操では，三陰三陽で各運動方向が規定されている．陽明・太陰は前方向，少陽・厥陰は側方向，太陽・少陰は後方向の運動となる．ただし，陽経筋が肘関節や膝関節を伸展した状態からの運動であるのに対し，陰経筋ではその表裏関係に当たる陽経筋の動きから肘関節や膝関節を屈曲する運動となる．

　平田氏は間中喜雄博士により平田氏十二反応帯が紹介されたことで，一躍脚光を浴びることになったのであるが，最近では久米建寿氏によりその生涯や業績が紹介されている．「脊柱を正すことによって督脈をととのえ，腹力を強めることによって任脈をきたえ，手の上伸挙上の正しい姿勢によって大腸経を，手の後伸によって小腸経を，手の側伸によって三焦経を，手の引下屈曲によって心経を，手の引寄屈曲によって心包経を，上体後倒片足交互の前伸挙上によって胃経を，上体前倒片足交互の後伸によって膀胱経を，上体側伸片足交互の側伸によって胆経を，上体前屈脚の挙前屈によって脾経を，上体前屈脚の挙後屈によって腎経を，上体前屈脚の挙側屈によって肝経をそれぞれ錬磨してその運動感覚を把握体験するにある．自らの身体において経絡の実在を直観しうる体験をしないかぎりい

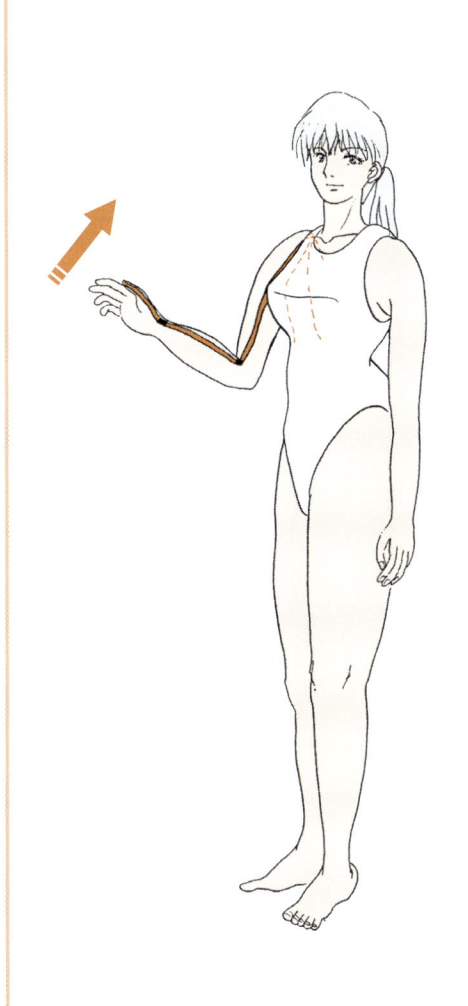

手の太陰肺経筋

　手の太陰の筋は，大指の上に起こり，指を循りて上行し，魚後に結び，寸口の外側を行き，上りて臂を循り，肘中に結び，臑の内廉を上り，腋下に入り，缺盆に出で，肩の前髃に結び，上りて缺盆に結び，下りて胸裏に結び，散じて貴を貫き，貴下に合し，季脇に抵たる．
（『霊枢』経筋篇第十三 [13]）

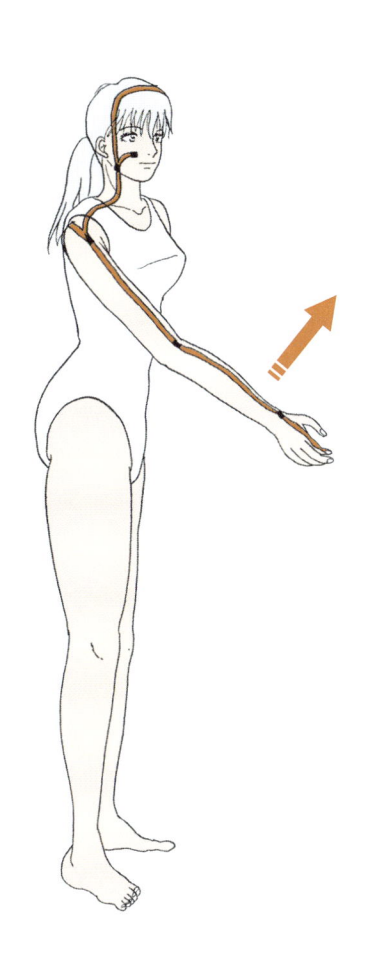

手の陽明大腸経筋

　手の陽明の筋は，大指の次指の端に起こり，腕に結び，上りて臂を循り，上りて肘外に結び，臑に上り，髃に結ぶ．
　其の支なる者は，肩胛を繞い，脊を挟む．直なる者は，肩髃より頸に上る．
　其の支なる者は，頬に上り，頄に結ぶ．直なる者は，上りて手の太陽の前に出で，左角に上り，頭を絡い，右頷に下る．
（『霊枢』経筋篇第十三 [13]）

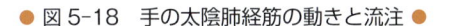

● 図 5-18　手の太陰肺経筋の動きと流注 ●　　● 図 5-19　手の陽明大腸経筋の動きと流注 ●

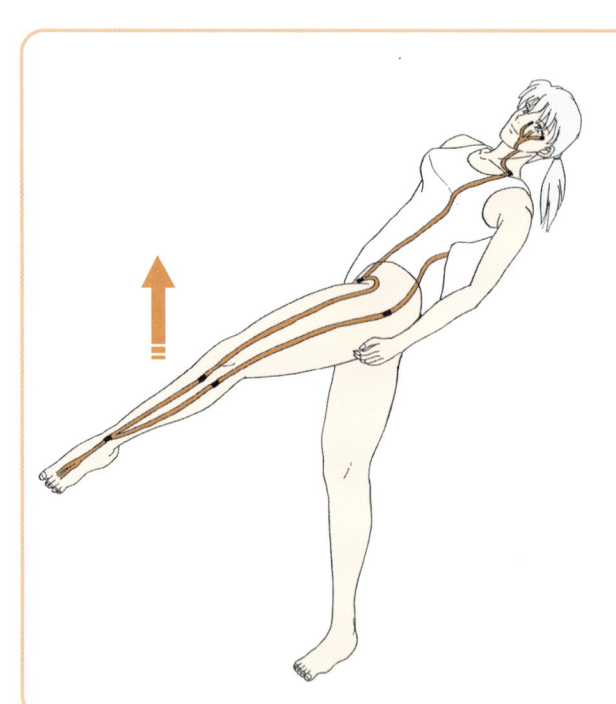

足の陽明胃経筋

足の陽明の筋は，中三指に起こり，跗上に結び，邪め外に上り輔骨に加わり，上りて膝の外廉に結び，直に上りて髀枢に結び，上りて脇を循り，脊に属す．

其の直なる者は，上りて骭を循り，膝に結ぶ．

其の支なる者は，外輔骨に結び，少陽に合す．

其の直なる者は，上りて伏兎を循り，上りて髀に結び，陰器に聚まり，腹に上りて布き，缺盆に至りて結び，頸に上り，上りて口を挟み，頄に合し，下りて鼻に結び，上りて太陽に合し，太陽は目上網と為り，陽明は目下網と為る．

其の支なる者は，頄より耳前に結ぶ．
（『霊枢』経筋篇第十三 [13]）

● 図 5-20　足の陽明胃経筋の動きと流注 ●

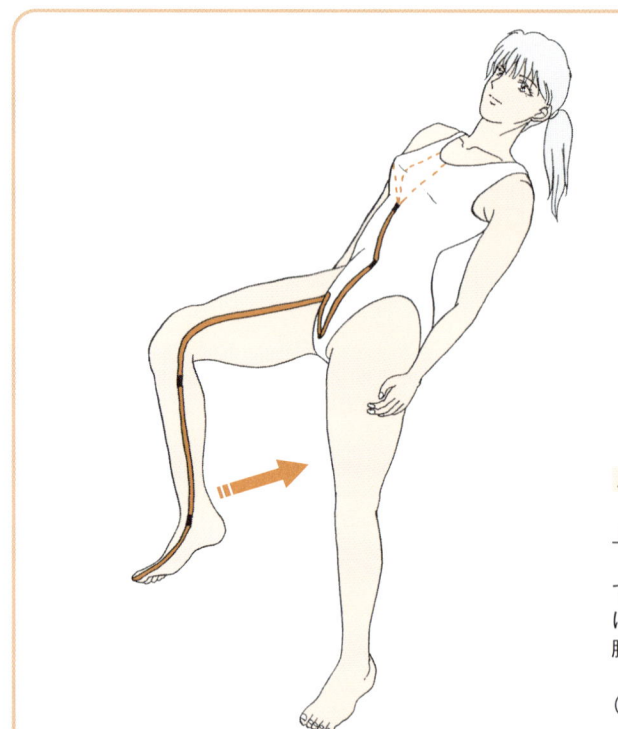

足の太陰脾経筋

足太陰の筋は，大指の端の内側に起こり，上りて内踝に結ぶ．

其の直なる者は，膝の内輔骨を絡い，上りて陰股を循り，髀に結び，陰器に聚まり，腹に上りて臍に結び，腹裏を循り，肋に結び，胸中に散ず．

其の内なる者は，脊に著く．
（『霊枢』経筋篇第十三 [13]）

● 図 5-21　足の太陰脾経筋の動きと流注 ●

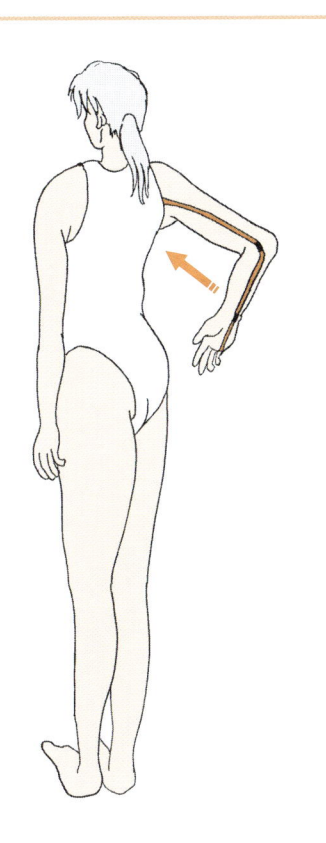

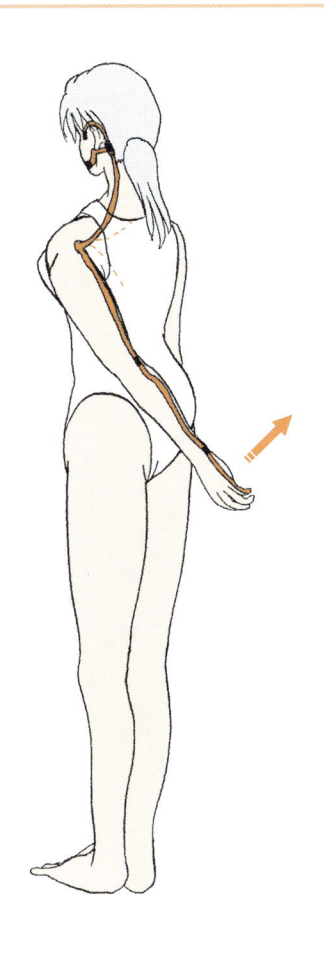

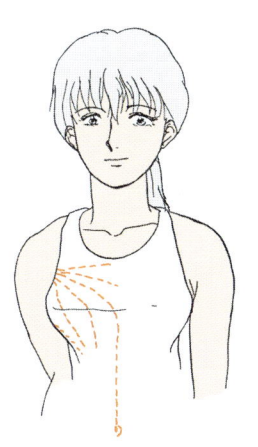

手の少陰心経筋
　手の少陰の筋は，小指の内側に起こり，鋭骨に結び，上りて肘の内廉に結び，上りて腋に入り，太陰と交わり，乳裏を挟み，胸中に結び，臂を循り，下りて臍に繋がる．
（『霊枢』経筋篇第十三 [13])）

手の太陽小腸経筋
　手の太陽の筋は，小指の上に起こり，腕に結び，上りて臂の内廉を循り，肘内の鋭骨の後に結び，これを弾ずれば小指の上に応じ，入りて腋下に結ぶ．
　其の支なる者は，後に腋の後廉に走り，上りて肩胛を繞い，頸を循り，出でて太陽の前に走り，耳後の完骨に結ぶ．
　其の支なる者は，耳中に入る．
　直なる者は，耳上に出で，下りて頷に結び，上りて目の外眥に属す．
（『霊枢』経筋篇第十三 [13])）

● 図 5-22　手の少陰心経筋の動きと流注 ●　　● 図 5-23　手の太陽小腸経筋の動きと流注 ●

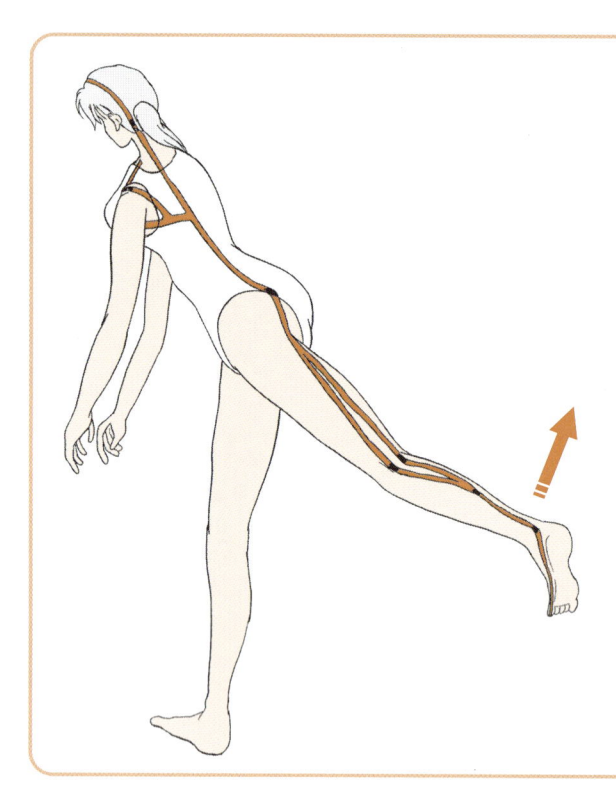

足の太陽膀胱経筋

　足の太陽の筋は，足の小指に起こり，上りて踝に結び，邪めに上りて膝に結び，其の下は足の外踝を循りて，踵に結び，上りて跟を循り，膕に結ぶ．其の別なる者は，踹外に結び，膕中の内廉に上り，膕中と并び，上りて臀に結び，上して脊を挟み項に上る．

　其の支なる者は，別れて入り舌本に結ぶ．

　其の直なる者は，枕骨に結び，頭に上り，顔に下り，鼻に結ぶ．

　其の支なる者は，目上網と為り，下りて頄に結ぶ．

　其の支なる者は，腋の後外廉より肩髃に結ぶ．

　其の支なる者は，腋下に入り，上りて缺盆に出で，上りて完骨に結ぶ．

　其の支なる者は，缺盆に出で，邪めに上りて頄に出づ．
（『霊枢』経筋篇第十三 [13]）

● 図 5-24　足の太陽膀胱経筋の動きと流注 ●

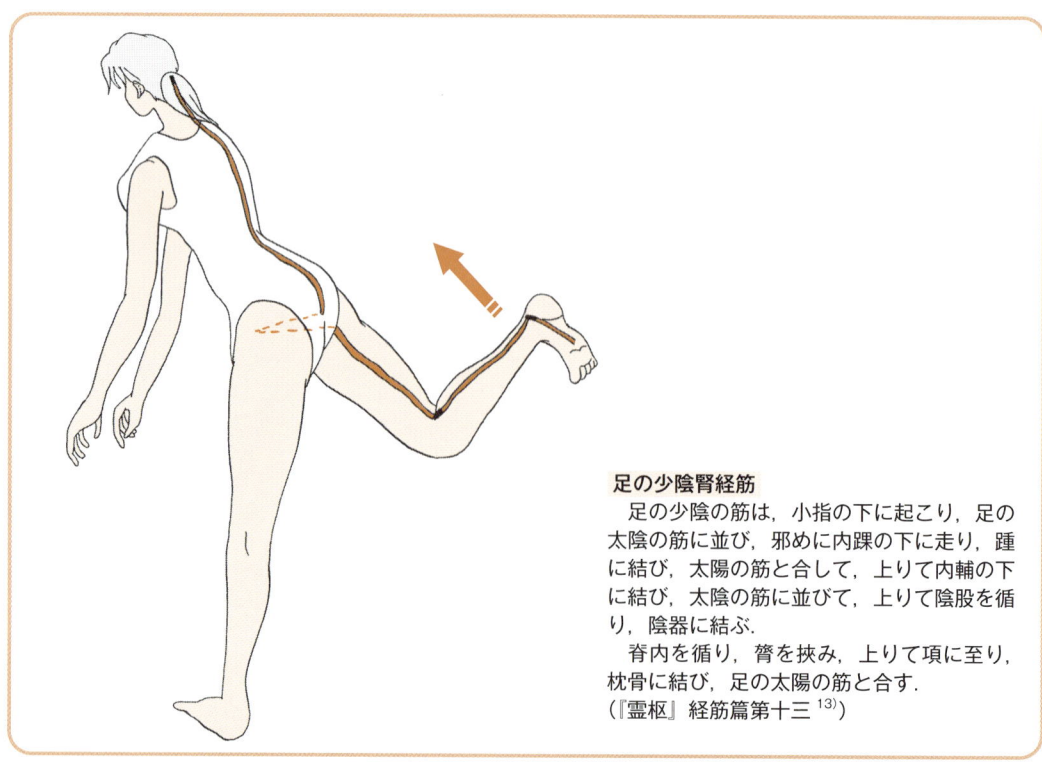

足の少陰腎経筋

　足の少陰の筋は，小指の下に起こり，足の太陰の筋に並び，邪めに内踝の下に走り，踵に結び，太陽の筋と合して，上りて内輔の下に結び，太陰の筋に並びて，上りて陰股を循り，陰器に結ぶ．

　脊内を循り，膂を挟み，上りて項に至り，枕骨に結び，足の太陽の筋と合す．
（『霊枢』経筋篇第十三 [13]）

● 図 5-25　足の少陰腎経筋の動きと流注 ●

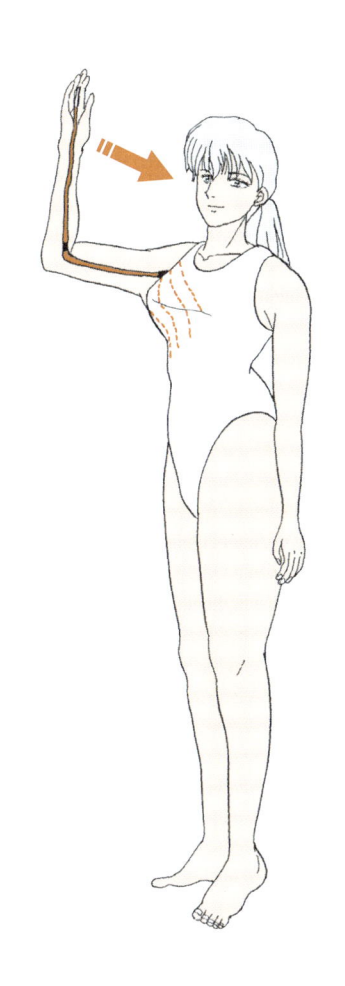

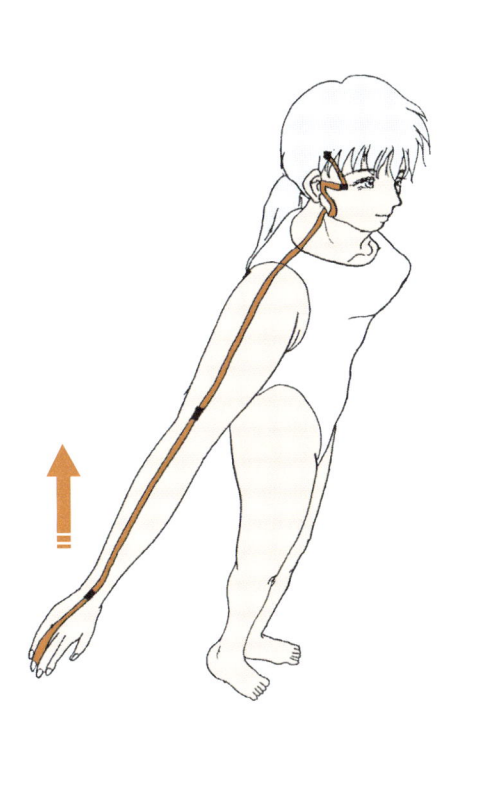

手の厥陰心包経筋

　手の心主の筋は，中指に起こり，太陰の筋と並びて行き，肘の内廉に結び，臂陰を上り，腋下に結び，下りて散じて前後し脇を挟む．

　其の支なる者は，腋に入り，胸中に散じ，臂に結ぶ．

（『霊枢』経筋篇第十三 13)）

手の少陽三焦経筋

　手の少陽の筋は，小指の次指の端に起こり，腕に結び，上りて臂を循り，肘に結び，上りて臑の外廉を繞い，肩に上り，頸に走り，手の太陽に合す．

　其の支なる者は，曲頬に当りて入りて舌本に繋がる．

　其の支なる者は，曲牙に上り，耳前を循り，目の外眥に属し，上りて頷に乗り，角に結ぶ．

（『霊枢』経筋篇第十三 13)）

● 図 5-26　手の厥陰心包経筋の動きと流注 ●

● 図 5-27　手の少陽三焦経筋の動きと流注 ●

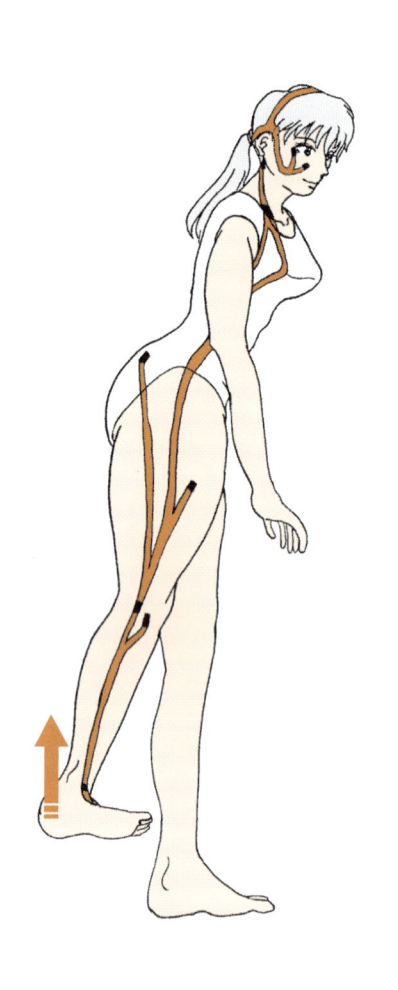

足の少陽胆経筋

　足少陽の筋は，小指の次指に起こり，上りて外踝に結び，上りて脛の外廉を循り，膝の外廉に結ぶ．

　其の支なる者は，別れて外輔骨に起こり，上りて髀に走り，前なる者は伏兎の上に結び，後なる者は尻に結ぶ．

　其の直なる者は，上りて䏚と季脇に乗り，上りて腋の前廉に走り，膺乳に繋がり，缺盆に結ぶ．

　直なる者は，上りて腋に出で，缺盆を貫き，太陽の前に出で，耳後を循り，額角に上り，巓上に交わり，下りて頷に走り，上りて頄に結ぶ．

　支なる者は，目眥に結びて，外維と為る．
（『霊枢』経筋篇第十三 [13]）

● 図 5-28　足の少陽胆経筋の動きと流注 ●

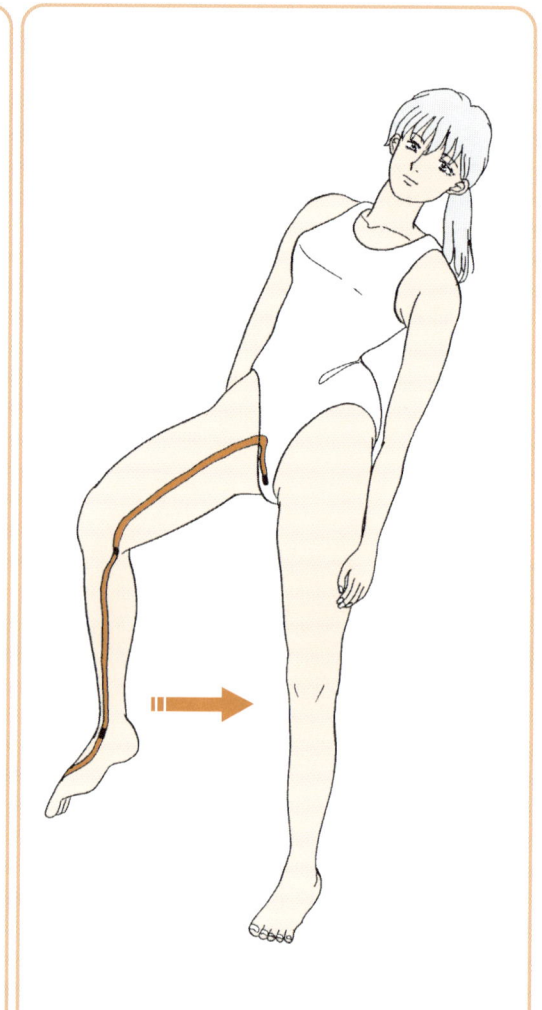

足の厥陰肝経筋

　足の厥陰の筋は，大指の上に起こり，上りて内踝の前に結び，上りて脛を循り，上りて内輔の下に結び，上りて陰股を循り，陰器に結び，諸筋を絡う．
（『霊枢』経筋篇第十三 [13]）

● 図 5-29　足の厥陰肝経筋の動きと流注 ●

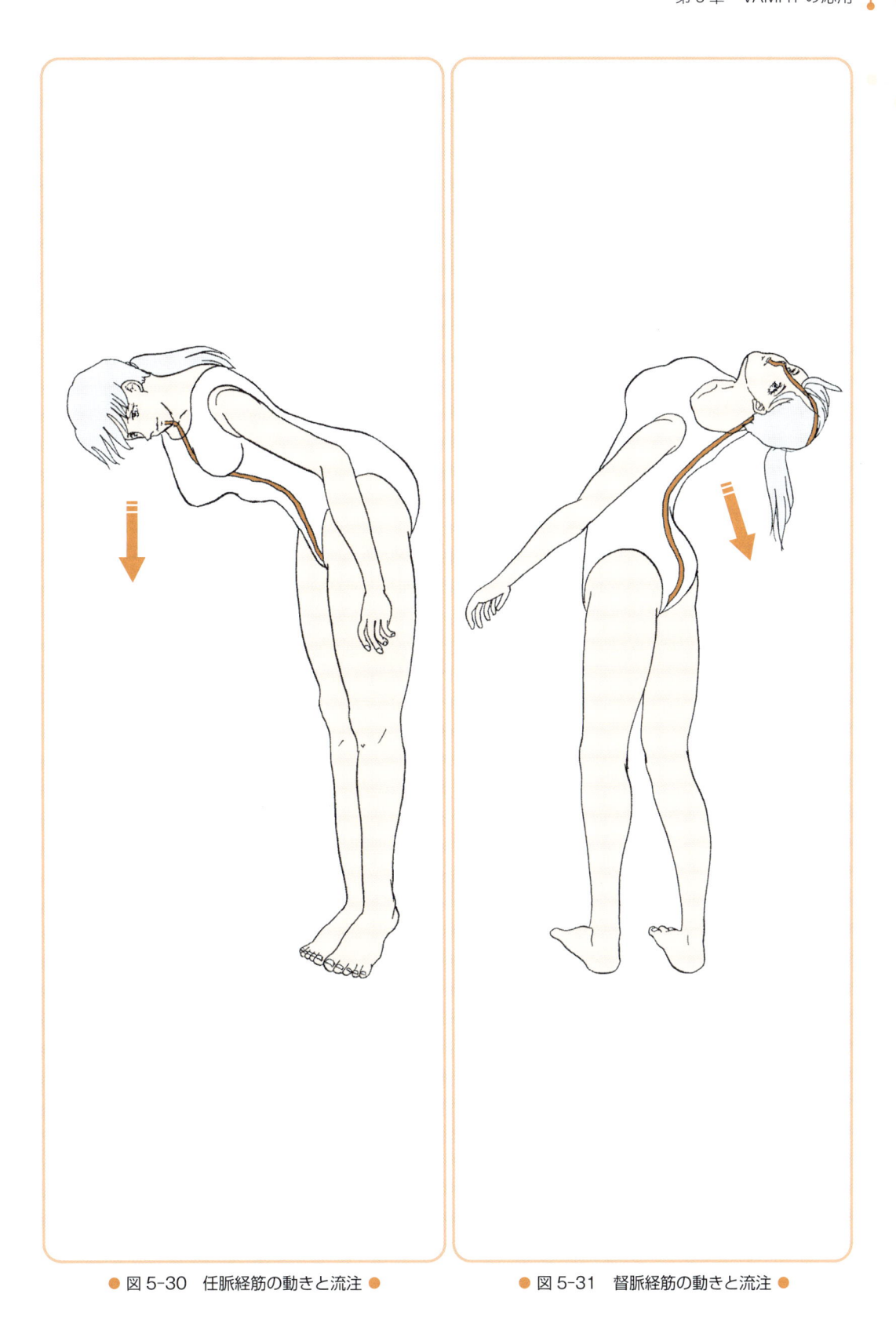

● 図 5-30　任脈経筋の動きと流注 ●　　● 図 5-31　督脈経筋の動きと流注 ●

か程多くの人の経絡を探り，いか程経絡的診断をしたつもりでもそれはことごとく誤っている．それは知識的診断であって純粋直感的診断ではない．この意味で多くの漢方家とか鍼灸師のなかには，充分経絡の実在を自体では直観していない人があることを断言していいとおもう（「東邦医学」昭和14・12）」[56]．これによると，平田氏自身はこの運動線は経絡であるという見解に立っていたようである．経絡と経筋の関係は深いが，実際に抵抗を加えながらこの平田氏の経絡体操，中心運動法を行うことによって起こる一連の連続した筋肉系の収縮の感覚を体験，観察してみると次のことを確認することができる．

（1）この連動系の筋緊張の出現するすべての部位は十二経脈の流注ではなく，十二経筋の流注上と一致している．たとえば足の少陰（腎）経の経脈と経筋の流注は下肢部まではほぼ同一であるが，その後は腎経脈は腹部側を循環するのに対して，腎経筋は背部を上行していく．平田氏の腎の経絡体操による筋肉系の収縮も腹部ではなく，背部の筋を上行していき，腎経筋の流注上に起こる．

（2）この連動系の筋緊張の出現する順，すなわち流注方向は，すべてのラインにおいて求心性に起こり，十二経筋の流注方向に一致している．十二経脈の流注では手の陰経や足の陽経は遠心性になるはずである．

これらのことから，私たちはこの運動こそ経筋運動に相違ないと確信したのである．

また，平田氏の提唱している肩関節，肘関節，股関節，膝関節の運動だけでなく，三陰三陽の運動方向における手関節（屈曲，伸展，橈屈，尺屈），足関節（屈曲，伸展，外がえし，内がえし）の運動によっても同様に経筋の連動運動が起こることを確認している．

「痛を以て腧と為す」の意味するところ

『霊枢』経筋篇第十三にはすべての各経筋の項に「治は燔鍼劫刺に在り，知を以て数と為し，痛を以て腧と為す」の治療原則が記載されている．このことから経筋病には燔鍼が多用されているが，この篇の最後には治療法の総括として，「焠刺の方法は，寒に因って拘急を起こしたような場合に用うるもので，熱に因って筋が弛縦して収縮しないような場合には，燔鍼の方法を用いてはなりません」[57]と述べられており，経筋病すべてに燔鍼を用いるわけではないことがわかる．

「知を以て」は「効果がピンと頭に来るのを以て」，「数」は「法則」または「定石」という意味である[57]ので，「知を以て数と為し」は「効果が確実にわかるまで行うのが治療の法則である」と解釈できる．また，「腧」は「診断点」であり，「治療点」でもあるという意味[57]である．では「痛を以て」の意味するところは何であろう．

従来からの解説などでは「痛いところ」と訳するものが多い．柴崎保三氏は「"痛む部位"と解すべきか，または"圧痛点"と解すべきか．前者のごとく解するときは，その範囲は一点ではなく広い区域を含むことになるので，鍼先を焼いた毫鍼を用いてチクチク乱刺す

ることもできるが，後者の意に解するとその鍼する穴は限定されてしまうので，置鍼していわゆる灸頭鍼をすることになるであろう」[57]と記している.

　しかし，いずれの解釈にしても痛いところを刺すだけの原始治療と同じことになる. その程度のことを古典医学の原典ともいうべき書物に幾度も記載する必要があるだろうか？ 人が無意識のうちに辛いところに手を持っていき撫でたり擦ったりすることがもっとも原始的な"手当て"の始まりであるといわれているが，東洋医学は陰陽五行論と臓腑経絡学説を背景に，痛む点とツボの発見からその治効経験による経絡を発見し，その臨床経験の何世紀にもわたる積み重ねによってシステマティックな発展を遂げ，『黄帝内経』（『素問』，『霊枢』）の時代にはその治療体系が完成されていたのである. 経筋篇にその記載が何度も繰り返されることや運動器の症状の治療経験などを考え合わせると，「痛を以て兪と為す」は筋肉連動運動系の経筋病に対する治療原則としてその痛みを発現させる動作をさせることにより，痛みの部位を明確にしたうえで，その痛み発現状態で処置を行う方式と有効性を提示したものと考えられる.

経筋運動治療の例

　経筋運動治療の具体例をあげる. 頸部の筋肉痛と運動時痛を訴えている患者の頸入穴VAMFIT 診断結果が右扶突穴（大腸経）であったとする. こんな場合でも，VAMFIT 治療で対応できるが，明らかな経筋病には経筋運動が奏効する. まず，大腸経筋を動かすために，右大迎穴か右迎香穴に切皮置鍼を行い，肘関節伸展・前腕中間位に設定した上肢を，患者自身にまっすぐ前方挙上していってもらう. この途中で患者の示指を支点に抵抗を加えると，患者は大腸経筋の流注が帯状になって求心性に連動する筋緊張を認識していく（図 5-32）. それが肩関節を越えたらその動作を休止して，今一度，頸部の主訴を確認してもらう. 主訴が取りきれないときは大腸の表裏関係にある肺経筋の運動に移る. 右雲門穴に切皮置鍼を行ってから，大腸経筋と同様の肢位から肘関節を屈曲していってもらい，その途中で患者の母指を支点に抵抗を加えると肺経筋の流注上に筋緊張が起こるので（図 5-33），それが鎖骨まで上ってきた時点で休止して再度，頸部の主訴の確認を行う. 他の経筋運動についても同様である. なお，この経筋運動や他の運動により痛みの出現や増悪がある場合は，痛みを出現させた姿勢のまま，その痛みの部位に対し，単刺術，雀啄術，屋漏術などの処置をする. 痛みが広範囲にある場合は痛む部位に広く切皮置鍼したまま鍼尖転移法（皮下運動鍼）や燔鍼をチクチク当てる治療を行う. おそらく『霊枢』経筋篇第十三の「痛を以て兪と為す」[57]の治療方法は，ここに述べた経筋運動や他運動併用による痛み出現を利用した治療方法を指しているものであろう. そう考えれば，「痛を以て兪と為す」の治療原則は原始治療どころか，運動機能系としての経筋の動きを考慮に入れ完成された臨床に直結する治療システムとなる.

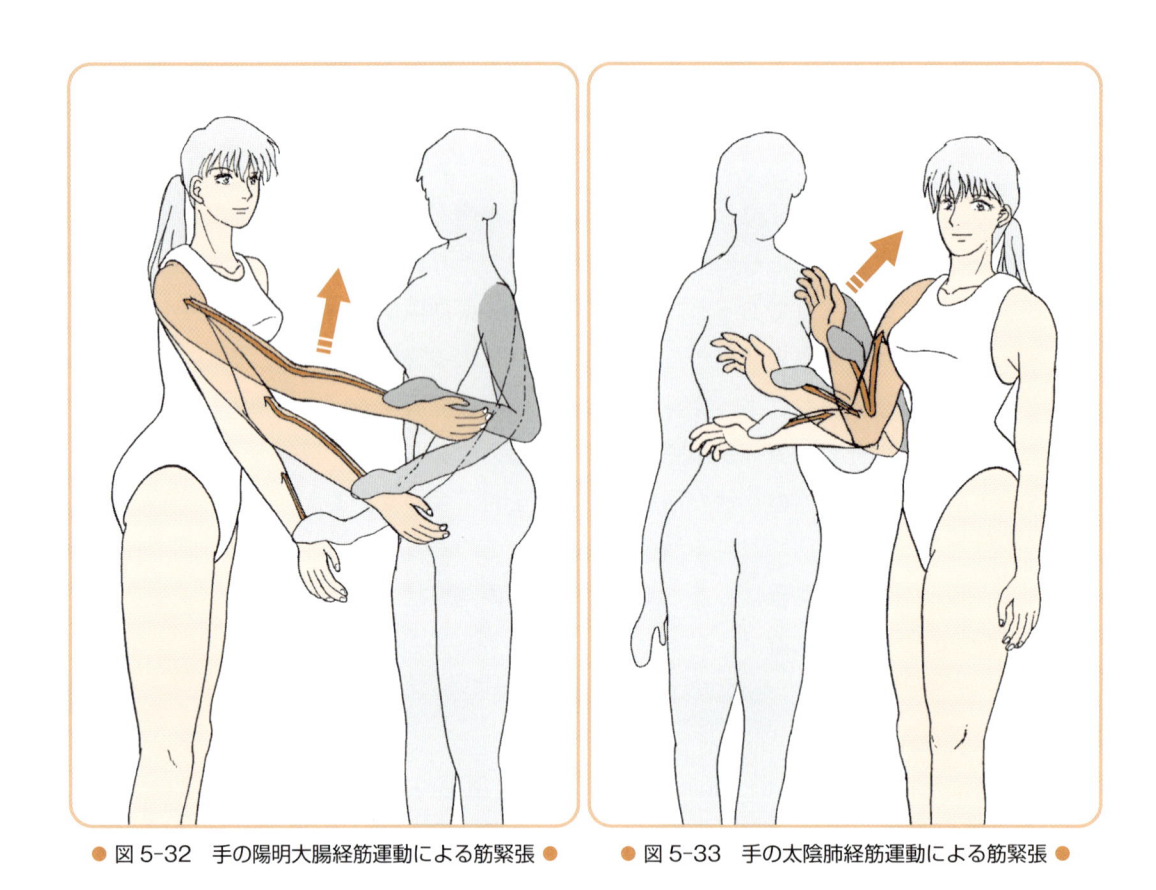

● 図5-32　手の陽明大腸経筋運動による筋緊張 ●　● 図5-33　手の太陰肺経筋運動による筋緊張 ●

　万一，以上の操作で主訴の軽減や消失がないようであれば，変動が複数の経筋に及んでいることもあるので，その確認と処理をする．それでも無効な場合は経筋だけの変動ではないと考え，再度 VAMFIT 診断に戻り十二経脈の歪^{ひず}みをきっちり調えた後，十二経別，十八絡脈，奇経八脈などの変動の有無を確かめる必要がある．

第6章

「素経脈」（正経十二経にも奇経にも属さない経脈）とその臨床

1. 正経十二経にも奇経にも属さない経脈

　VAMFIT を用いて経絡系統の治療を行うと，既存の経脈上では対応できない愁訴に遭遇することがある．たとえば，上肢や下肢は三陰三陽の支配領域が明確であるため，愁訴部位を支配する経絡上に治療穴を求めることが多い．ところが，テニス肘に多い外側上顆炎の場合，患者が痛みを訴える部位は当然，上腕骨外側上顆を中心としたエリアになるが，この部位を直接流れる経絡はない．手の陽明大腸経と手の少陽三焦経が上腕骨外側上顆を挟むように流れているため，外側上顆炎に対し経絡的な治療をする際，多くの施術者はこのいずれかの経絡か二つの経絡に所属する経穴を使用しているのが現状である．

　私の VAMFIT では，このような場合，手の陽明大腸経と手の少陽三焦経の間を流れる経絡を想定し，その経絡上に存在する反応点を探り出し，治療点としている．つまり，既存の経脈間に新たに経脈を設定し，臨床に応用しているわけである．

　私は，三陰三陽の正経十二経が完成する以前の古代の経絡系統では，このような経脈が想定され，臨床に用いられていたのではないかと考えている．その根拠の一つが，『黄帝内経』（『素問』刺腰痛篇第四十一）[58] に記載されている正経十二経・奇経八脈のいずれにも属さない経脈である．私は新たな視点から従来とは異なる解釈を行い，このような経脈を「素経脈」と名付けている [59]．

　重要なのは，古典は臨床を通して読み解く必要があることである．

　次から述べていくように，素経脈は正経十二経の各経脈の隙間を埋めるように流れている経脈であると考えることができるのである．そして，その素経脈の運用は，鍼灸臨床に非常に有効であることを確信するようになった．そこで，この忘れ去られていた素経脈を今一度，現代の鍼灸臨床に蘇らせたいと願っている．

2. 『黄帝内経』（『素問』刺腰痛篇第四十一）における素経脈について

『黄帝内経』（『素問』刺腰痛篇第四十一）には，腰痛症状に応じて治療経脈と治療穴が提示されている．提示されている経脈は，次の 16 経脈である．

○正経十二経：膀胱経，胆経，胃経，腎経，肝経，脾経

○奇経八脈：陽維脈

○素経脈（正経にも奇経にも属さない経脈）：解脈，同陰脈，衝絡脈，会陰脈，直腸脈，飛陽脈，昌陽脈，散脈，肉里脈（ただし，このうち会陰脈と直腸脈は同一の脈である）

これまでの訳本における素経脈についての解釈をみても，先人たちが苦慮していたことが伺える．どの解釈も古典文献における注釈に準拠して，「正経十二経」か「奇経八脈」の別名，あるいはそれに属するものという前提で行おうとするため，不自然になり，矛盾が生じたようである．

では，それらの解釈を参考に，『黄帝内経』（『素問』刺腰痛篇第四十一）の記述を検討してみよう．

1）素経脈の検討

（1）解脈

これまで，「解脈」は「膀胱経」に属するものと考えられてきた．

王冰の註「解脈とは，散行の脈であり，合わずして行く．これは足の太陽膀胱経のことであり，膀胱経一行線と支別（二行線）は膝で合す．この両脈が縄の解けたように分かれた状態なので，解脈という」とある．

馬蒔の註に「解脈とは，これは足の太陽膀胱経のことであり，膀胱経一行線と支別（二行線）は膝で合す．両脈が縄の解散したような状態なので，解脈という」とあり，王冰も馬蒔も膀胱経のこととしている．ただし，治療部位については，王冰は膝窩の外廉，馬蒔は膝窩の外廉に加え委中穴をあげている．

一方，張志聡の註では解脈は膀胱経の絡脈となっている．「散行横解の絡脈」であり，「経脈が裡であるならば，浮いて横するものを絡と為す，絡脈は皮膚の間に横散するため，解脈という」として，太陽膀胱経の膝窩を治療部位としている．

現在の訳本をみてみると，これらの説を踏まえ，柴崎保三は「膀胱経」と訳したうえで，治療穴は委中外側の横脈と委中穴といい [60]，家本誠一も同様に「膀胱経」と訳し，治療穴を委陽穴と委中穴とし [61]，石田秀実らは，王冰説を紹介したうえで，治療穴は膀胱経の委陽穴と委中穴と解説している [15]．

これらの解説はすべて，解脈という素経脈を既存の経絡のいずれかに当てはめなければならないという前提のもとに解釈されていたものであることがわかる．

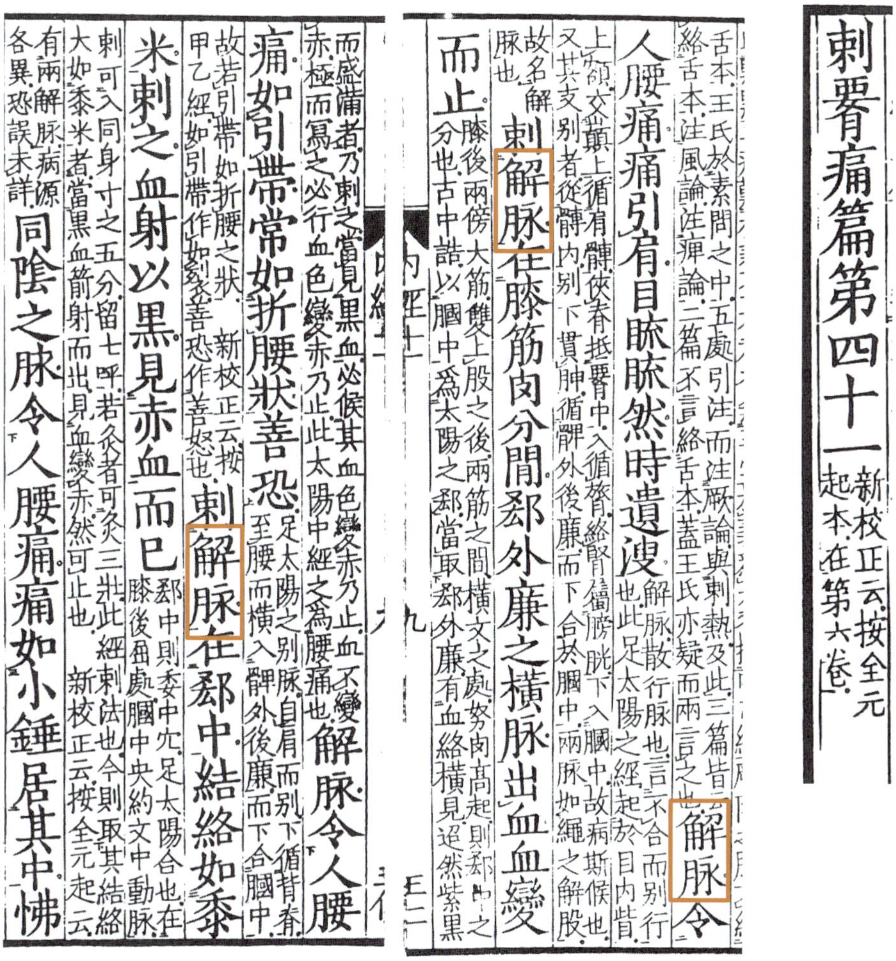
刺腰痛篇第四十一

解脉令人腰痛痛引肩目䀮䀮然時遺溲

刺解脉在膝筋肉分間郄外廉之横脉出血血變而止

解脉令人腰痛如引帶常如折腰狀善恐

刺解脉在郄中結絡如黍米刺之血射以黒見赤血而已

同陰之脉令人腰痛痛如小錘居其中怫

図 6-1 『黄帝内経』（『素問』刺腰痛編第四十一）

しかし，この解脈を，太陽膀胱経とまったく同一のものと考えていいのかという疑問は残る．この篇の中に，太陽膀胱経についての病証と治療穴が別にあげられていることからみても，太陽膀胱経とは別の経脈であると考えるほうが自然ではないだろうか？

『黄帝内経』（『素問』刺腰痛篇第四十一）の原文（図 6-1）は，「解脈を刺すは，膝の筋肉の分間 郄の外廉の横脈に在りて血を出だす」，「解脈を刺すは，郄中の絡を結ぶこと黍米の如くきに在り」[58] とある．

原文を忠実に解釈すると，解脈上の治療穴は委中の外傍の横脈であり，委中から横に走る（絡）血絡を指していることがわかる．つまり，委中穴と委陽穴の間の黍米の如きツボ

である.

　このことから, 解脈とは膀胱経の一行線と二行線の境界部, やや一行線寄りを流注している経脈であると考えられるのである.

　この解脈は, 後世では膀胱経に統合されてしまっている. ではなぜ, 腰痛の治療法として, 正経十二経や奇経八脈とは別に, 解脈などという固有の名称で素経脈をあげる必要があったのだろうか.

　現在の「経絡系統」は, 三陰三陽に人体の縦割り区分により体系化され, 系統的な完成をみているが, 実は, その境界部は明瞭ではないという欠点も有している. 私は経絡的治療の臨床を積んでいく中で, この点に不便を感じるようになっていた. 経験豊富な臨床家の多くは, 自らの臨床の中で, 経脈の流注から外れた領域にも活きたツボを発見し, 私方穴として運用しながら妥協してきたのではないだろうか. しかし, そのように発見したツボ単体では, 系統的な運用はできない. そのようなツボは, 正経十二経の境界部を流れる経脈の上にあるとするならば, すべて解決する. 少なくとも, 上肢下肢のように支配経絡が明確な部位の治療に困らなくなる.

　古代の経絡系統がその境界部を埋めるような, 細部にわたる流注を有していたとしてもなんら不思議ではない.

　その痕跡として, 『黄帝内経』(『素問』刺腰痛篇第四十一) に残ったものがこのような素経脈であると想定してこの篇を検証していくと, 他の素経脈についても, すべて同様であることが読み解けるのだ.

（2）同陰脈

　解脈と同様に, これまでは「同陰脈」も既存の経絡のいずれかであるという前提のもとに解釈されていたため, 「胆経の別絡」か「陽蹻脈」と考えられてきている.

　王冰の註では「同陰脈は, 足の少陽胆経の別絡なり」とある. そのため, 別れて厥陰に走るので同陰の脈という. 治療穴については「絶骨の端は, 陽輔穴なり」としている.

　馬蒔の註は「同陰脈とは胆経の脈をいう. 足の厥陰肝経と同じなり」いい, 王冰と同じく, 足の少陽胆経の別絡が厥陰肝経と関係するので同陰の脈というとしている. そこで, 治療穴は「絶骨端, 陽輔穴」を取る.

　張志聡の註では「同陰脈は, 此れ陽蹻の脈」とし, 蹻脈に陰陽あることから同陰の脈となすという. しかし, 治療穴は「外踝絶骨の処」を取っている. ちなみに, 陽蹻脈の郄穴は跗陽穴である. つまり, 王冰と馬蒔はや張志聡は「胆経」, あるいは「胆経の別絡」としているのに対し, 張志聡は「陽蹻脈」としているのだ.

　これらの説から, 柴崎保三は「足の少陽胆経の別絡」とし, 治療穴は少陽胆経の陽輔穴といい[60], 家本誠一は王冰の説を根拠不明とし, 「同陰の脈」の直訳のままにしているが, 治療穴については陽輔穴としている[61]. 石田秀実らは, 王冰説を紹介しながら, 治療穴

は胆経の絶骨（懸鐘穴）と訳している[15]．

　『黄帝内経』（『素問』刺腰痛篇第四十一）の原文に戻ってみると，「同陰之脈を刺すは，外踝の上，絶骨の端に在り」[58]となっている．原文には，治療穴は同陰脈上，外踝の上の絶骨の端であるとはっきり記載されている．これが，絶骨の前に寄るのか，後に寄るのかということになるが，後で出てくる肉里脈が絶骨の後に存在することは明白なので，ここは前端と考えられる．そうであれば，同陰脈は，胆経と胃経の境界部を流注することになる．

（3）衝絡脈

　「衝絡脈」は「足の太陽膀胱経」か「帯脈」のいずれかに属するもの，あるいは別名と考えられてきた．

　王冰の註に，衝絡脈は「衝とは横なり，足の太陽膀胱経の外絡をいう．……横居の二穴は委陽，殷門をいう」とあり，治療穴については膀胱経の委陽穴と殷門穴としている．

　馬蒔の註は「太陽膀胱経の外絡，……之を刺すは郄中外筋の間に在り．郄を上ること数寸，横居の穴を委陽，殷門という」と，王冰と同様に膀胱経の委陽穴と殷門穴を治療穴としている．

　張志聡の註では「帯脈，腰間に横絡するものは横絡の脈という．……郄陽とは足の太陽膀胱経の浮郄をいう．……帯脈の横形に随って之を取る．……帯脈の下は足の少陰腎経と太陽膀胱経に連なる．故に浮郄より上がって太陽の絡に循って，之を取る」とあり，衝絡脈を帯脈とし，治療穴については膀胱経の浮郄穴の上としている．

　柴崎保三は張志聡の帯脈説を否定し，王冰と馬蒔の足の太陽膀胱経の外絡説を採用し，治療穴は殷門穴としている[60]．家本誠一は，王冰説の衝とは横なりという説を採用しながらも，自身の考察から治療穴については委陽穴を否定し，承山穴，殷門穴としている[61]．石田秀実らは，衝絡脈そのものは張志聡の帯脈説を紹介しながら，治療部位は王冰説に従い，「郄陽は委陽穴，筋之間は殷門穴」と注釈している[15]．

　さて，『黄帝内経』（『素問』刺腰痛篇第四十一）の原文では「衝絡之脈……これを刺すは，郄陽と筋の間，郄を上がること数寸に衝居する」[58]とある．衝絡とは横に連絡するという意味であるのだから，刺鍼部位は，委陽と筋の間から数寸上の位置から横の部位にあるということである．つまり，膀胱経二行線にある委陽穴のさらに横寄りに治療穴があることになる．以上から，この脈は膀胱経二行線と胆経の間と考えられる．当然ながら，従来説の膀胱経や帯脈（宗穴は胆経）に隣接したものとなる．

（4）会陰脈（直腸脈）

　従来，「会陰脈」は，「膀胱経」に属するものか「任脈」と「督脈」と考えられてきている．

　王冰の註に「会陰脈とは，太陽膀胱経の中経である．その脈，腰に循って下って会陰に

会す．故に会陰脈という．直腸脈は，太陽膀胱経脈である」とある．

馬蒔の註には「任脈の穴名の会陰穴から督脈が背に行く．会陰脈は，腰より下って後陰に会す」とある．

張志聡の註では「任脈は督脈と交会し，分かれて上行する．直腸の脈は督脈なり」とある．

王冰は，流注を重視して膀胱経，馬蒔や張志聡は名称からか「任脈」と「督脈」としている．ただし，治療部位については，王冰は申脈（陽蹻脈の宗穴）と承筋穴（膀胱経），張志聡は足の太陽の絡をあげている．

これらの説を踏まえ，柴崎保三は「会陰脈」と「直腸脈」を同一のものとしたうえで，会陰脈を会陽脈ではないかと提言している．また，張志聡らの任脈や督脈をこの脈と関連付ける説をまったく根拠のないこじつけだと断じている．柴崎は，治療穴を太陽膀胱経の脈上，陽蹻脈上，委中穴の下5寸，承筋穴といい [60]，家本誠一も「膀胱経」とし，治療穴を承山穴とし [61]，石田秀実らも「膀胱経」とし，治療穴は膀胱経の承筋穴と解説している [15]．

『黄帝内経』（『素問』刺腰痛篇第四十一）の原文では「会陰之脈，……（病証について略）……直腸脈上を刺す．蹻上郄下五寸に在りて横居する．其の盛んなる者を視て血を出す」[58] とある．

原文から解釈すると，会陰脈上の治療穴は，陽蹻脈の郄穴（跗陽：踝の上3寸）の上で，膝関節の下5寸の承筋穴の横並び（会陰脈上）にあることになる．つまり，会陰脈は，膀胱経の一行線と二行線の境界部，二行線寄りにあるといえる．

（5）飛陽脈

従来，「飛陽脈」は，「陰維脈」か「足の太陽膀胱経の絡脈」と考えられてきた．

王冰の註に「是れ，陰維の脈なり．……少陰の脈の前は即ち陰維の脈の行く所なり」とあり，治療穴は陰維脈の郄穴の築賓穴としている．

馬蒔の註には，「飛陽は，足の太陽経の絡たり，別れて少陰に走る」とあり，治療穴は腎経の築賓穴としている．そして，このツボは「少陰の前，陰維との交合に在り」と説明している．

張志聡の註では「足の太陽の別，名づけて飛揚という．踝を去ること七寸で別れて少陰に走る．陰維の脈は足の少陰の築賓穴より起こる．陰維の郄となす」となっており，治療穴も築賓穴を取る．

これらから，柴崎保三は飛陽脈を「陰維脈」とし，治療穴については内踝の上五寸，少陰の前方，陰維の脈との交会する所と直訳にしている [60]．

家本誠一は，王冰の註を紹介したうえで，「飛陽の脈」という名称から「陰維とは別の経脈の様である」と王冰の説を否定していながらも，治療穴は陰維脈の築賓穴としてい

る[61].

　石田秀実らは，飛陽脈の解釈として，『霊枢』経脈篇記載をあげ，足の太陽経の別絡を飛陽と名付けていること，流注が分かれて少陰経に走ることから，「この脈は陽経から別れ出ているので"飛陽"と称するのである」とし，治療部位の「少陰の前，陰維との会」については，張志聡の説「足の少陰経の築賓穴であり，陰維脈の郄穴である」[15]と注釈している.

　『黄帝内経』（『素問』刺腰痛篇第四十一）の原文は，「飛陽之脈を刺すは，内踝の上，五寸，少陰の前，陰維脈との会に在り」[58]となっている.

　これから，治療穴は内果の上 5 寸の高さで，足の少陰腎経の前，陰維脈との交会する部位となる.「足の少陰腎経の前」というが，飛陽という名称についての歴代の説にあるように，足の太陽膀胱経と足の少陰腎経の連絡を考慮しなければならないとなると，「足の少陰腎経の前」は，足の少陰腎経のルートから「陽に飛ぶ」ことを示すための表記だと考えられる.足の少陰腎経のルートで，内果の上 5 寸の高さには築賓穴があるが，これは陰維脈の郄穴でもある.また，外果の上 7 寸の高さに膀胱経の絡穴の飛陽穴があるが，外果は内果の高さよりも 1 寸下にあるため，実際の築賓穴と飛陽穴の高さの差は 1 寸でしかない.飛陽穴の高さが膀胱経と腎経が連絡する領域であり，築賓穴の高さが腎経と陰維脈が連絡する領域であることは，腎経を介してこの内果の上，5～6 寸で腎経，陰維脈，膀胱経が関連しているのかもしれない.いずれにしても，腎経のルートから陽に寄ったところ，つまり膀胱経と腎経の間に飛陽脈があることになる.

　ちなみに，陽維脈の郄穴は陽交穴であり，これは外果の上 7 寸にあり，飛揚穴と同じ高さにある.陽交穴は，胆経の主ルート上にある外丘穴（胆経の郄穴）と膀胱経の飛揚穴との間にある.また，同じ高さに胃経の下巨虚穴（小腸経の下合穴）がある.

　このあたりの高さに腎経，陰維脈，膀胱経，陽維脈，胆経，胃経の重要穴が並んでいることは興味深い.

（6）昌陽脈

　従来，「昌陽脈」は「陰蹻脈」か「足の少陰腎経」と考えられてきた.

　王冰の註に「昌陽脈は，陰蹻の脈なり.陰蹻は足の少陰の別なり」とあり，治療穴は陰蹻脈の郄穴の交信穴とし，交信穴は，少陰の前，太陰の後，筋骨の間，陥なるものの中に在ると説明している.

　馬蒔の註では，「昌陽は，足の少陰腎経の穴名に系り，又復溜と名づく」とあり，治療穴は腎経の復溜穴としている.しかも，補足に「腎虚は之を補す」とあるので，腎虚証の際に用いるツボとして『難経』六十九難を意識していたようである.

　これらから，柴崎保三は昌陽脈を「陰蹻脈」としながらも，治療穴は復溜穴としている[60].経絡系統は王冰説を採用しながら，治療穴は馬蒔説を採用している理由は不明で

ある.

　家本誠一は，王冰の説を紹介したうえで，治療穴については交信穴と復溜穴の二穴をあげている[61]．石田秀実らは，馬蒔説を注釈として紹介したうえで，治療部位は「内踝の上，大筋の前，太陰脾経の後，足内踝上二寸の所」と直訳にし，これについては，張景岳の説「復溜穴で，陰蹻脈の郄穴である」と注釈にあげている[15]．

　『黄帝内経』（『素問』刺腰痛篇第四十一）の原文は「昌陽之脈，……（病証について略）……内筋を刺すこと二痏．内踝の上，大筋の前，太陰の後ろ，踝を上ること二寸の所にあり」[58]となっている．『鍼灸甲乙経』に「交信，足内踝の上二寸，少陰の前，太陰の後，筋骨の間に在り，陰蹻脈の郄」[14]とあることも考え合わせると，治療穴は交信穴だとわかる．また，同じ『鍼灸甲乙経』に「復溜，一名伏白，一名昌陽」[14]とある．つまり，昌陽は復溜穴の別名であるというわけで，内果の上2寸の高さで交信穴が復溜穴の前に並んでいることとも関連しているようである．

　現在では交信穴は腎経所属になっているが，陰蹻脈の郄穴でもある．いずれにしても，昌陽脈の治療部位の交信穴は，「少陰の前，太陰の後」（少陰腎経の正規ルートの前，太陰脾経の後）になるわけである．つまり，昌陽脈は，脾経と腎経の境界部であるといえる．

（７）散脈

　従来，「散脈」は「足の太陰脾経の別絡」か「衝脈」と考えられてきている．

　王冰の註に「散脈は，足の太陰脾経の別絡なり．散行して上がる．故に名づく」とあり，治療穴については脾経の地機穴としている．

　馬蒔は，自身では納得できる説を導き出せなかったようで，「散脈」についての定説はないとして，王冰説に疑問を呈しながらも，しばらくは王冰註に従うが，「高明者にこれを正して欲しい」と，さらに学識の優れた者による整合性のある説が出現することを後世に託している．

　張志聡の註では「散脈は，衝脈」とし，衝脈の兪は上の大杼，下の上巨虚と下巨虚であるが，ここでは下兪を取るという．つまり，治療穴は「上巨虚」と「下巨虚」ということになる．

　これらの説の中から，柴崎保三は今後の研究をまつとしながらも「今は王冰説に従うことにする」と，「足の太陰脾経の別脈」とし，治療穴は膝の前の骨肉の分を絡う束脈としている[60]．家本誠一は，王冰の説を否定し，楊上善の『太素』の「散脈……足の厥陰，足の少陽……当に是れ此の二経の別名なり」，森立之の『素問攷注』の「足の少陽経の陽交，陽陵泉，三里の三穴を謂う」を採用し，治療穴については三里，陽陵泉，陽関穴としている[61]．石田秀実らは王冰説を紹介しながら，治療部位は「膝の前の骨と肉との間隙で，外側に青筋が束になっている所」と訳している[15]．

　『黄帝内経』（『素問』刺腰痛篇第四十一）の原文は「散脈を刺すは，膝の前の骨と肉の

分間，外廉を絡う束脈に在り」[58]である．

　原文から，治療穴は膝の前の骨と肉の間で，外廉から絡う束ねられた所＝犢鼻穴と推測できる．そうであれば，散脈は脾経と胃経の境界部にあることになる．

　ちなみに，『鍼灸甲乙経』に「犢鼻，膝の下，胻の上，解を侠む大筋の中に在り」[14]とある（註：胻は"膝の下あたりのすね"の意）．

（8）肉里脈

　「肉里脈」については，「陽維脈」か「胆経」と同義と考えられてきた．

　王冰の註に「肉裏脈は，少陽の生ずる所，則ち陽維の脈気の発する所なり．絶骨の後は陽維脈の過ぎるところなり」とある．

　馬蒔の註には「此れ肉裏の脈の腰痛をいうなり．足の少陽胆経に陽輔穴あり，又分肉と名づく」とある．

　張志聡の註では「肉は分肉，里は肌肉の文理なり．足の少陽，陽輔穴，又分肉と名づく」とある．

　王冰は陽維脈，馬蒔や張志聡は胆経と考えていた．ただし，治療部位については，王冰は絶骨穴の後（陽維脈）とし，馬蒔は足の太陽膀胱経の外，本経（胆経）の絶骨穴の後＝絶骨穴・懸鐘穴といい，張志聡は陽輔穴をあげている．

　ちなみに，陽維脈の郄穴は陽交穴であるが，王冰も陽交穴をあげていない．

　柴崎保三は王冰説を採用し，「少陽胆経の生ずる所，陽維脈の脈気の発する所」とし，治療穴は太陽膀胱経の外で，少陽胆経の絶骨の後としている[60]．家本誠一や石田秀実らも柴崎説と同様で，治療穴を絶骨の後と解説している[61,15]．つまり，肉里脈の治療穴については，『黄帝内経』（『素問』刺腰痛篇第四十一）の「肉里脈」の原文である「肉里之脈を刺すは，太陽の外，少陽絶骨の後ろに在り」[58]の直訳をせざるを得なかったようである．

　当然ながら，肉里脈の治療穴が太陽膀胱経の外で，少陽胆経の絶骨穴の後ということから，肉里脈は，膀胱経と胆経の間にあると考えられる．

　ただし，馬蒔の説では「少陽絶骨の後ろ」とは，足の少陽胆経の陽輔穴のことで，またの名を分肉といい，肉里脈＝胆経としている．また，王冰も肉里を分肉としている．ちなみに，『鍼灸甲乙経』[14]をみると，陽輔穴の別名は「分肉」で，懸鐘穴の別名は「絶骨」となっている．

2）素経脈と奇経の関係

　素経脈の諸説についてここまでみてくると，解脈を除くどの素経脈にも奇経八脈のいずれかの別名であると解釈する先人が必ずいたことがわかる．

　同陰脈が陽蹻脈（張志聡説），衝絡脈が帯脈（張志聡説），会陰脈＝直腸脈が任脈・督脈

（馬蒔説，張志聡説），飛陽脈が陰維脈（王冰説，張志聡説），昌陽脈が陰蹻脈（王冰説），散脈が衝脈（張志聡説），肉里脈が陽維脈（王冰説）の別名とされていたのだ．このうち，素経脈の治療部位がその対応奇経の郄穴，あるいは所属穴と一致するのは，飛陽脈の築賓穴と昌陽脈の交信穴だけであるので，これらの説をそのまま鵜呑みにすることはできない．しかし，素経脈が正経十二経を補完するように隙間を埋めて流注していることと，奇経八脈が『難経』二十七難・二十八難の記載にあるように正経十二経から溢れた気を受ける傍側循環経であるということを考え合わせると，奇経八脈とも多少なりとも関連するのは当然のことともいえる．

奇経八脈の専門書ともいえる古典『奇経八脈考』（明代・李時珍著）[62]にも，王冰説の肉里脈（陽維脈），飛陽脈（陰維脈），陰蹻脈（昌陽脈）などの『黄帝内経』（『素問』刺腰痛篇）の註がそのまま転載されている．

3. 『黄帝内経素問』（刺腰痛篇第四十一）における素経脈の流注

前項のとおり，『黄帝内経』（『素問』刺腰痛篇第四十一）の素経脈については，これまでのどの文献においても，正経十二経か奇経八脈のいずれかの別名か属するものという前提で解釈されてきたため，その存在について注目されてこなかったようである．

しかし，この『黄帝内経』（『素問』刺腰痛篇第四十一）では，正経十二経や奇経八脈の固有の名称での病証や治療穴は，素経脈とは別項目としてあげられている．このことから，すでにこの篇の成立時には，正経十二経や奇経八脈の正式名称が確立していたものと考えられる．

しかも，素経脈で示された病証が，正経十二経や奇経八脈で示された病証とは異なることから，素経脈がこれらの別名とは考えにくい．これらのことからも，素経脈は，正経十二経や奇経八脈とは異なる経脈として提示されなければならないものであったはずである．そして，これまでみてきたように，素経脈は既存の経脈と経脈の間を流注するものと解釈するのが妥当だといえる．

そう考えると，歴代の諸家がこの隣り合った正経のいずれか，あるいはそれに関係の深い奇経の別名であると解釈していることに，先人たちの苦心と深い洞察力を感じることができる．

また，素経脈には，奇経八脈と深い関係をもつものが多いことにも注目したい．ここに，三陰三陽をすべて網羅した正経十二経以外に，奇経八脈を設定しなければならなかった謎を解くカギがあるからである．

話を戻すと，『黄帝内経』（『素問』刺腰痛篇第四十一）における素経脈は，古代の経絡系統が細部にわたる流注を有していた痕跡として残っていたもので，後世に，三陰三陽の

正経十二経に統合されていったのだと考えられる.

　経脈の流注についての資料には，紀元前2世紀の馬王堆漢墓から出土された『足臂十一脈灸経』，『陰陽十一脈灸経』，同じく前漢時代の埋葬と考えられている綿陽市永興鎮から出土した「双包山漢墓出土的針灸経脈漆木製人形」などがあるが，いずれも三陰三陽の区分に完成されたものではない．経脈が系統的に完成をみるのは，やはり，『黄帝内経』（『素問』，『霊枢』）の成立を待たねばならないわけである．素経脈はそれが発展していく過程で，一部の臨床家に用いられていたものだと考えられる.

　実際に，臨床では，この素経脈が設定できると，隣り合った二つの経脈の境界部にわたる愁訴にも対応が容易になるのである．素経脈のルートを意識することで，既存の経穴の位置にこだわらず，愁訴部位によって治療穴を定めることもできるからである．素経脈の臨床的存在意義がここにあると考えられる.

　素経脈の位置は，以下のとおりである.

　解脈は，足の太陽膀胱経の一行線と会陰脈（直腸脈）の間.

　衝絡脈は，足の太陽膀胱経の二行線と足の少陽胆経の間，足の太陽膀胱経寄り.

　肉里脈は，足の太陽膀胱経の二行線と足の少陽胆経の間，足の少陽胆経寄り.

　同陰脈は，足の少陽胆経と足の陽明胃経の間.

　散脈は，膝部の上（大腿部）においては，足の陽明胃経と足の太陰脾経の間．膝部より下（下腿部）では，足の陽明胃経と足の厥陰肝経の間（脾経と肝経は<u>下腿部</u>と<u>大腿部</u>で前後が替わるため）.

　昌陽脈は，膝上（大腿部）では，足の厥陰肝経と足の少陰腎経の間．膝より下（下腿部）では，足の太陰脾経と足の少陰腎経の間.

　飛陽脈は，足の少陰腎経と足の太陽膀胱経の一行線の間.

　ここで注目したいのは，足の太陰脾経と足の厥陰肝経の間にのみ，素経脈が存在しないことである．これは，この二つの経脈が下腿と大腿で三陰三陽の支配領域の前後を入れ替えることに起因しているものと考えられる.

　つまり，下腿陰側では，前から足の厥陰肝経，足の太陰脾経，足の少陰腎経の順なのに対し，大腿陰側では，前から足の太陰脾経，足の厥陰肝経，足の少陰腎経の順となる．このことから，脾経と肝経の境界を明確に設定する必要がなかったのだと思われる.

　余談かもしれないが，私は，脾経と肝経の支配領域の前後が替わる部位は膝関節であると考えている．近年のどの経絡流注図も，どこから変わるのかが明確にされないまま脾経の地機穴と陰陵泉穴の間で，脾経と肝経が交差している．しかし，これでは，『霊枢』経脈篇の「足の厥陰の脈は，……（中略）……踝を上ること<u>八寸で交わりて太陰の後ろに出で</u>」の記載と合わない．地機穴は，すでに踝の上10寸にあるからだ．こうしてみると，『霊枢』経脈篇を転載しそれを踏襲した古典文献を除くほとんどの経絡流注図は，『霊枢』経

脈篇の記載を無視して，地機穴の時点ではまだ肝経を脾経の前にしたままで入れ替えていない．どうしてこのようなことが起こっているのであろうか．それは，実際の臨床が優先されるからだと考えられる．

　肝経は，膝のなるべく直前まで，下腿の蠡溝穴から中都穴に沿って脛骨上を上ってくると考えるほうが臨床において現実的なのである．たとえば，後述する張心曙の「腕踝針」では，臨床に則した運用を重視したためか，身体の領域区分を古典における肝経と脾経の交差はないものとして設定している（156頁図6-8，157頁6-9）．そのため，『霊枢』経脈篇の八寸という原文そのものに，なにかしらの齟齬があった可能性が否定できない．では，この経脈篇の記載に縛られずに，肝経と脾経の入れ替わる部位を，膝関穴という経穴の位置という視点から探ってみることにしよう．

　『新版 経絡経穴概論』（東洋療法学校協会編）[53] をはじめとする経穴書における肝経の膝関穴の取穴部位は「陰陵泉の後方1寸で，脛骨内側顆の下方に取る」（WHO/WPRO標準経穴部位も同じ）とされてきた．このように現代の膝関穴の位置が定まったのは，『霊枢』経脈篇の流注を踏襲した岡本一抱の『十四経和語抄』に，膝関穴を「其下，犢鼻穴二寸ニ墨点シテ其ノ通ニ線ヲマワシテ曲泉穴ノ下ノ通リニ取ル」とあることが影響したのだと考えられる．ところが，意外かもしれないが，膝関穴の取穴部位を曲泉穴の下と言及した古典文献はこれ以外にはほとんどなく，多くの古典文献における膝関穴の部位は，「在，犢鼻下二寸陥者中」[14]（『鍼灸甲乙経』），「在，犢鼻下二寸陥中」[42]（『鍼灸資生経』），「在，犢鼻下二寸陥中」[43]（『十四経発揮』），「犢鼻下二寸傍陥中」[27]（『鍼灸聚英』），「犢鼻下二寸傍陥中」[32]（『鍼灸大成』）などとなっており，ほとんど同じ記載といえる．これらからは，膝関穴が犢鼻穴の下2寸にあることがわかるだけである．そこで問題になるのは，膝関穴まで肝経がそのまま下腿を上ってくるのか，すでに脾経の後ろになっているのかということである．

　乾隆帝の勅命によって編纂された『医宗金鑑』には，「犢鼻下二寸，従中都上行犢鼻下二寸傍陥者中」とある．この記載に従うと，膝関穴は下腿肝経の中都穴のライン上にある．膝関穴の部位ではまだ脾経の前を上っていることになる．ただし，膝関穴から肝経のライン上を膝関節裂隙まで上ると内膝眼にあたるが，膝関節の高さには肝経として曲泉穴が存在するので，内膝眼はすでに脾経になっていると考えられる．つまり，膝関節の高さで突然，肝経と脾経が入れ替わるということになる（図6-2）．膝関節が「気街」として，「気の通り道」になっていると考えれば，ここでの肝経と脾経の交差は不自然とはいえない．つまり，膝関穴の位置については，『十四経和語抄』説よりも『医宗金鑑』説を採用するのが妥当であろう．そして，私たちの経験では，少なくとも下肢の愁訴に対しては，この流注に従ったほうが臨床に確と合致している．

　付言するなら，同様の理由で，私たちは胆経の膝陽関穴についてもWHO/WPRO標

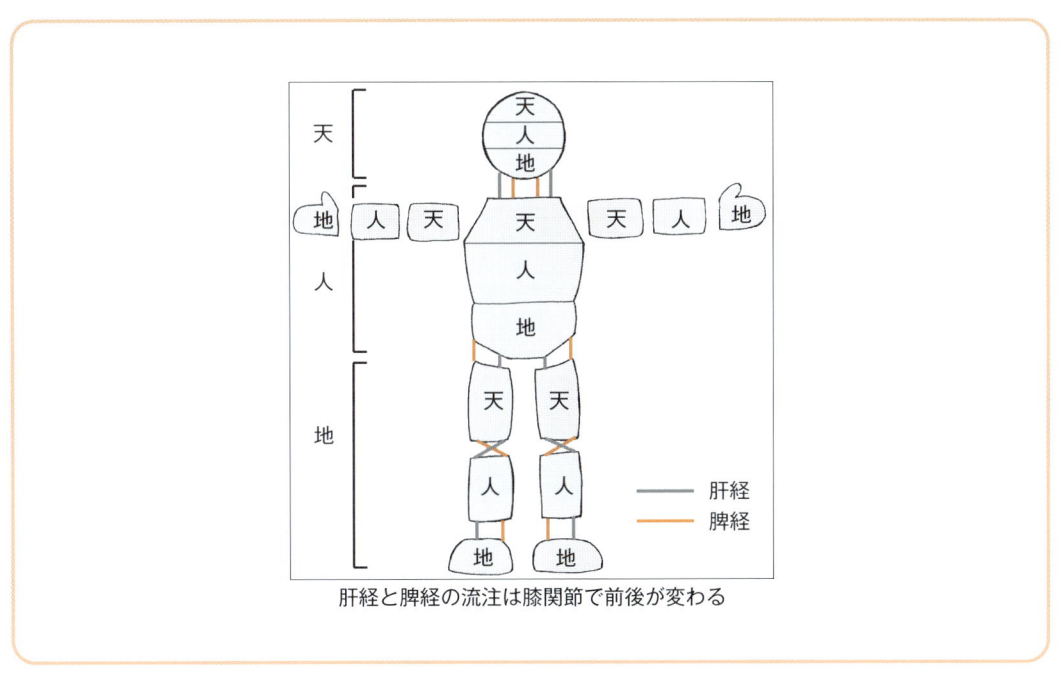

肝経と脾経の流注は膝関節で前後が変わる

● 図6-2　人体の「天・地・人」と「肝経と脾経」●

準経穴部位ではなく，膝関節裂隙の外側の陥凹部に取ることにしている．

　WHO/WPRO標準経穴部位を採用した『新版 経絡経穴概論』（東洋療法学校協会編）[53] をはじめ，現在の多くの経穴書における胆経の膝陽関穴の取穴部位は「膝外側，大腿骨外側上顆の後上縁に取る」とされている．しかし，ほとんどの古典文献の記載は，『鍼灸甲乙経』の「陽関，在，陽陵泉上三寸，犢鼻外陥者中」[14] に準じている．陽陵泉穴から約3寸上がったところにある陥凹部は膝関節裂隙に当たり，ちょうど犢鼻穴の外側になる．この部位が陽関穴であることから，膝関節という「気街」と胆経の交点にある重要穴となるのである．

4. 腰痛の原因となる足の「素経脈」と足の三陰三陽経絡

　『黄帝内経』（『素問』刺腰痛篇第四十一）で提示された腰痛に用いる経脈は，素経脈を含め，すべて足（現代の解剖学的には下肢）にある．それは，膀胱経，胆経，胃経，腎経，肝経，脾経，陽維脈，そして，素経脈の解脈，同陰脈，衡絡脈，会陰脈，直腸脈，飛陽脈，昌陽脈，散脈，肉里脈である．正経十二経の足の経絡はいずれが異常を起こしても腰痛の原因になり，同様に，足の素経脈のいずれもが腰痛の原因になる．

　『黄帝内経』（『霊枢』経脈篇第十）の病証にある腰痛を起こす経絡は，膀胱経，腎経，肝経の3つの足の経絡である．

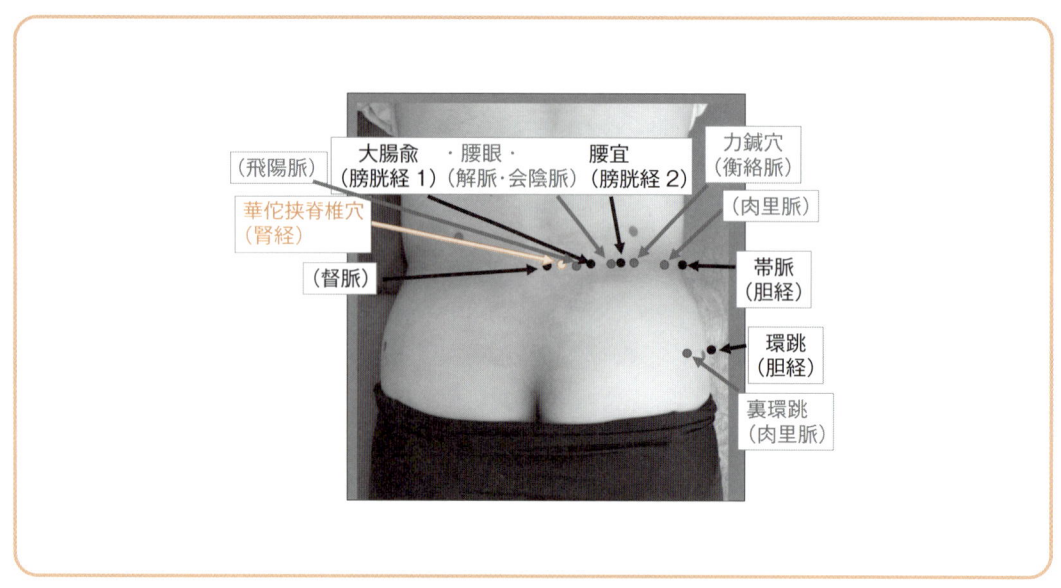

● 図6-3　ヤコビ線上の重要穴 ●

『黄帝内経』（『素問』厥論篇第四十五）には，膀胱経，肝経，胆経の各々が厥逆したことで起こる腰痛の記載がある．

『黄帝内経』（『素問』骨空論篇第六十）からは，督脈の異常によっても腰痛が起こることがわかる．

つまり，『黄帝内経』（『素問』刺腰痛篇第四十一）に直接記載のない腰痛は督脈のみで，他篇に記されている経脈を含めて，すべてこの篇に網羅されているわけである．逆にいえば，腰痛を経絡病証で把握しようとすると，『黄帝内経』（『素問』刺腰痛篇第四十一）を中心にして，督脈だけを足せば事足りるというわけである．

一般的に，経絡における病証学は『黄帝内経』（『霊枢』経脈篇第十）を中心に組み立てられている．しかし，これまでみてきたように，腰痛だけを取り上げても，『黄帝内経』（『霊枢』経脈篇第十）のみでは，鍼灸における経絡病証学は成り立たないことが分かる．

特に，腰痛についての病証学は，足の素経脈抜きには成立しないといえる．

私は，これらの経脈・経絡病証，あるいはヤコビ線を基準に，腰部の愁訴部位から異常経脈を推測して，頸部の VAMFIT，腰部の VAMFIT で確認していくことがもっとも確実な方法だと考えている．

ヤコビ線上の重要穴をまとめておく（図6-3）．

大腸兪（だいちょうゆ）：第4腰椎棘突起下縁正中線の外側1.5寸，膀胱経一行線上．

腰眼（ようがん）：第4腰椎棘突起の下の外側約3横指半の陥中[63]（約2.5寸）※．

腰宜（ようぎ）：第4腰椎棘突起の下の外側4横指[63]（約3寸，膀胱経二行線上）．

力鍼穴（りきしんけつ）：腸骨稜上縁で，脊柱正中線の外方，約4寸[64]．脊柱起立筋外

縁の陥凹部.

　※『新版 経絡経穴概論』（東洋療法学校協会編）では,「腰眼」は第 4 腰椎棘突起下縁
　　の高さ,正中線の外側 3.5 寸 [53] となっている.

　膀胱経一行線の大腸兪（正中線の外側 1.5 寸）と膀胱経二行線の腰宜（正中線の外側 3
寸）の間に,素経脈の解脈（正中線の外側 2 寸）と会陰脈（直腸脈）（正中線の外側 2.5
寸＝腰眼）がある.

　腰痛の場合においては,ヤコビ線と経脈の交点を考慮するだけでも,この素経脈の臨床
的価値を実感できるだろう.

　また,臨床では,足の素経脈は,この腰痛だけでなく,下肢の異常に使用することも多
い.下肢の異常の部位が明確な場合は,そこを支配する経脈を治療することができるが,
それが素経脈である場合によく遭遇する.たとえば,アキレス腱炎などでは,膀胱経一行
線と腎経の境界部（アキレス腱上や踵骨後面）（飛陽脈と膀胱経一行線）に痛みが出るこ
とが多い.そのため,飛陽脈への施術を中心に行うことになる.また,モートン病では,
第 2〜3 足指間（胃経）のほか,第 3〜4 足指間（同陰脈）に痛みや神経症状が出ること
も多いため,同陰脈への施術になるのが普通である.

5. 足の「素経脈」の重要穴

　正経十二経の流れに沿って,隣り合った経脈の間を流れる素経脈の存在を認めると,現
在の経絡経穴学における正経十二経にも,素経脈に属していたと考えられるツボの痕跡が
みられることがわかる.

　先に述べたように,素経脈は三陰三陽の正経十二経に統合されていったとすると,その
過程で重要穴だけは,正経十二経のいずれかに所属する状態で残されたと考えられる.そ
のツボが臨床的にその位置から動かすことができなかったためであろう.それだけ重要な
穴ということになる.

　その素経脈の重要穴とは,正経十二経の主ルートから横に外れているツボのことである.
それらのツボをみてみよう.

（1）陽交穴（従来説では外丘穴）

　陽交穴は陽維脈の郄穴,外丘穴は胆経の郄穴である.この 2 つのツボは,2008 年に
WHO/WPRO によって決定された標準経穴部位 [52,53] により,従来の陽交穴と外丘穴の
位置が入れ替わった.

　外丘穴：下腿外側,腓骨の前縁,外果の上 7 寸,外踝尖と陽陵泉を結ぶ線上.

　陽交穴：下腿外側,腓骨の後縁,外果の上 7 寸,外丘穴の後 5 分,1 筋隔てる.外丘穴・
飛揚穴の間.この高さに,前から「下巨虚穴」（胃経）,「外丘穴」（胆経）,「陽交穴」（胆経）,

「飛揚穴」（膀胱経）が並ぶ.

　従来説では外丘穴が胆経と膀胱経の境界部に当たり，WHO/WPRO 標準経穴部位では陽交穴が胆経と膀胱経の境界部に当たり，いずれにしてもこれらは肉里脈の重要穴といえる.

（2）交信穴

　交信穴は腎経の所属穴であり，陰蹻脈の郄穴でもある.

　交信穴：下腿内側，脛骨内縁の後ろの陥凹部，内踝尖の上 2 寸. 復溜穴の前方 5 分に取る（復溜穴と脛骨内縁後際との間）.

　つまり，腎経と脾経の境界部に当たり，昌陽脈の重要穴といえる.

　ちなみに，内果は外果より 1 寸上に位置するので，陽蹻脈郄穴の跗陽と陰蹻脈郄穴の交信穴は同じ高さになる. つまり，蹻脈系の郄穴は陰陽で同じ高さにある.

（3）豊隆穴

　豊隆穴は胃経の絡穴である.

　豊隆穴：下腿前外側，前脛骨筋の外縁，外踝尖の上 8 寸. 条口穴の外方 1 横指に取る. 条口穴の外方 1 筋隔てた陥凹部に当たる.

　条口穴は犢鼻穴と解渓穴を結ぶ線上（16 寸）の中点であり，胃経の本経ルート上である. つまり，豊隆穴は胃経と胆経の境界部に当たり，同陰脈の重要穴といえる.

（4）犢鼻穴

　犢鼻穴は胃経の所属穴である.

　『医学入門』（李梴，明代 1575 年）以降の取穴では，膝前面，膝蓋靭帯外方の陥凹部＝「外膝眼」. WHO/WPRO 標準経穴部位[52,53]でもこれが採用されている. これは，胃経の本経ルート上になる.

　『鍼灸甲乙経』（皇甫謐，晋代 280 年）の取穴では，膝蓋骨の下，膝蓋靭帯中の陥凹部[14]とされる. 『鍼灸甲乙経』の犢鼻穴の部位は胃経と脾経の境界部に当たり，散脈の重要穴といえる. 内膝眼を脾経と考えることができるからである.

（5）膝関穴

　膝関穴は，肝経所属穴である.

　WHO/WPRO 標準経穴部位[52,53]では，脛骨内側顆の下方，陰陵泉の後方 1 寸となる. 陰陵泉は脾経の穴で，その後ろは腎経が流注している. これにより，膝関穴は脾経と腎経の境界部に当たり，昌陽脈の重要穴といえる.

　ただし，私の天地人治療会では，膝関穴の取穴として「犢鼻の下二寸の陥者中」[14]（『鍼灸甲乙経』をはじめ，ほとんどの古典文献の記載）を採用しているので，膝関穴を陰陵泉の前，下腿における肝経の本経ルート上に取っている.

（6）髕骨穴

髕骨穴は，『類経図翼』に記載されている奇穴である．

「膝前上，梁丘穴の外方1寸．脚膝が紅く腫れ，痛む状態を治する」とある．

梁丘穴は，胃経の本経ルート上で膝蓋骨底の上方2寸にある胃経の郄穴である．

梁丘穴の外方1寸であるので，髕骨穴は胃経と胆経の境界部に当たり，同陰脈の重要穴といえる．なお，現代中国では，髕骨穴を梁丘穴の両側各1.5寸に取っている．

（7）澤田流血海穴

澤田流血海穴は，澤田流で月経不順や子宮内膜症などの特効穴として頻用されているツボとして有名である．取穴は膝の直上，およそ2寸に取る．

澤田流では，脾経所属のツボという扱いがされている穴であるが，犢鼻穴が胃経ということを考慮すれば，胃経，脾経のいずれの所属でもあるといえる．つまり，澤田流血海穴は，胃経と脾経の境界部に当たり，散脈の重要穴といえる．

（8）旁谷穴（ぼうこくけつ）

旁谷穴は，『常用新医療法手冊』（広州軍区後勤部衛生部）にみられる奇穴である．施術法は斜刺5～8分で，主治は小児麻痺後遺症とされる．

取穴は，「背足第三，第四趾蹼縁上1寸」とある．蹼（ホク）はみずかきのことであるので，足背，第3趾と第4趾の間のみずかきの上1寸に取る．この部位は，胃経と胆経の境界部に当たり，同陰脈の重要穴といえる．

ちなみに，このツボの臨床例が，北里大学東洋医学総合研究所の伊藤剛らによって全日本鍼灸学会で一般発表されている．2010年から2023年現在までの報告は以下のとおりである．

1. 顔面痛（5例），2. 難治の舌痛（1例），3. ジストニアと遅発性ジストニアの合併症（1例），4. 片側顔面神経痙攣，5. 呂律障害（1例），6. 複視（1例）．

いずれも，胃経筋が第2・3・4足趾から始まることから胃経筋の異常との考えから出されている．

素経脈を運用すると，旁谷穴は同陰脈に属するものとなるので，胃経，胆経どちらにも関わるものと考えることができる．その部位と臨床効果からみても同陰脈の重要穴の一つであろう．

（9）裏内庭穴（うらないていけつ）

言わずと知れた食中毒，食あたり，腹痛，嘔吐，下痢に効果がある名灸穴，澤田流で有名な澤田健の私方穴である．深谷伊三郎の深谷灸でも頻用されていた日本生まれの穴であるが，現代中国でも奇穴として採用されている．なお，余談ではあるが，中国では「裏内庭」という語からの発想によるものか，足背にある内庭穴の裏に当たる部位にも，裏内庭穴（別説）を設定するようになっている．

さて，裏内庭穴の取穴は，足の第2指裏側のもっとも高いところに墨を付け，折り曲げて足底に付くところにあたる．この部位は，小指から足裏の湧泉を通る腎経と，親指から足の内側を流れる脾経の間に位置するため，昌陽脈の所属といえる．

(10) 独陰穴（どくいんけつ）

　特効穴のなかには，婦人科疾患に三陰交穴，逆子に至陰穴，食あたりに裏内庭穴というように，その用法の背景に明確な東洋医学的な理由があり，実際の臨床において安定した治療効果をもたらす穴がある．独陰穴については，それらに匹敵する特効穴であるにもかかわらず，奇穴であるためか知る人も少なく，症例報告もほとんど見当たらない．当然，東洋療法学校協会編の経絡経穴の教科書にも記載がない．

　私は臨床経験から，その臨床価値の高さを鑑みて，独陰穴がもっと普及してしかるべき穴だと考えている．取穴部位は，足の第2指の裏の遠位指節関節の中点である．

　独陰穴の初見は『奇効良方』（方賢，1471年）巻五十五の「奇穴」篇で，「小腸疝気，死胎，胎衣出ず，女人の嘔吐，経血不調を治す，灸五壮」とある．『奇効良方』は，十二正経に所属しないが，臨床的に効果がある穴を"奇穴"と称した，いわゆる"奇穴"という語を最初に示した文献としても重要な書物である．独陰穴はその後の『鍼灸大成』（靳賢，1601年），『類経図翼』（張介賓，1624年）などに採録されていく．

　なお，独陰穴の由来には謎が多い．独陰穴という名称は付けられてはいないが，この部位を治療穴として提示した最初の文献は『太平聖恵方』（王懐隠，992年）である．この書に，「張仲文の灸法療は，卒心痛や嘔吐・嘔気を我慢できない場合に足の大指の次指の内横紋中に，小麦大の艾炷を各1壮行う」との記載がみられる．

　興味深いのは，国文学研究資料館からデータベース公開されている『重編医経小学』（編者未詳，慶長年間）には，『医経小学』（劉純，1388年）に記載のない他書からの歌賦の採録・増補がみられる．増補された歌賦は，『鍼灸大全』，『鍼灸聚英』，『医学入門』，『乾坤生意』などからの採録であるが，典拠が不明の歌賦もある．その一つに「漏経穴法」があり，いわゆる奇穴を漏経穴と紹介している．この項に，「独会穴」と「独陰穴」がみえる．「獨会は足の二指の下，横紋の中間に在り，難産を寧らかにする．独陰は足の三指の下，横紋灸の外に在り，腎腫を平らげる」とあるので，ここでは，独陰穴と独会穴の名称が入れ替わっているのかもしれない．

　『鍼灸大成』では，楊継洲著とする「経外奇穴」に，「足第二指下横紋に在る．是の穴は小腸疝気を治す，死胎，胎衣が下らないものを治す，灸五壮．又，女人の乾噦，嘔吐，吐血，経血不調を治す」とあることや，同じ『鍼灸大成』の「治症総要」に，「婦人難産に，獨陰・合谷・三陰交」とあることから，難産，死胎（死産），胎衣（胎盤が出ない），女性疾患（女性の吐き気：つわり），月経不調などの下焦の疾患に用いられていたことが分かる．独陰という字義からも，「もっぱら陰，ひたすら陰」に作用を及ぼす穴であると考えられる．

この場合の"陰"は，陰経の陰，身体の陰，性状の陰などを表現していると考えると，複数の陰経に影響し，身体の下焦，陰の症状に作用する穴だということになる．私は，三陰交や至陰穴などと同様，女性生殖器に関わる疾患に対応できる穴として重宝している．

ちなみに，独陰穴が，食あたりや蕁麻疹の特効穴として知られる裏内庭穴のすぐ遠位にある穴で，胃経の裏にあることと，腎経が小指から足裏の湧泉を通り然谷穴まで走っていく流注をもつこと，脾経が親指から足の内側の表裏肌目を流れることを考え合わせると，腎経や脾経，そして胃経のいずれにも関連する病証に用いられることにもうなずける．

いずれにしても，足底面で第2足趾の遠位指節関節の中点という独陰穴の位置からすると，腎経と脾経の間に位置し，昌陽脈の所属といえる．

付け加えていうなら，同様に独会穴も昌陽脈の所属となる．

（11）内踝尖穴（ないかせんけつ）

内踝尖穴は，足の内側で，内果のもっとも高いところに取る奇穴である．

下歯痛，下腿内側のコムラガエリなどに奇効がある穴である．現在では，喉痺や扁桃腺炎などにも用いられている．

『奇効良方』奇穴篇には，「足の内踝骨尖に在り，灸を七壮．下〻牙疼，及び脚内廉の轉筋を治す」とある．

内果の位置は，三陰三陽の領域では厥陰肝経と太陰脾経になるが，内果直下に照海穴，内果の直後に太渓穴があり，これらの穴は少陰腎経の穴である．腎経の病証にこの穴が用いられるのはこの所以だろう．いずれにしても，腎経と脾経・肝経に関係する昌陽脈の所属と考えられる穴である．

（12）外踝尖穴（がいかせんけつ）

外踝尖穴は，足の外側で，外果のもっとも高いところに取る奇穴である．

下腿外側のコムラガエリや脚気などに奇効がある穴である．現在では，歯痛や喉痺や咽腫，口瘡などにも用いられている．

『奇効良方』奇穴篇には，「足の外踝骨尖に在り，灸を七壮すべし．脚外廉の轉筋を治す．及び，寒熱脚気を治すには，三稜針を用いて血を出だすのがよい」とある．

外果の位置は，三陰三陽の領域では少陽胆経になるが，外果直下に申脈穴，外果の直後に崑崙穴があり，これらの穴は太陽膀胱経の穴である．膀胱経の病証にこの穴が用いられるのはこの所以だろう．いずれにしても，胆経と膀胱経に関係する肉里脈の所属と考えられる穴である．

6. 手の素経脈の重要穴

『黄帝内経』（『素問』刺腰痛篇第四十一）には足の素経脈の記載があったが，手の素経

脈についての記載は, 他の篇のも含めて『黄帝内経』(『素問』,『霊枢』) には見当たらない.

しかし, この章の最初に外側上顆炎 (テニス肘) の例を出したように, 上肢にも素経脈を想定しておくことは臨床的には有用である. 他にも, 上腕骨内側上顆炎 (ゴルフ肘) なら心経と小腸経の間の心小脈, TFCC 損傷 (三角線維軟骨複合体損傷) や尺骨突き上げ症候群などであれば心経と心包経の間の包心脈の異常が起こることが多い. 足の素経脈が各々にすべて名称があるのに対して, 手の素経脈にはないので, 私たちは便宜上, 名称をつけることにした.

たとえば, 小腸経と三焦経の間を流注するものを「小三脈」, 三焦経と大腸経の間を流注するものを「三大脈」, 大腸経と肺経の間を流注するものを「大肺脈」というように, 隣り合った経脈の頭文字を取って呼称するようにしている.

では, 足の素経脈と同様に, 手の素経脈の重要穴についてみてみよう.

(1) 列欠穴

列欠穴について, 日本では従来, 前腕前外側, 尺沢と太淵を結ぶ線上, 手関節掌側横紋の上方 1.5 寸, 動脈拍動部に取穴していた. これは, 特に八脈交会穴を使った奇経の手足一対療法を行っている鍼灸師にとっては, 臨床的に非常に重要な取穴法であった. 私が師事した時任みち先生の奇経治療でも, 数ミリたりとも取穴が外れることは許されなかった. しかし, 中国の取穴や現在の東洋療法学校協会編の教科書に採用されている WHO/WPRO 標準経穴部位の取穴では,「前腕橈側, 手関節横紋の上, 1.5 寸. 母指を外転伸展して長母指外転筋腱と短母指伸筋を緊張させ, その間の溝」[52,53] とされている. この列欠の中国取穴の理由は, ド ケルバン病の治療穴として使用されるためだと耳にしたことがあるが, 真偽はともかく, この部位は, 通常の肺経の本経ルートと大腸経の間にあたるのに異論はあるまい. つまり, WHO/WPRO 標準経穴部位の列欠穴は肺経と大腸経の境界部に当たり,「大肺脈」の重要穴といえる.

実は, 私たちもド ケルバン病の治療穴として水平刺を行うこともある. ド ケルバン病は大肺脈の異常のことが多いからである.

(2) 会宗穴

会宗穴は三焦経の郄穴である. 取穴は, 前腕後面, 支溝穴から小指伸筋腱を超えて, 尺側手根伸筋との間に取る.

※支溝穴は, 橈骨と尺骨の骨間の中点, 手関節背側横紋の上方 3 寸, 小指伸筋腱と総指伸筋の間. つまり, 三焦経の本経のルート上にある.

これから, 会宗穴は小腸経と三焦経の境界部に当たり,「小三脈」の重要穴といえる.

(3) 養老穴

養老穴は小腸経の郄穴である. 取穴は, 前腕後内側, 尺骨頭橈側の陥凹部. 手関節背側横紋の上方 1 寸, 尺骨茎状突起と尺骨頭の間の陥凹部である. この穴は, 小腸経の本経

のルート（陽渓と小海を結ぶ線）からやや三焦経よりに入った部位になる.

　これから，養老穴も小腸経と三焦経の境界部に当たり，「小三脈」の重要穴といえる.

（4）裏三里穴

　裏三里穴は澤田流の重要穴であり，圧痛のよく現れるツボである. 取穴は，まず手三里穴を取穴する. 手三里穴は，陽渓と曲池を結ぶ線上，肘窩横紋の下方2寸，長・短橈側手根伸筋の間である. 裏三里穴は，その手三里穴から三焦経寄りに一筋（＝短手根伸筋）隔てたところに取る.

　以上から，裏三里穴は大腸経と三焦経の境界部に当たり，「三大脈」の重要穴といえる.

（5）中魁穴（ちゅうかいけつ）

　中魁穴は，中指の背側，近位指節関節の中央. 指を屈して先端に取る奇穴である.

　すべての胃の不調や嘔吐，嚥下困難，呼吸困難などに奇効がある穴である.

　『奇効良方』奇穴篇には，「中指第二節骨尖に在り，之を屈して得る. 五種の反胃や吐食を治す，灸を七壮すべし，瀉がよろし」とある.

　部位からして，この穴は大腸経と三焦経の間，三大脈に属する.

（6）肘尖穴（ちゅうせんけつ）

　肘尖穴は，肘を屈して先端に取る奇穴である.

　古来，瘰癧（結核性頸部リンパ節炎のこと. 顎の下部・側頸部・鎖骨上窩などにリンパ節結節をつくる）や腸癰（ちょうよう）（腸の膿瘍や化膿性疾患）に灸にて対応していた穴である.

　『奇効良方』奇穴篇には，「手の肘骨尖上に在り. 是穴は肘を屈して之を得る. 瘰癧を治す，灸を七壮すべし」とある. また，『類経図翼』奇兪類集篇によると，腸癰を治すツボで「灸百壮すれば，膿血を下している者も愈る」とある.

　腸癰とは，虫垂炎と解釈されることが多いが，クローン病や潰瘍性大腸炎のような腸管に炎症を起こす疾患も含まれるので，多壮灸による難病治療の可能性は現代医学の補完に寄与できそうである.

　さて，肘頭を挟むように小腸経と三焦経が流れているので，肘頭にあるこの穴は小腸経と三焦経の間に位置し，小三脈に属する.

（7）中泉穴（ちゅうせんけつ）

　中泉穴は，手関節の背側，陽渓穴と陽池穴の中間の陥凹部に取る奇穴である.

　心臓部の痛み，腹痛などの強烈な痛みによく効く穴である. 呼吸困難，喘息，白内障，唾血，掌のほてり，慢性胃炎，胃もたれ，食欲不振などにも用いられる

　『奇効良方』奇穴篇には，「手背の腕中に在り，陽谿と陽池の中間の陥中に在る. 灸を二十七壮すべし. 心痛，及び腹中の諸気痛，忍ぶことができない者を治す」とある. また，『類経図翼』奇兪類集篇では，胸中気満や肺張満のため臥すことができないもの，目中白翳（白内障），唾血，掌中熱，胃気上逆，唾血，心腹中諸気痛なども主治にしている.

この穴は，大腸経の陽渓穴と三焦経の陽池穴の中間に位置するため，三大脈に属するものである．

7. その他の重要穴と素経脈の流注

　私たちは，前項であげた重要穴以外に，手関節，肘関節，肩関節，足関節，膝関節，股関節付近に重要穴を設定し，臨床に活用しているので参考にしてほしい（図6-4〜6-7）．まず，正経十二経の原穴（手関節・足関節付近の穴）や合穴（肘関節・膝関節付近の穴）を取って，その間に素経脈を取穴するとわかりやすいだろう．

　なお，素経脈の重要穴に名称がなかったものは，運用上不便であることから，すべて便宜的に命名したものである．アンダーラインのあるものがそれである．

【足の素経脈】

（膀胱経1行線）	委中		アキレス腱
○解脈	膝解		足解
○会陰脈（直腸脈）	膝会陰		足会陰
（膀胱経2行線）	委陽		崑崙
○衡絡脈	膝衡絡		足衡絡
○肉里脈	膝肉里	陽交	足肉里 外踝尖
（胆経）	陽陵泉		丘墟
○同陰脈　　髖骨穴	膝同陰	豊隆	足同陰 旁谷穴
（胃経）	三里（外膝眼）		解渓
○散脈　　澤田流血海	犢鼻		足散
（脾経・肝経）	陰陵泉（内膝眼）・（脛骨上〜）曲泉（膝関）		商丘
○昌陽脈	WHO曲泉，WHO膝関	交信	足昌陽 内踝尖
（腎経）	陰谷		太渓
○飛陽脈	膝飛揚		足飛揚
（膀胱経1行線）	委中		アキレス腱

【手の素経脈】

（小腸経）	小海		陽谷
○小三脈	肘小三 肘尖（肘頭）	会宗	養老
（三焦経）	下天井・天井		陽池
○三大脈	肘三大（外側上顆）	裏三里	手三大 中泉
（大腸経）	曲池		陽渓

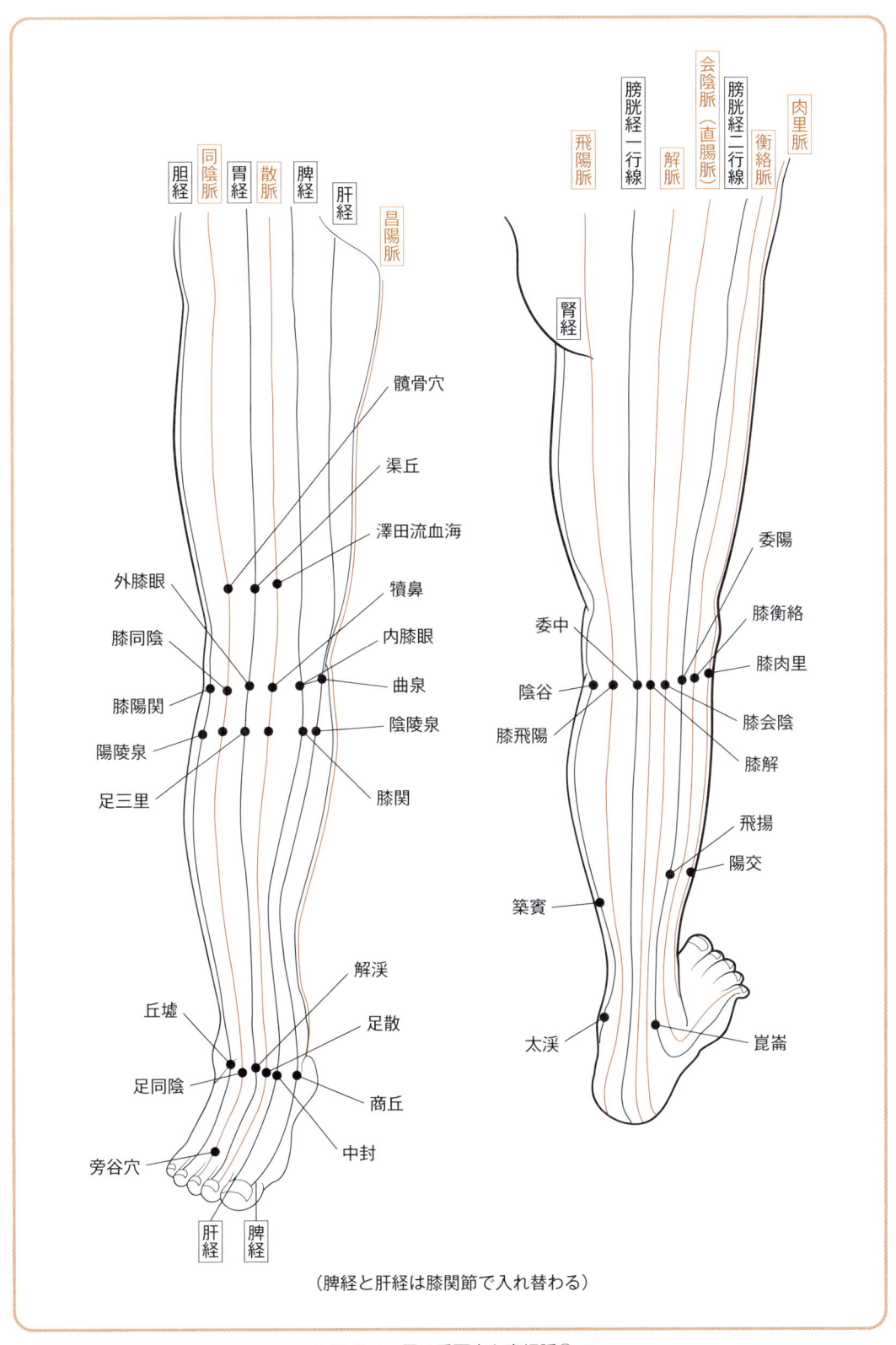

（脾経と肝経は膝関節で入れ替わる）

● 図6-4 足の重要穴と素経脈① ●

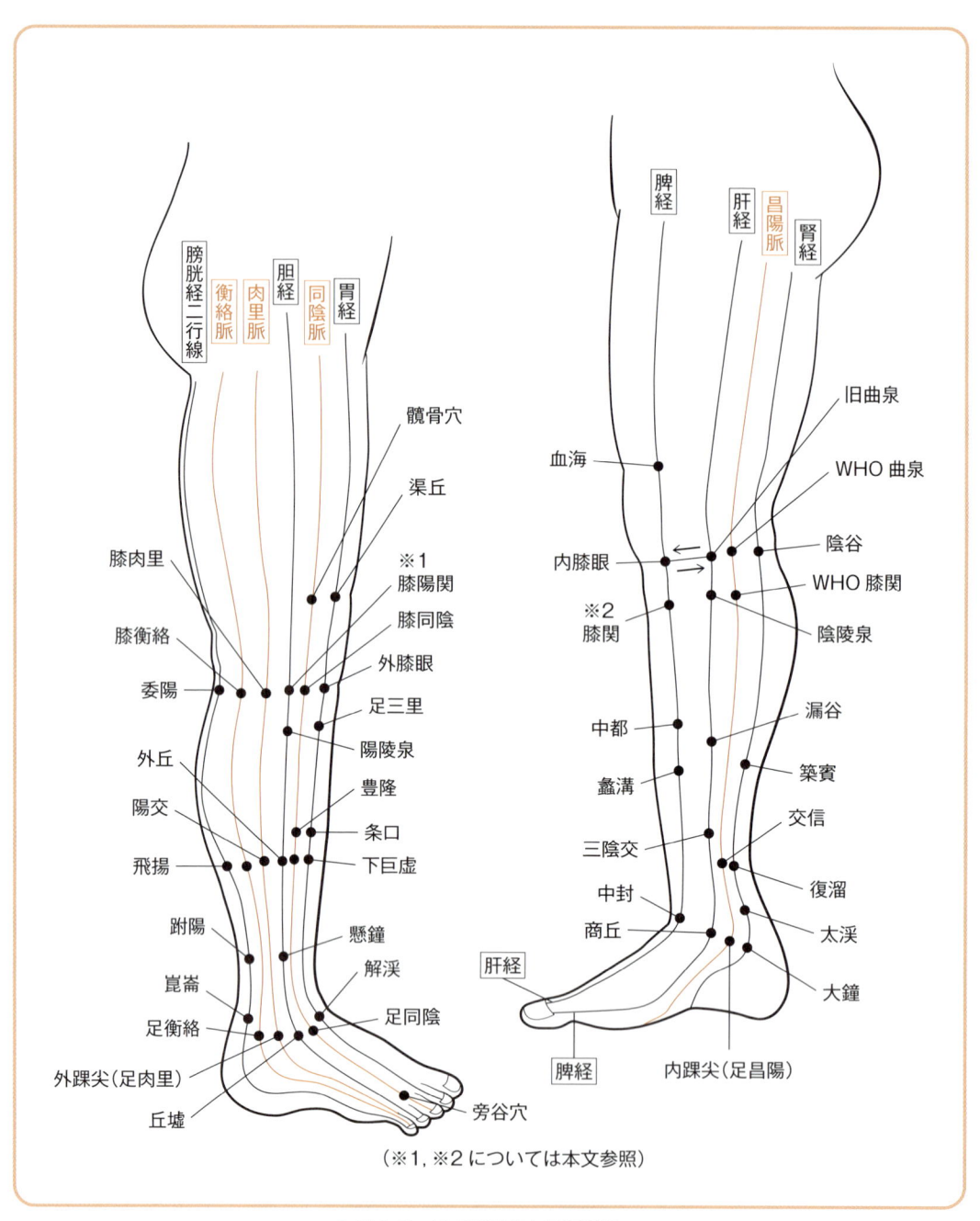

● 図6-5　足の重要穴と素経脈② ●

	肘大肺	WHO 列欠	手大肺
○大肺脈			
（肺経）	尺沢		太淵
○肺包脈	肘肺包		手肺包
（心包経）	曲沢		大陵
○包心脈	肘包心		手包心

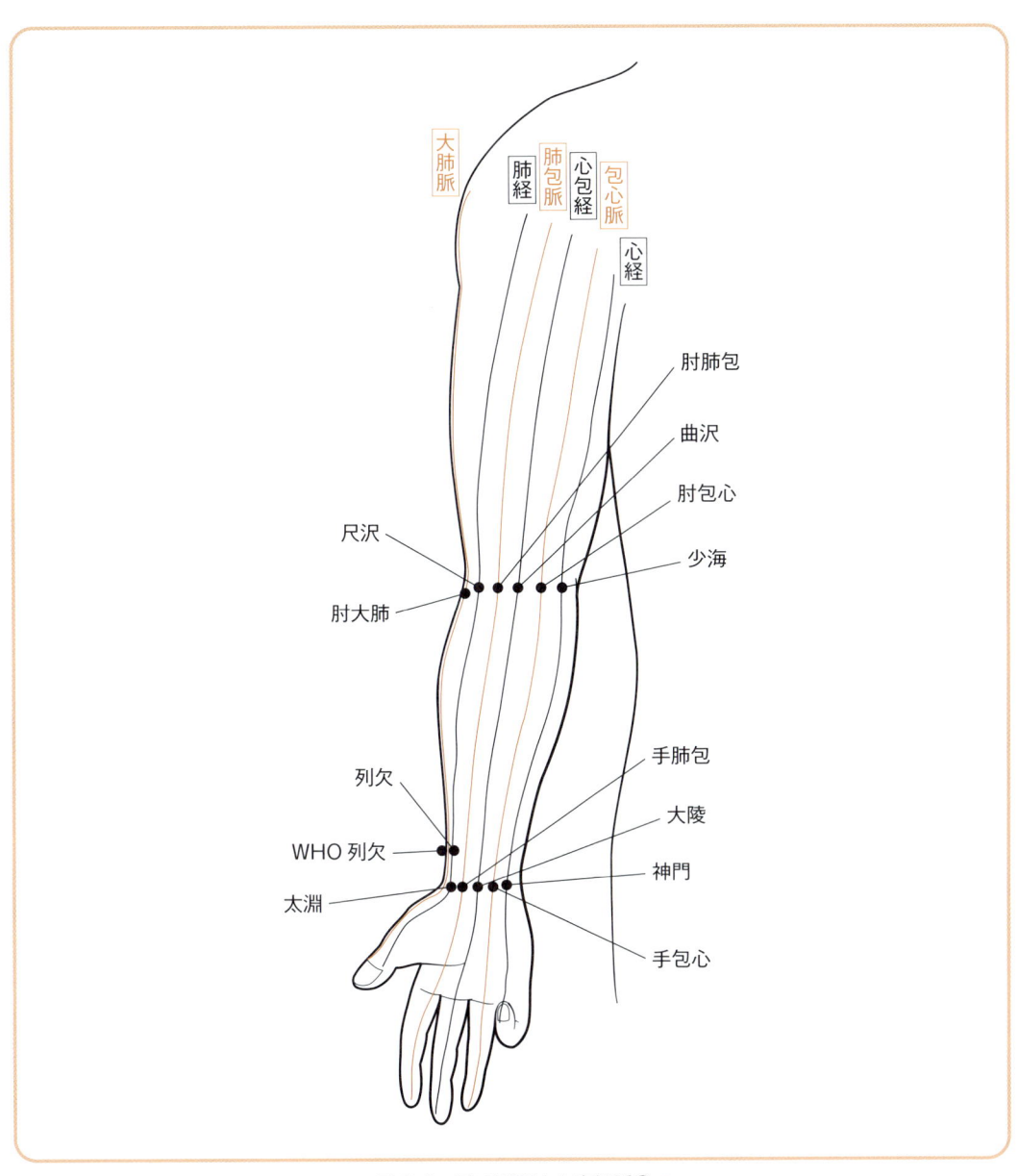

● 図6-6 手の重要穴と素経脈① ●

（心経）	少海	神門
○心小脈	<u>肘心小（内側上顆）</u>	<u>手心小</u>
（小腸経）	小海	陽谷

8. 素経脈を臨床に活かす

　素経脈の存在を認識し，これらが既存の経絡・経脈間を流注していると仮定して臨床に

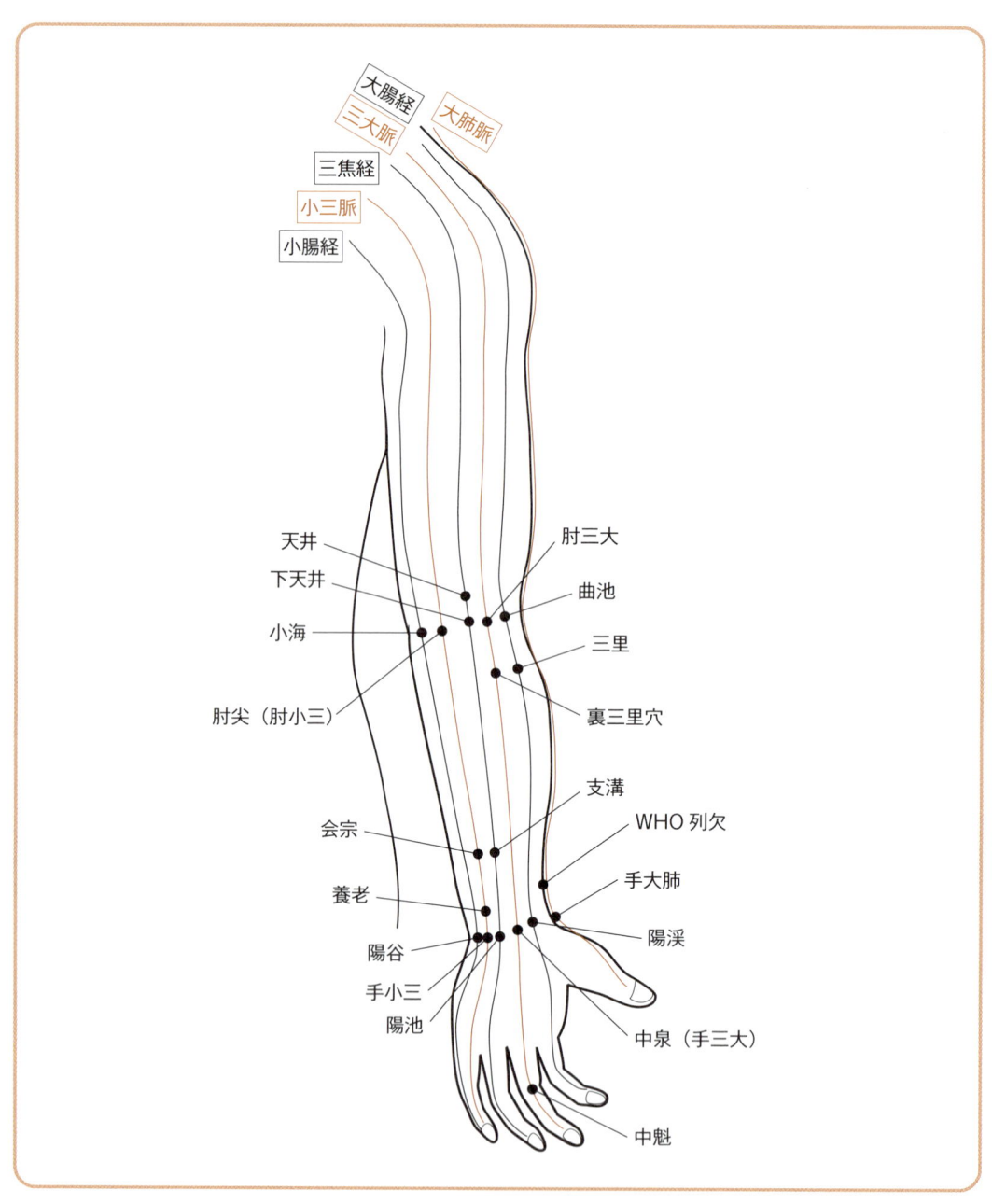

● 図6-7　手の重要穴と素経脈② ●

あたれば，これまで以上に精度の高い「経絡系統」の治療が可能となる．特に，臨床では，腰痛や下肢，そして上肢の愁訴に対しては，この素経脈の概念があるかないかでは，その効果に大きな差が生じるだろう．

　上肢や下肢に愁訴がある場合は，この基本的な VAMFIT の方法と，拙書『素霊の一本鍼』[64) に記した「上肢内側痛の鍼」，「上肢外側痛の鍼」，「四十腕五十肩の鍼」，「下肢後側

痛の鍼」，「下肢外側の病の鍼」，「下肢前側の病の鍼」などの施術と併せて用いると，満足な効果を期待できるので，読者にはぜひ，追試を願う．

『素霊の一本鍼』の上肢・下肢の愁訴の施術は，すべて拙書『天・地・人治療』[50] の中の「天・地・人―水熱穴治療」の一部の運用法でもあり，「天・地・人治療」の気街治療の具体的な施術方法の提示となっている．

9. 「天・地・人―水熱穴治療」と四肢の治療

『素問』水熱穴論篇に，「熱病を治する五十九兪を言えり……（中略）……頭上五行，行に五なる者は，以て諸陽の熱逆を越ゆるなり．大抒・膺兪（中府）・缺盆・背兪，此の八者は，以て胸中の熱を寫するなり．気街・三里・巨虚上下廉，此の八者は，以て胃中の熱を寫するなり．<u>雲門・髃骨[※1]・委中・髓空[※2]，此の八者は，以て四支の熱を寫するなり</u>．五蔵の兪の傍ら五，此の十者は，以て五蔵の熱を寫するなり」[58] とある．

[※1] 髃骨：王冰注により肩髃穴のこと．

[※2] 髓空：王冰注では腰兪穴のこと．

『鍼灸甲乙経』に，「腰兪は一名背解，一名髓空，一名腰戸」とあり，第二十一椎下の間に取穴している．

『鍼灸大成』に，名が 6 つある穴として「腰兪は一名背解，一名髓府，一名腰戸，一名髓孔，一名髓柱」とある．

王冰注などにより，『素問』水熱穴論篇でいう「髓空」は，「腰兪」というのが定説である．ただし，「腰兪穴の一名，髓空は脊中第二十一椎節下にあり」と続き，王冰は「髓空＝腰兪」を，「腰兪穴」と考えていたようである．

しかし，「雲門・髃骨・委中・髓空，<u>此の八者</u>は，以て四支の熱を寫するなり」の文中，<u>「此の八者」</u>とあることから，髓空も左右になければならない．つまり，「髓空＝腰兪」は腰兪穴だけをいうのではないことがわかる．

また，『素問』骨空論篇に，「髓空は脳後三分，顱際鋭骨の下に在り」という<u>風府穴</u>や「脊骨上空風府の上に在り」という<u>脳戸穴</u>，「脊骨下空尻骨下空」の<u>長強穴</u>，「いくつかの髓空は面の鼻を俠て在り」の<u>顴髎穴</u>などの記載があり，『素問』骨空論篇のいう髓空とは，髓や骨の隙間や切れ目にあるツボを指し，特定のツボのことではない．ただし，『素問』骨空論篇の具体的なツボの多くは，『素問』水熱穴論篇にある腰尻部の「髓空＝腰兪」には当てはまらないようである．

さて，『素問』繆刺論篇に「腰尻の解，両胛の上，是れ腰兪」とある．胛は背骨の両側の筋肉のことである．つまり，腰兪は，<u>腰と尻の間や脊柱傍側筋の上</u>にあることになる．

このことから，「髓空＝腰兪」とは腰と尻の間のこと，すなわち，「天・地・人」の境界

を指すと考えられる．腰兪穴や下髎穴だけでなく，『素霊の一本鍼』の力鍼穴や裏環跳などもこの位置に該当する．ちなみに，張景岳の『素問』（繆刺論篇）註や『鍼灸大成』の『素問』（刺腰痛篇）解説では，「腰尻の解，両胛の上」を下髎穴としている．これは，『素問』骨空論篇の「八髎は腰尻の分間に在り」とも合致をみる．

要は，『素問』水熱穴論篇が提示しているのは，四肢の愁訴には，雲門・髃骨・委中・髄空を取ることだということまではわかる．そして，すぐに思い当たるのは，上肢の愁訴には雲門・肩髃，下肢の愁訴には委中・髄空を取るということだろう．

古典研究者の間では，古典の記載は暗号のようなもので，すべてを提示してくれているわけではないと考えられている．そうであれば，この不完全な文言から，実際の臨床に即しながら，隠された真意を読み解かなければならないことになる．

ここでは，指示された施術穴から，上肢では前面（肺経・大腸経）の愁訴，下肢では後面（腎経・膀胱経）の愁訴のみの提示であると考えられる．

第4章で述べたように，『黄帝内経』は，多数の著者によって長年にわたって書かれた著作の集成だと考えられている．その著者たちの間の学説に分岐や対立があると同時に，同じ主張の論文が複数あることから，いくつかの流派があったと山田慶兒氏は推測している[45]．それが黄帝派，少師派，伯高派，少兪派，岐伯派である．

その中で『素問』水熱穴論篇，『素問』骨空論篇，『素問』繆刺論篇は，経絡系統についての論文である『素問』経水別論篇，気穴論篇，骨空論篇，調経論篇，繆刺論篇，『霊枢』九鍼十二原篇，本輸篇，邪気蔵府病形篇，根結篇，経別篇，経水篇，背腧篇などと同様に岐伯派の論文である．

ちなみに，この岐伯派の『霊枢』経別篇では，経絡の陰陽表裏経を一対にして，足の太陽膀胱経と足の少陰腎経を一合，足の少陽胆経と足の厥陰肝経を二合，足の陽明胃経と足の太陰脾経を三合，手の太陽小腸経と手の少陰心経を四合，手の少陽三焦経と手の厥陰心包経を五合，手の陽明大腸経と手の太陰肺経を六合と分類している．

『素問』水熱穴論篇が提示しているのは，この経別における最初の一合と最後の六合のみということが分かる．その間の二合〜五合が隠されていることは，三陰三陽の領域分割による経絡の原則が常識であった岐伯派にとっては，簡単に読み解けたのではないだろうか．つまり，四肢の治療は，十二経すべての三陰三陽の治療原則を導入することで完成すると考えられる．そのうえで，いずれの施術部位も体幹と上肢・下肢の境界部といえる付け根，天・地・人の境界部の関節部という共通性があることに着目すべきである．つまり，上肢・下肢は三陰三陽の領域分割になっているという原則と，経絡系統と天地人の交点が治療穴になるという天・地・人治療の原則が運用されていると考えられる．さらに，素経脈を加えると細やかな部位対応が可能となるため，この治療システムが完全なものとなる．

10. 素経脈が「腕踝針」の治療領域を拡大する

　上肢と下肢は三陰三陽で分割される経絡の支配領域が明確である．四肢に愁訴がある場合，愁訴の領域を支配する経絡が，そのまま，ずばり変動経絡（異常経絡）となる．異常経絡が確定すれば，その経絡への施術を VAMFIT の刺鍼順に行っていくと，確かな直後効果が得られる．

　しかし，病が深い場合，広がっている場合，愁訴が頑固な場合は，VAMFIT の原則どおりの刺鍼では，鍼数が多くなってしまうことがある．そういう時には『素霊の一本鍼』[64] で提示した上肢・下肢の愁訴への方法を知っていれば，小数穴できわめて効果的な治療ができる．

　なお，このように愁訴の領域が明確な場合，同様の発想に基づく治療法が中国にもある．『腕踝針』（張心曙著，第2軍医大学第1付属治療院精神神経科編，1978年）[65] がその方法である．

　この治療法は，愁訴の領域，病巣の部位が，身体を縦割りにした6区分のいずれにあるかで治療点を決めている．治療点は両側の手根部（手関節横紋の2横指上），足根部（内果の3横指上）に各6点あり，横隔膜の高さより上の愁訴には手根部，下の愁訴には足根部の治療点を使う（図6-8～6-10）．柳谷の一本鍼は，体幹の付け根（気街）から遠心性に愁訴部位をねらう方法であるのに対し，腕踝針は手関節，足関節の近くから求心性にねらう方法である．

　『腕踝針』が提示している領域にこだわらないで，経絡の三陰三陽の分割で運用すれば，VAMFIT との併用も可能となる．その場合は，『腕踝針』の上$_1$が心経，上$_2$が心包経，上$_3$が肺経，上$_4$が大腸経，上$_5$が三焦経，上$_6$が小腸経と対応しているものと考えればいいわけである．下肢については，下$_1$が腎経，下$_2$が肝経か脾経，下$_3$が脾経か肝経，下$_4$が胃経，下$_5$が胆経，下$_6$が膀胱経と対応している．ここで留意しなければならないことは，下腿と大腿では，肝経と脾経の経絡支配領域である三陰三陽の分割が入れ替わることである．このことから，下$_2$と下$_3$については，愁訴部位と支配経絡の関係を理解して臨機応変に対応しなければならない．

　なお，これらは，上肢と下肢の愁訴に限定したものと理解せず，体幹の愁訴にも対応できるものと考えたほうがいいだろう．そして，この『腕踝針』にも素経脈の概念を入れて，『腕踝針』ラインの間を流注しているラインを設定することで，より細やかな領域の治療が可能となる．

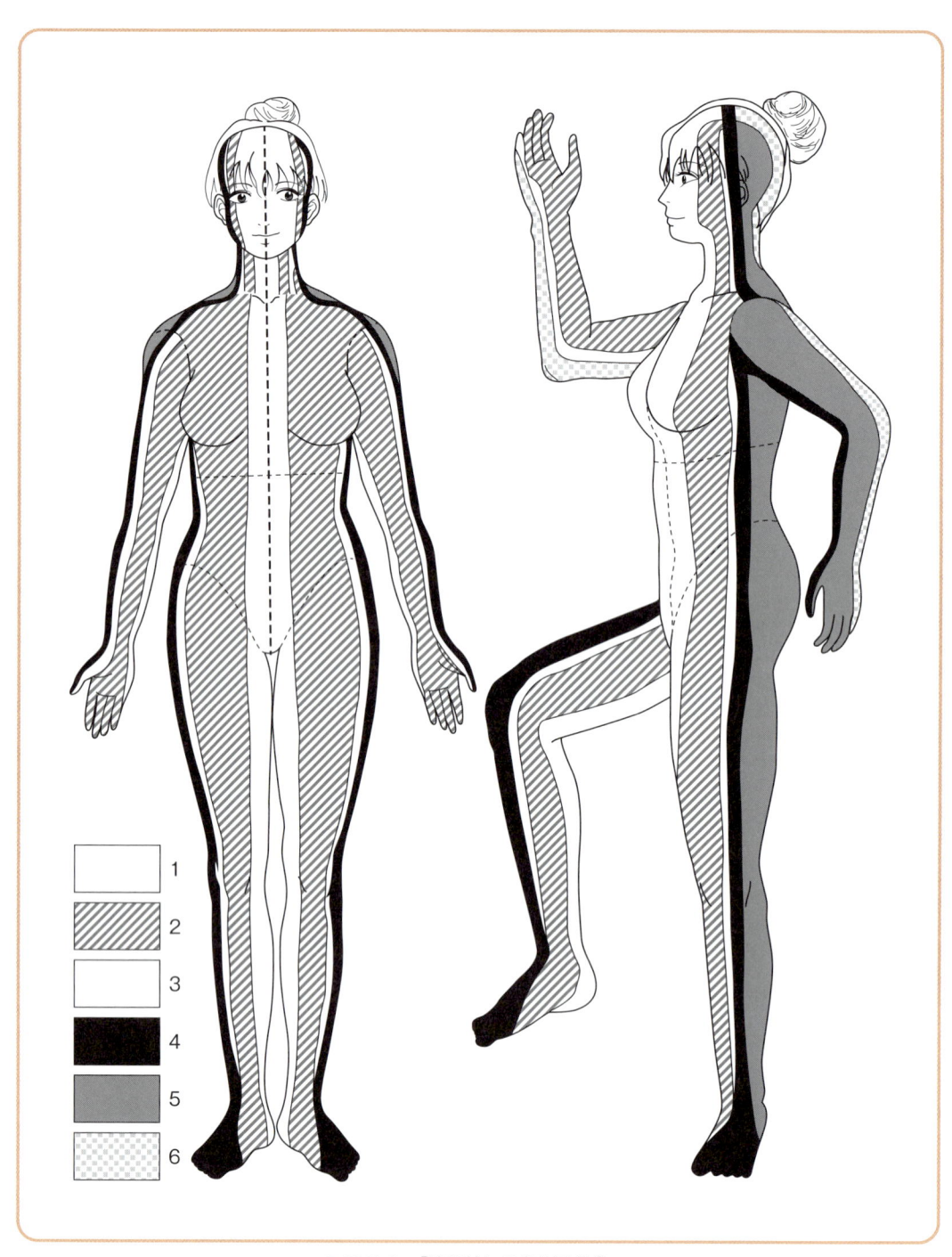

● 図6-8 『腕踝針』の身体区分① ●
（木戸正雄：素霊の一本鍼．ヒューマンワールド，2009 より）

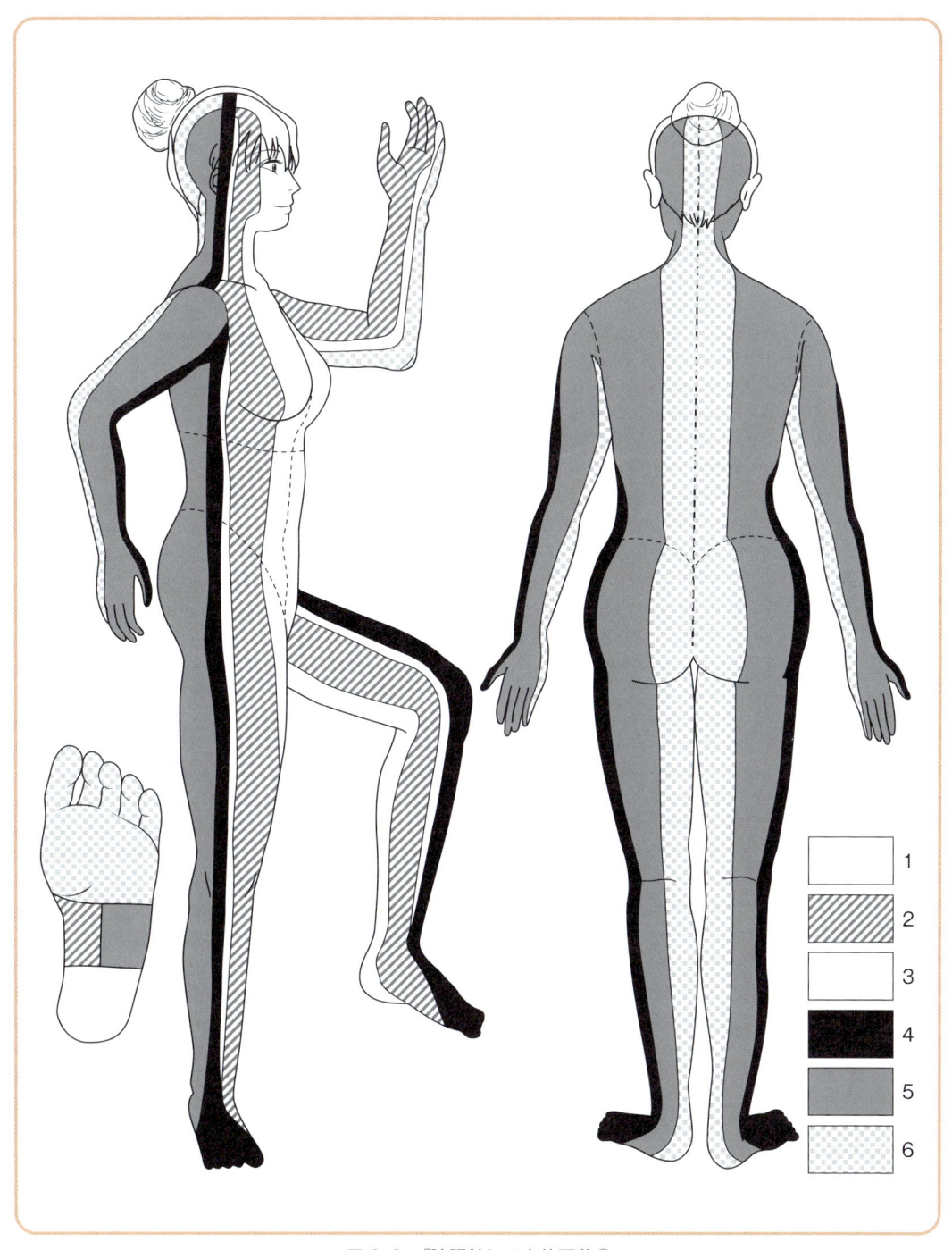

● 図 6-9 『腕踝針』の身体区分② ●
（木戸正雄：素霊の一本鍼. ヒューマンワールド，2009 より）

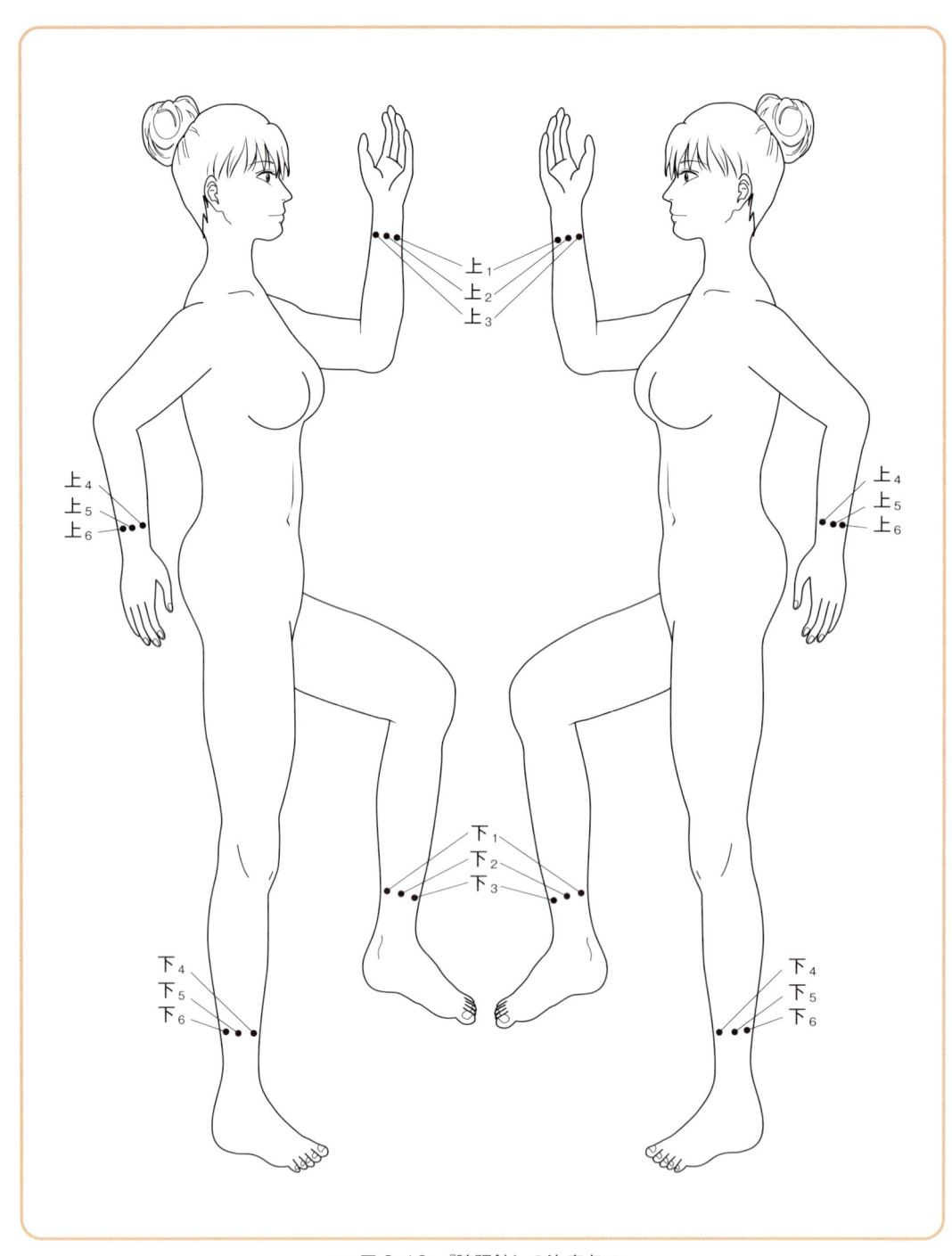

● 図6-10 『腕踝針』の治療点 ●
（木戸正雄：素霊の一本鍼. ヒューマンワールド，2009 より）

11. 症例

症例 1. 左手首の痛み　41 歳　女性　スポーツインストラクター

〔主訴〕約 2 カ月前から左手関節の尺側が痛くなり，鍋を左手で持ったときなどに痛みが強くなる．手首の背屈・掌屈のストレッチをやり過ぎたのが原因と思うとのこと．整形外科で痛み止めと湿布を処方されており，最初の自発痛は 3 〜 4 日でよくなったが，手首を動かすとズーンと痛くなる症状がまったくよくならない．

〔診断と治療〕自発痛はごく軽度で，局所の圧痛がある．腫脹，発赤はない．指伸展時での背屈と掌屈で痛みが増強する．とくに背屈がつらい．痛みは尺側手根屈筋腱の外側，心経と小腸経の間に沿ってある．心小脈の異常とみる．

　VAMFIT の診断では，左を向いたときに右天窓穴，右に向いたときに左霊神道穴付近にひきつれ感が出現．天窓穴は小腸経，霊神道穴は心経の異常とみるが，いずれも心小脈の異常ともよめる．

　なお，六部定位の比較脈診では肝虚証であった．

　本治法（曲泉穴への切皮置鍼）で，はじめの痛みを 10 とすると 7 になっていた（ペインスケール，以下 PS とする）．次に，心小脈上の手関節の上 2 寸の部位から局所に向けて寸 3-1 番ステンレス鍼を水平刺して 30 分間置鍼した．この刺鍼直後に PS が 2 になっていた．同様に，心小脈上の内側上顆の下 2 寸の部位から局所に向かう寸 3-1 番ステンレス鍼の水平刺を行い 30 分間置鍼した．

　抜鍼したときには，痛みはまったくなくなっていた（PS は 0）．

症例 2. 帯状疱疹後の正中神経痛　82 歳　男性　無職

〔主訴〕特につらいのは前腕前側の痛み，右手 1 指〜 3 指の屈曲時の痛みとひきつれ感．前腕の正中神経に沿って赤黒い痂皮した痣ができていて，その部位がうずく．

〔現病歴〕1 カ月半前に右上腕から前腕にかけて水疱ができたため皮膚科を受診したところ，帯状疱疹と診断され，ファムシクロビル（抗ヘルペスウイルス剤）を処方された．その 3 日後に右上肢が挙げにくくなり，痛みが強くでてきた．その症状が改善しないため，1 週間後に大学病院を受診したところ，C5 の帯状疱疹と診断され，プレドニゾロン（ステロイド）が追加された．それにより現在は右上肢の挙上はできるようになったが，痛みとひきつれ感は残り，この 1 週間はまったく改善していない．

〔診断と治療〕

　痛みの部位から心包経と肺経（肺包脈を含む）の異常と判断．

　頸部 VAMFIT の診断では，右風池穴，左天柱穴，右霊膏肓穴に反応．左は膀胱経，

右は心包経の異常といえる．風池穴は奇経の異常を疑う．

六部定位比較脈診では，右尺中重按で虚（陰維脈），左尺中軽按で虚（陽蹻脈）．陰維脈と陽蹻脈の虚から奇経二対脈による本治法の適応とする．

VAMFIT—奇経本治法として，右内関穴（陰維脈）—左申脈穴（陽蹻脈）への切皮置鍼，テープで固定したままとした．右霊肺兪穴と右霊厥陰穴，左膀胱兪穴に寸3-1番ステンレス鍼（セイリン製軟鍼）で直刺，1.5cm 程度の深さで細やかな雀啄術を 30 秒程度施術し，カマヤミニ灸を行うと，前腕の PS が 10 → 5 になった．次いで，右天泉穴（心包経）と右雲門穴（肺経）に遠心性に水平刺置鍼を行うと，前腕の痛みは取れたが，手掌の魚際から労宮にかけての領域に痛みが残っていた．そこで肺包脈の異常と考え，右手首の上 2 寸から手肺包穴に向けた水平刺と天泉穴のやや外側（肺包脈上）から遠心性の水平刺をしたところ，直後に痛みはすべて消失した（PS：5 → 0）．右手 1 指〜 3 指の屈曲時のつらさについても改善した（PS：10 → 1）．

4 日後の再診時，主訴のつらさは初日の 3 割程度になっており，同様の治療により再度改善した．その 1 週間後の治療前の主訴は 1 割程度のつらさであった．この頃から手肺包穴と天泉穴のやや外側への水平鍼だけの施術ですべての主訴が消失するようになっていた．とはいえ念のため，本治法は必ず加えるようにした．

その後，週に 1 度の治療を 3 回行った結果，主訴がまったく出現しなくなったとのことである．

症例 3．膝関節痛　44 歳　女性　エアロビクスインストラクター

〔主訴〕膝関節痛．

〔現病歴〕週に 3 回エアロビクスの指導をしている．先週，同僚と膝を伸ばすウエイトを行った後，両膝の奥に嫌な感じがあった．その日の夜，右下肢に体重をかけると，右膝の内側と後側に痛みが出てきた．エアロビクスの指導は 1 日だけ我慢しながら行ったが，今は左膝も痛み出したため休んでいる．腫れ，熱感はない．

〔診断〕脈診と腹診では肝虚証．

腰部の VAMFIT：仰臥位で立てた膝を左に倒させると，右の志室穴あたりが引きつれることを確認し，両風池，左天容（肝経），左天柱（腎経→陰蹻脈）に指を触れて同じ動作をさせると，腰の引きつれが軽減する．

〔治療と結果〕左曲泉付近の痛みが強いので，曲泉穴への刺鍼を避けたいことと，風池の反応から，奇経本治法の適応と考えた．左中封と左照海（陰蹻脈）に寸 3-1 番ステンレス鍼を切皮置鍼すると，初めの痛みを 10 とする PS が 2 になった．次いで，背部の基本穴（左右の霊肝兪，霊腎兪）と陰蹻脈の郄穴の左交信穴（昌陽脈でもある）と内踝尖穴に切皮置鍼と灸の施術を加えると，苦痛はほとんど感じなくなった．この

　1 回だけの施術で，その後の主訴の出現はない．

症例 4.　腰痛　39 歳　女性　事務職

〔主訴〕腰痛，頭痛，生理痛．

〔現病歴〕学生時代から生理痛に苦しんできた．お腹の奥から痛いが，腰が特につらい．頭痛もする．20 代の頃は婦人科に通院し，抗うつ剤と鎮痛剤を処方されていたが，仕事先が変わったことなどから，ここ数年通院していない．つらい時は市販薬で対応はしているが，今回は薬の効果がまったくない．

〔診断〕痛みの中心は仙骨部周辺から下腹部であった．

　　主訴からは，『素問』刺腰痛論が提示する足の太陰脾経の絡脈の病証（「腰の痛みが下腹部や脇腹にひびく」）に当てはまるが，それを踏まえて基本診断をしていく．

　　脈診では脾・胃の虚．次いで腎と心が弱い．腹診では胸脇苦満がある．

　　頸部 VAMFIT では，左天窓穴の奥と右人迎穴に虚の反応あり．

　　霊背兪 VAMFIT では，左霊心兪穴，霊肝兪，霊脾兪穴，霊腎兪，右霊胃兪穴，霊三焦兪，左右霊白環兪穴，上髎穴，次髎穴，中髎穴に虚の反応がある．

〔治療と結果〕霊背兪の異常が足の陰経すべてにあったことから，最初に足の三陰経と胃経を調整するために，昌陽脈の独陰穴に 05 分 –03 番ステンレス鍼を切皮置鍼したところ，直後に初めの痛みを 10 とすると 3 になった（PS）．

　　腹部の奥の痛みは残っていたが，仙骨部周辺の痛みがなくなった．

　　脈も改善されていたが，心の虚と胃の虚が残っていたので，VAMFIT －奇経本治法として，左霊道穴－右陥谷穴に切皮置鍼したところ，10 分後にはすべての主訴はなくなっていた（PS：3 → 0）．最後に，伏臥位にして，その時点で反応が残っていた霊肝兪穴，霊脾兪穴，霊胃兪穴，霊腎兪，次髎穴に切皮置鍼と施灸（筒灸）して施術を終えた．それにしても，独陰穴 1 穴の効果には，この例に限らずいつも驚かされる．

症例 5.　坐骨神経痛　46 歳　女性　主婦

　　　　　（第 50 回日本伝統鍼灸学会学術大会〔2022.10.30〕にて報告した内容を要約）

〔主訴〕左坐骨神経痛

〔初診日〕X 年 5 月 24 日

〔現病歴〕3 カ月前から左の下肢（殿部の奥，大腿後外側～下腿後外側～足部外側）に熱感と痛みを感じ，整形外科を受診．「坐骨神経痛」と診断され，薬剤（メチコバール）を服用し，整骨院での電気治療，鍼灸院にて吸角や鍼灸治療を継続していたが，症状がいっこうに改善せず当院を紹介された．趣味のテニスとランニングは，痛みのため

中止している.

［既往歴］数年前に整形外科にて頸椎症と診断された.

［バイタル所見］脈拍：70 回/分，体温：36.2℃

［理学検査所見］膝蓋腱反射（PTR），アキレス腱反射（ATR），長母趾伸筋背屈力はすべて正常．SLR テスト：左下肢 30°で痛み（症状）が出現.

［脈診］左尺中重按で虚（陰蹻脈），右尺中軽按で虚（陽維脈），左関上（胆）・尺中（膀胱）軽按で弦．陰蹻脈と陽維脈の虚から奇経本治法の適応とする.

［頸部 VAMFIT］左風池穴と左天牖の間（肉里脈）の異常

（第 1 診）

VAMFIT—奇経本治法：右外関穴（陽維脈）—左照海穴（陰蹻脈）切皮置鍼により VAS：80 → 40mm，SLR：30 → 40°となった.

肉里脈への施術：後陽陵泉穴（陽陵泉と委陽穴の間）に切皮置鍼，後懸鍾穴（胆経と膀胱経の間）に下方へ水平刺置鍼を行うと，VAS：40 → 10mm，SLR：40 → 60°となった.

天地人治療：霊三焦兪穴（T7 傍），霊腎兪穴（T8 傍）に切皮置鍼.

「中部」の「地」，「下部」の異常に対し，力鍼穴・裏環跳に 3 寸-5 ステンレス鍼で深さ 7cm 刺鍼し，施灸（米粒大）して 25 分置鍼した．抜鍼後，寸 6-1 ステンレス鍼で，華佗夾脊穴の反応点（上・中・下焦）に単刺術を行ったところ，VAS：10mm → 0mm，SLR：60°→ 70°となったため，施術を終了.

（第 2 診）

前回の治療後から下腿部〜足底の熱感と痛みは消失し，違和感が殿部の奥と大腿後外側にのみ残っていたので，前回の治療に環跳穴の刺鍼を加えた.

（第 3 診）

この日は肝虚証（本治法）と胆経を施術し，治療を終了した.

（第 4 診）

痛みが消失し，以前同様の生活を送っている．計 3 回の治療によって 3 カ月間続いた下肢痛の改善がみられ，現在まで再発はないという.

第7章

天・地・人のシステム
（VAMFITと併用したい治療システム）

1. 気街と天・地・人

　VAMFITでは気街の変動を考慮しなければならないことはすでに述べた．この気街を運用する場合，天・地・人のシステムの理解がなければ，十分な対応はできない．気街は天・地・人の一部として包含されているものだからである．

　天・地・人の三才思想は陰陽五行とともに東洋哲学の中核をなすものである．これは天地の気が交わることによって，人を生成するという思想であり，鍼灸医学でも人体の三焦理論や診断における三部九候論，刺鍼の深度などに応用されている．しかし不思議なことに東洋医学にとって，これほど重要かつ基本的な概念であるにもかかわらず，天・地・人の三才思想を活用した診断法や治療法について具体的かつ系統的に言及した文献は現在のところ見当たらない．私はその一部が『黄帝内経』（『素問』，『霊枢』）や『難経』の各篇に散見されることから，これらの時代にはすでに天・地・人の治療体系が存在していたはずであると考え，再構築することにした．

　『霊枢』衛気篇第五十二には「能く陰陽十二経を別つ者は，病の生ずる所を知る．虚実の在る所を候う者は，能く病の高下を得．六府の気街を知る者は，能く結を解き門戸を契紹するを知る．能く虚石の堅軟を知る者は，補写の在る所を知る．能く六経の標本を知る者は，以て天下に惑うことなかるべし」[17]とあり，陰陽虚実十二経絡の診断だけでなく，六腑の気街や六経の標本にも通じていなければならないことを強調している．ここで，経絡系統に関してはVAMFIT診断により効率のよい対応が可能であるが，気街については別の観点からの運用が必要となる．

　なぜなら，経絡系統はおもに人体を縦割りで区分したシステムであるのに対し，気街は人体を横に区分した天・地・人システムの一つだからである．標本とはVAMFITに運用される重要穴の中での標穴と本穴のこと（第3章表3-3-①）であって，経絡系統のなか

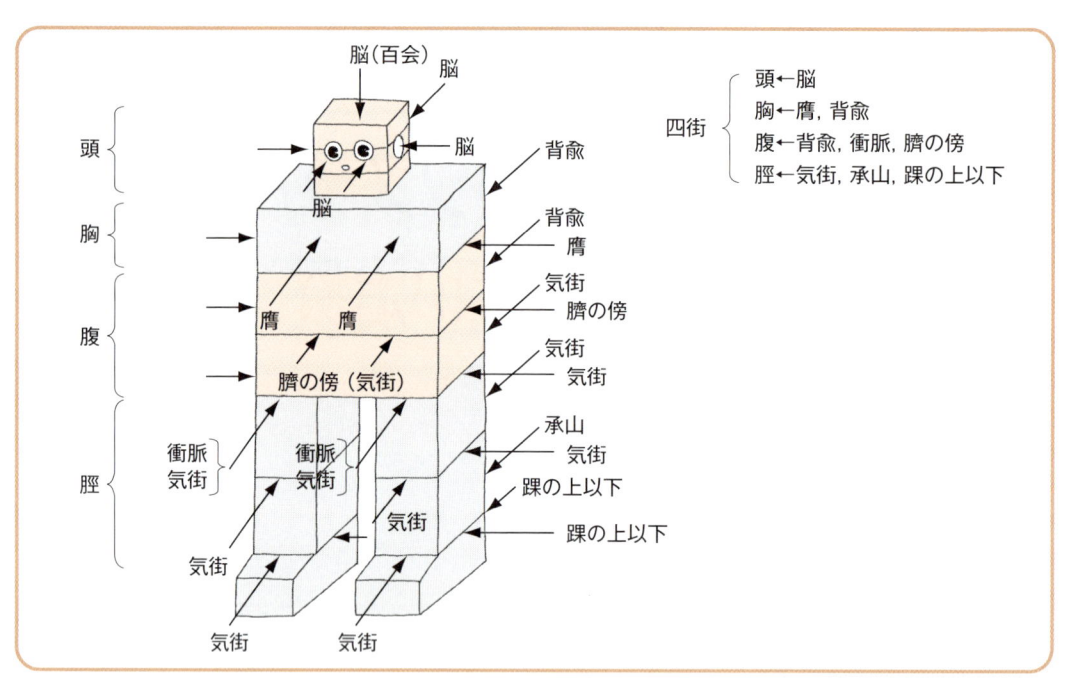

● 図 7-1　気街のシステム ●

に包含されているものではあるが，気街の運用ともまた深い関わりをもっている．

　『霊枢』衛気篇第五十二には「請う，気街を言わん．胸気に街あり，腹気に街あり，頭気に街あり，脛気に街あり．故に気の頭に在る者は，これを脳に止む．気の胸に在る者は，これを膺と背腧に止む．気の腹に在る者は，これを背腧と衝脈と臍の左右の動脈に干ける者とに止む．気の脛に在る者は，これを気街と承山，踝の上以下とに止む．此れを取る者は毫鍼を用い，必ず先ず按じて久しく手に応ずるに在りて，乃ち刺してこれに予う」[17]（第3章表3-3-②）とある．ここで治療部位になっている「脳」は標・本の陽経の標穴，「膺」および「背腧」は陰経の標穴に当たり，「踝の上以下」は陰陽経の本穴に相当する．すなわち，経絡系統の診断が確実であれば，VAMFIT の運用のなかで十分効力を発揮する．その場合，経絡と四街とが交差する穴を治療穴とすればよいわけである．問題となるのは，VAMFIT の経絡系統の診断が難しいときや変動を起こしている経絡が多数ある場合である．そのような場合は痛みや異常感が横に拡がり，気街を含む天・地・人システムの単独運用が適応となる．気街とは気の往来するルートであると同時に結び目での気を解き，戸を開いて流通することができる要所のことである．結び目とは関節であり，戸を開かねばならない場所とは天と人，人と地の境界であると考えられる．私たちは『霊枢』衛気篇第五十二の記載と数多くの臨床症例からの考察の結果，図7-1 に示すような治療システムを構築し，運用している．なお，後述する天・地・人治療理論や三焦治療システムを組み込むことによりさらに完成度の高いものとなる．

　この衛気篇による気街システムはこれから述べていく天・地・人システムの原型ともいうべきもので，運用はきわめて簡単である.

（1）人体全体を図示したごとく四街（「頭」・「胸」・「腹」・「脛」）の 4 区分に分け，その立体的な輪切りをイメージし，どの区分に異常があるかを診断する. たとえば，腰痛があれば「腹」の領域の気街変動として，治療穴を決定する.

（2）診断された四街部位の前後と側面から 1 穴ずつ治療穴を選び，切皮置鍼を行う. ただしこの場合，それぞれの部位でとくに反応の強い穴を見つけなければならない. 指が触れたときに吸い込むように感じる穴を探すのがコツである.

（3）打った鍼を吸い込んでいくような穴に対しては切皮置鍼にこだわらないで，鍼の重みを利用して刺入していくと効果が倍増する. 要はそのツボが求めている鍼の刺激を与えることである.

（4）原則として愁訴部位（患部）の施術は最後に行う.

（5）図示した矢印の方向は水平になっているが，「百会」だけは垂直方向である. その垂直ラインは「頭」「胸」「腹」「脛」すべてを貫通している. このことは「百会」だけは特別仕様になっていて「頭」だけでなく，「胸」「腹」「脛」のどの変調にも用いることを示唆している. さらに百会穴を中心として，前後左右 1 寸のところに各々ある神聡四穴（四神聡）の運用をも考慮にいれる.

（6）四街各々の治療穴スタンダードパターンは次のとおりである.

【患部】　　【治療部位】

「頭」──百会（四神聡），［前方向］攅竹，晴明など

　　　　　　　　　　　　　［横方向］聴宮，糸竹空など

　　　　　　　　　　　　　［後方向］天柱

「胸」──百会（四神聡），［前方向］天池，中府など

　　　　　　　　　　　　　［横方向］側胸点（大包・淵腋）

　　　　　　　　　　　　　［後方向］背兪穴

「腹」──百会（四神聡），［前方向］肓兪，天枢などと気衝付近の鼠径部

　　　　　　　　　　　　　［横方向］側腹点（帯脈）

　　　　　　　　　　　　　［後方向］背兪穴

「脛」──百会（四神聡），［前方向］気衝付近の鼠径部と膝関節，足関節の前面

　　　　　　　　　　　　　［横方向］股関節と膝関節，足関節の側面

　　　　　　　　　　　　　［後方向］承山と股関節，膝関節，足関節の後面

（7）治療穴パターンの運用例.

　〔腰痛の例〕

患部が腰の場合，「腹」の気街変動であるので，百会穴と四神聡の中からとくに反応（ブヨブヨになっている）の強い穴を選んで切皮置鍼する．なお，この四神聡の反応は主訴のある側に出現しやすい．次に臍の横並びのライン上で反応の強い穴を検索していき，その穴に切皮置鍼する．肓兪穴，天枢穴，大横穴などである．さらに腹部外側の穴に刺鍼する．多くは帯脈穴付近に強い反応がある．そのうえで，衝脈の起こる鼠径部および，殿溝部付近の穴に刺鍼する．この外側腹部や鼠径部の穴は打った鍼を吸い込んでくることが多いので切皮置鍼にこだわらず，その穴の要求に合った深度，手技を選ぶことになる．

　　最後に背兪穴であるが，腰痛部位のうち，もっとも強い圧痛や自発痛のある点を取穴する．

以上の操作で著効が得られることが多いが，この時点で満足な愁訴の軽減がない場合は，縦ラインの調整，すなわち VAMFIT が必要か否かの診断をしなければならない．気街の調整によって，横に広く出ていた異常エリアが縦に狭まって経絡系統の変動がはっきりしてくる場合もあり，その時点で VAMFIT 治療が可能となる．

ちなみに熱病に対する天・地・人における治法は『素問』水熱穴論篇第六十一にパターン化されているので，参考に記しておく．

「治熱病五十九兪．……（中略）……頭上五行，行五者，以越諸陽之熱逆也．大杼膺兪缺盆背兪，此八者，以写胸中之熱也．気街三里巨虚上下廉，此八者，以写胃中之熱也．雲門髃骨委中髄空，此八者，以写四支之熱也．五蔵兪傍五，此十者，以写五蔵之熱也」[15]

「頭」諸陽経の上逆で起こる熱——頭上五行に 5 つずつ並んでいる 25 穴のうち頭を圧してブヨブヨした処

「胸」胸中の熱————————大杼・膺兪（中府穴）・欠盆・背兪（肺兪穴）

「腹」胃中の熱————————気街・足三里・上巨虚・下巨虚

「脛」四肢の熱————————雲門・髃骨（肩髃穴）・委中・髄空（腰兪穴）

「臓」五臓の熱————————刺熱穴の傍

2. 動脈拍動部と衝脈の気街

　　奇経の衝脈が，人体を縦割りにした「経絡系統」と，人体を輪切りにした「天・地・人のシステム」双方に関連した治療システムをもっていることは前に述べた．

　　『黄帝内経』（『素問』，『霊枢』）のなかで衝脈についての記載がある篇を記していくと『素問』の上古天真論篇第一，挙痛論篇第三十九，痿論篇第四十四，気府論篇第五十九，骨空論篇第六十，『霊枢』の海論篇第三十三，逆順肥痩篇第三十八，動輸篇第六十二，五音五味篇第六十五，百病始生篇第六十六，歳露論篇第七十九と枚挙にいとまがない．ほかの奇経

については『黄帝内経』（『素問』，『霊枢』）では記載があってもわずかであるのに比較して，衝脈は情報量がもっとも多く，しかも広範囲にわたっている．

　　『素問』痿論篇第四十四「衝脈者，<u>経脈之海也</u>．主滲灌谿谷，与陽明合於宗筋．陰陽惣宗筋之会，<u>会於気街</u>．而陽明為之長．皆属於帯脈，而絡於督脈．故陽明虚，則宗筋縦，帯脈不引．故足痿不用也」[15]

　　『素問』骨空論篇第六十「衝脈者，<u>起於気街，並少陰之経</u>，侠斉上行，至胸中而散」[15]

　　『霊枢』海論篇第三十三「衝脈者，<u>為十二経之海</u>．其輸上在于大杼，下出于巨虚之上下廉」[13]

　　『霊枢』逆順肥痩篇第三十八「夫衝脈者，<u>五藏六府之海也，五藏六府皆稟焉</u>．其上者，出於頏顙，滲諸陽，灌諸精．其下者，<u>注少陰之大絡，出于気街</u>，循陰股内廉，入膕中，伏行骭骨内，下至内踝之後属而別．其下者，並于少陰之経，滲三陰．其前者，伏行出跗属，下循跗，入大指間，滲諸絡而温肌肉」[13]

　　『霊枢』動輸篇第六十二「衝脈者，<u>十二経之海也</u>．<u>与少陰之大絡起于腎下，出于気街</u>，循陰股内廉，邪入膕中，循脛骨内廉，並少陰之経，下入内踝之後，入足下．其別者，邪入踝，出属跗上，入大指之間，注諸絡，以温足脛．此脈之常動者也」[17]

　　『霊枢』五音五味篇第六十五「衝脈，任脈，皆起於胞中，上循背裏，<u>為経絡之海</u>．其浮而外者，循腹右上行，会於咽喉，別而絡脣口」[17]

　これらの記載では衝脈は「経脈の海」「十二経の海」「五臓六腑の海」「経絡の海」であり，五臓六腑は皆，衝脈から精血を受けているとされている．すなわち衝脈は五臓六腑・十二経絡すべてに強い影響を与えるもので，奇経の中でもとくに枢要なものである．このことは『霊枢』海論篇第三十三に衝脈が「十二経の海」として胃（水穀の海）・膻中（気の海）・脳（髄の海）とともに四海の一つとして位置づけられていることや，十二経の中でも最重要な脾・胃経と腎・膀胱経との関連がとくに高いことからも理解できる．衝脈の総穴は脾経の絡穴である公孫穴であり，その流注は腎経に注いでいる．また，治療穴は胃経の気衝穴や，上巨虚穴，下巨虚穴と膀胱経の大杼穴が当てられている．古代より後天の気・胃の気の源であるのみならず，中央として要所にある土の性質をもつ脾・胃と先天の気・生命の根源である腎は別格の扱いを受けている．十八絡脈には，脾経・胃経や腎経・膀胱経を含む十四経の絡脈のほかに，脾の大絡と胃の大絡，少陰（腎）の大絡，および太陽の大絡が別に設けられていることもその一端である．これらの大絡と衝脈との関係は第 2 章でも触れた．

　これらのことから，衝脈の施術によって，十二経脈，五臓六腑まで全身すべての調整ができることになる．さらに，衝脈を枢要にしているもう一つの特徴はその流注上における天・地・人の要所に動脈拍動部をもっていることである．

　『素問』三部九候論篇第二十の，人体を上・中・下の 3 部に分割したものをさらに天・地・

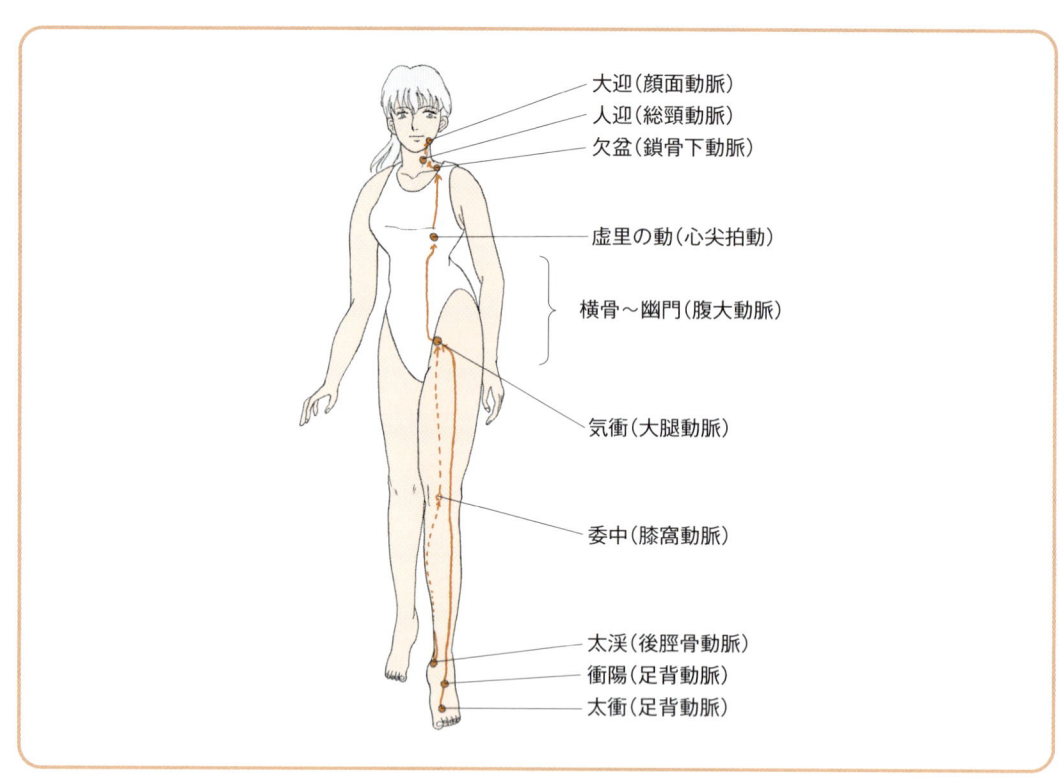

人の３候に分け，脈診部位を９カ所として診断に用いる方法は，三部九候脈診としてあまりにも有名である．また，人体の中で表在性の動脈拍動部はすべて経穴の存在する部位であることからも，古人はこの動脈拍動部を診断部としてだけでなく治療部位としても活用していたと考えられる．

　衝脈の"衝"はその語義から動脈拍動部を表していると考えられ，その流注上に動脈拍動部が並んでいることがわかる．下から，太衝穴（足背動脈），衝陽穴（足背動脈），太渓穴（後脛骨動脈），委中穴（膝窩動脈），気衝穴（大腿動脈），横骨穴～幽門穴（腹大動脈），虚里の動（心尖拍動），欠盆穴（鎖骨下動脈），人迎穴（総頸動脈），大迎穴（顔面動脈）となる（図 7-2）．これらのツボが衝脈の治療穴としての機能を有しているのである．

　私は奇経，とくに任脈・督脈とともに衝脈と帯脈が天・地・人の治療システムにおけるキーになるものであると考えている．衝脈は腎経，胃経，脾経，および膀胱経と密に関係をもって，体幹の側面を除く，前面と後面のすべてを一周して身体を縦に束ねている．帯脈は腹部全体を帯状に一周して身体を横に束ねるとともに，帯脈穴（起穴）と足臨泣穴（総穴）で胆経と連繋して人体の側面を担当している．すなわち衝脈と帯脈によって，人間の体は縦横に前後左右上下から帯状に梱包され守られているのである．衝脈と帯脈を模式的に示したものが図 7-3 である．気街システムの基本的な治療パターンが前後方向，およ

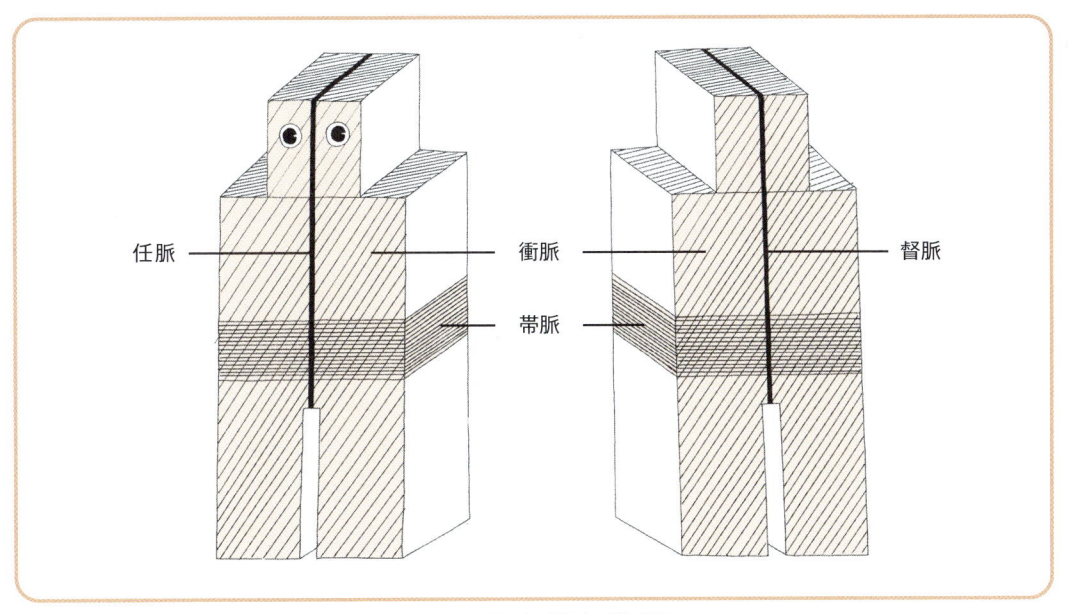

● 図 7-3　衝脈と帯脈の模式図 ●

び側方向からの施術を原則としているのは，この衝脈・帯脈と天・地・人の交差部位に治療点を求めるからである．

3. 気街システム完成のヒント

　募穴と背兪穴の刺鍼による陰陽同時取穴としてよく知られている『霊枢』五邪篇第二十「邪肺に在れば，則ち皮膚痛み，寒熱し，上気して喘ぎ，汗出で，欬して肩動かすを病む．これを<u>膺中の外腧</u>と，<u>背の三節五蔵の傍</u>に取る．手を以て疾くこれを按じ，快然たれば，乃ちこれに刺す．これを<u>缺盆中に取りて以てこれを越す</u>」[13] では，肺が邪に侵された場合に側胸上部の中府穴と背部第三椎の傍の肺兪穴を取穴することを指示している．ここで，注目したいのは同時使用している欠盆穴である．欠盆穴は身体の三才でいう上部と中部の境界にある穴で気街の一つである．ここで述べられているのは四街でいう「胸」の変動の治療として，「膺」と「背腧」の前後表裏の陰陽刺鍼に加えて，「中部」にある肺の異常を，「上部」の境界部からの刺激によって調整する方法である．『霊枢』衛気篇第五十二で組み立てられている気街の治療システムでも，「胸」の治療での記載こそ抜けているが，「腹」や「脛」の場合にはその境界部からの刺激によって調整を図ることが明記されている．このことは各部の境界部，連結部を治療部位とするというこの原則が気街システムを完全なものにするために必要な治療原則であるということを示唆している．この人体の天・地・人の治療理論の導入により，気街システムが完成することになる．

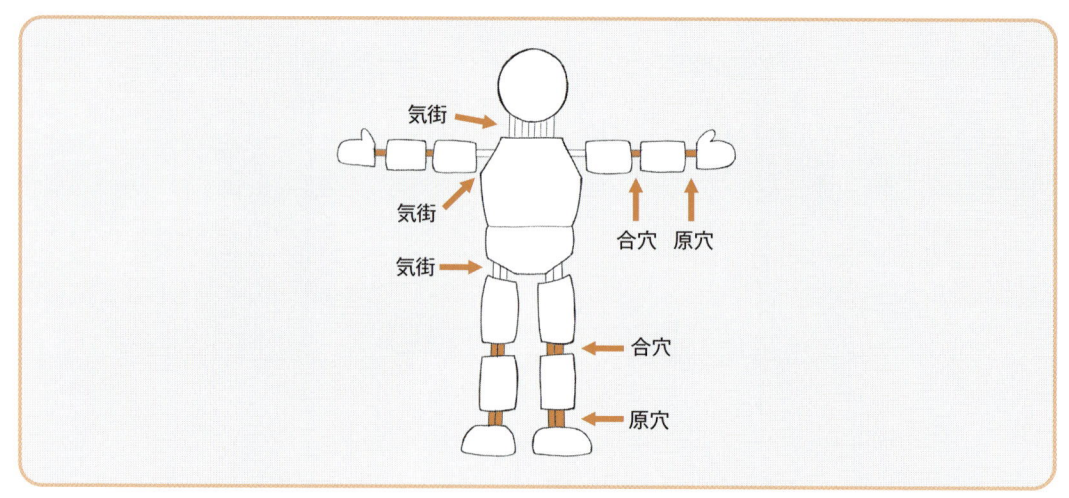

● 図 7-4　連結部の模式図 ●

4. 連結部は重要部位

　『霊枢』衛気篇第五十二「請う，気街を言わん．胸気に街あり，腹気に街あり，頭気に街あり，脛気に街あり」[13]．

　頭部・上肢・下肢は体幹からの突起物として考えられている．古典では体幹をさらに胸と腹の上下に分割して，この体幹と頭部と下肢での気が集まり巡るルートを気街として重視している．気街の治療システムは体幹と突起物との連結部における気の通り道の滞りを解消することであると考えられる．連結部はとくに気・血・津液の滞りやすい部位である．上肢，下肢もそのなかにそれぞれの連結部をもっている．上肢では肘関節と手関節，下肢では膝関節と足関節である．この連結部が中国医学の古典人にとって大切であったことは，それぞれの経絡を代表する穴である原穴と合穴の位置からも容易に想像できる．合穴は肘関節と膝関節付近に，原穴は手関節と足関節付近に集中して存在している（図 7-4）．肩関節や股関節付近にある経穴群には要穴としての名はないが，上肢や下肢の付け根にあるこれらの穴への刺鍼による神効ともいえる治療効果は，たびたび経験されるものである．連結部が気街のシステムの中でもとくに重要な部位であることから「八虚」「八谿」を運動の要として，また気血が会合する要所として，診断や治療に活用できることになる．

　天・地・人理論では肩関節，股関節は体幹と突起物をつなぐ部位で，とくに体幹と下肢においては「人」と「地」の間である．また，上肢と下肢においては，肘関節と膝関節は「天」と「人」の間であり，手関節，足関節は「人」と「地」の間である．ただし，上肢や下肢については上下天地をひっくり返して考える場合もある（図 7-5-a，b，c）．

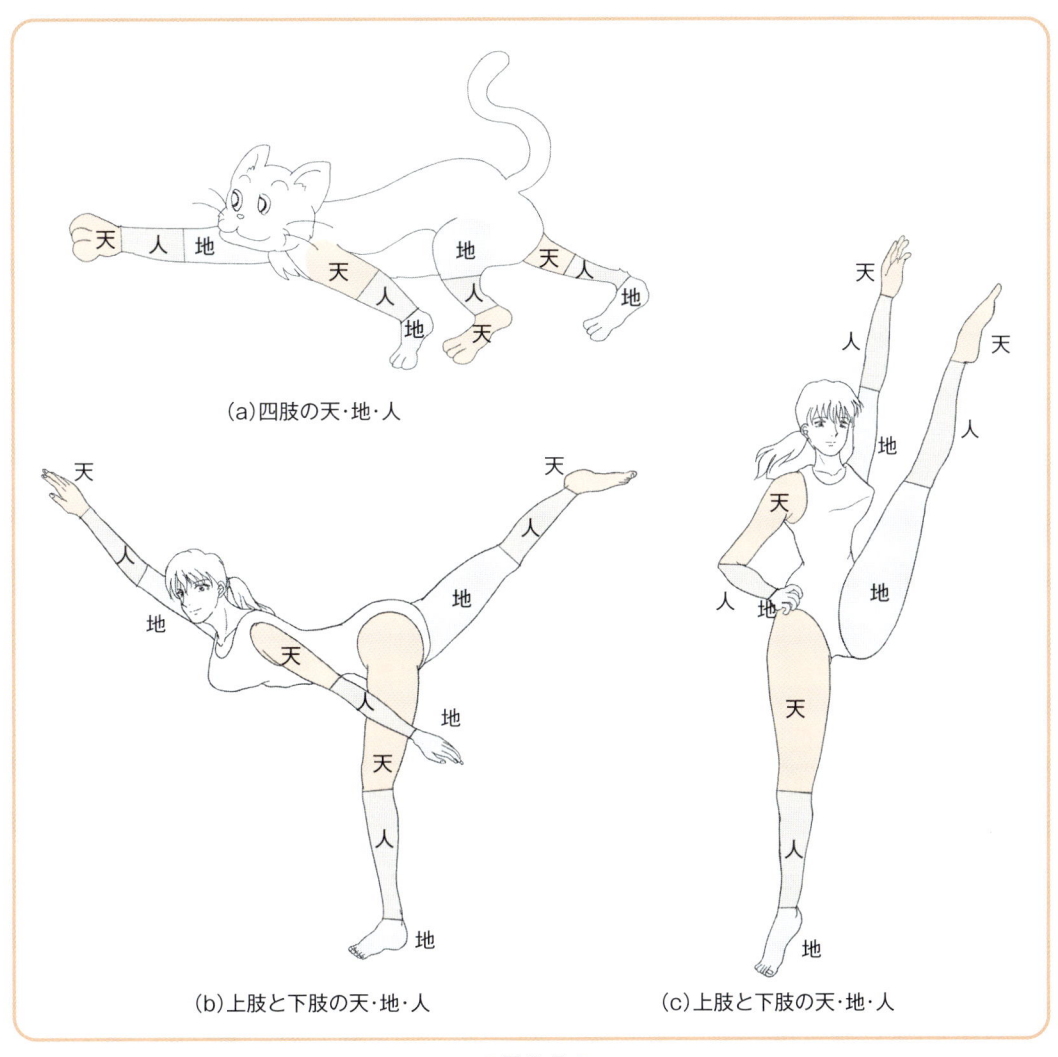

(a)四肢の天・地・人

(b)上肢と下肢の天・地・人

(c)上肢と下肢の天・地・人

● 図 7-5 ●

5. 八虚，八谿，大谷十二分は連結部

　八虚について『霊枢』邪各篇第七十一では「黄帝　岐伯に聞いて曰く，人に八虚あり，各おの何をか以て候う．岐伯答えて曰く，以て五臓を候う．黄帝曰く，これを候うはいかん．岐伯曰く，肺心に邪あれば，其の気両肘に留る．肝に邪あれば，其の気両腋に流る．脾に邪あれば，其の気両髀に留る．腎に邪あれば，其の気両膕に留る．凡そ此の八虚なる者は，皆機関の室にして，真気の過ぎる所，血絡の遊する所なれば，邪気悪血，固より住留することを得ず．住留すれば則ち筋絡骨節を傷り，機関屈伸することを得ず，故に痀攣するなり」[17]と，八虚は真気と血絡の通行会合するところで，八虚によって五臓の疾患の診断と治療ができることをその原理とともに述べている．八虚とは筋と骨の間隙であり，

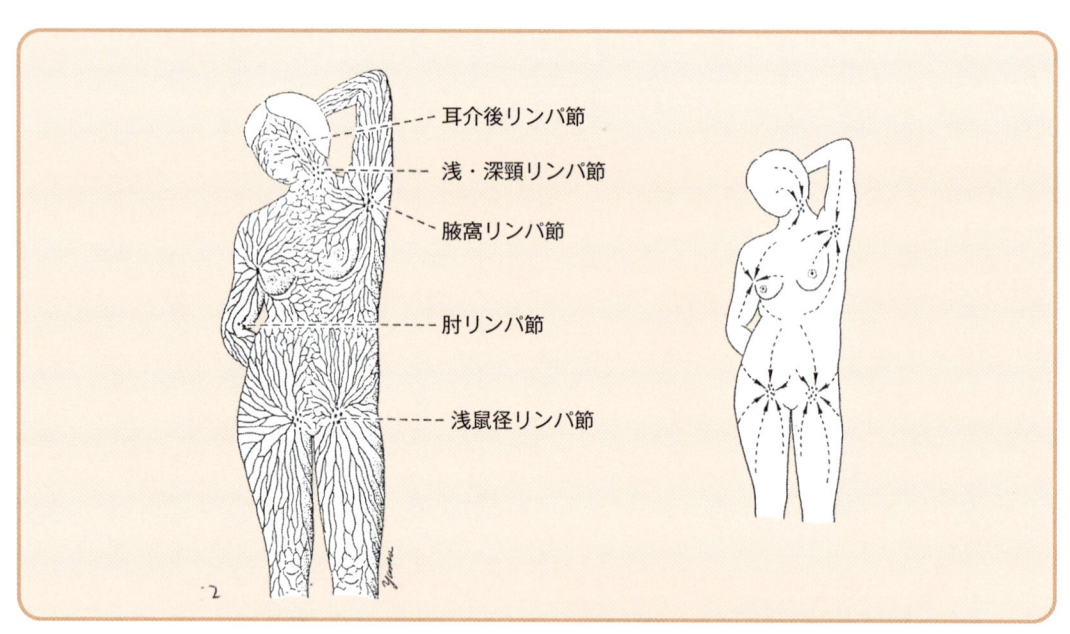

● 図 7-6　体の表面のリンパ管とリンパ節．右はリンパの流れ ●

（山田安正：現代の解剖学．金原出版，1992[66] より）

肘・腋・髀・膕の部位である．すなわち，これら肘関節，肩関節（腋窩部），股関節，膝関節（膝窩部）の四肢の大関節は四肢の運動の要となる部位であり，この八虚の異常により運動障害が起こると考えられている．

　この八虚に似た概念に四支八谿と大谷十二分がある．

　『素問』五蔵生成篇第十には「諸脈なる者は，皆目に属し，諸髄なる者は，皆脳に属し，諸筋なる者は，皆節に属し，諸血なる者は，皆心に属し，諸気なる者は，皆肺に属す．此れ四支八谿の朝夕なり．……（中略）……人に大谷十二分，小谿三百五十四名有りて，十二兪少なし．此れ皆衛気の留止する所，邪気の客する所なり．鍼石縁りてこれを去る」[16] とある．「四支八谿とは肘と手関節，膝と足関節のことで，合計すると八カ所あるので八谿とよぶ」[16]「大谷は肉と肉との大きな接合部．小谿とは小さな接合部」[16] と石田秀美氏らは解説している．ここでいう大谷十二分すなわち，大きな接合部十二カ所についての具体的な説明はないが，おそらく四支八谿の肘関節，手関節，膝関節，足関節に腋窩（肩関節）と鼠径部（股関節）を加えた，人体にある十二の大関節を指しているのであろう．いずれにしてもこれらは諸髄，諸筋，諸血，諸気が出入りしているところであり，衛気が行って留まる場所であり，同時にまた外邪の侵犯を受けやすい門戸でもあるとされている．なお，これらの部位は解剖学的にも「頭からのリンパ管は頸部に，上肢と胸部からのものは腋窩に，腹部からのものは鼠径部に集まってくる．これらの部位にはそれぞれ浅・深頸リンパ節，腋窩リンパ節，浅鼠径リンパ節がある（図 7-6）」[66] とされ，上半身における腋窩リンパ節，下半身における鼠径リンパ節に代表されるように，全身のリンパを集める

部分でもあり，リンパ節は免疫抗体の産生など身体の防衛機能を担っている．さらに，これらの部位は大きな動脈の表在部として，血流や体温および自律神経にまで影響を及ぼしやすい所として認識されている．たとえば，熱中症の救急処置の基本ともなっている頸部，腋窩部，鼠径部などを氷などで冷やすこと[67]は急激に体温を下げる方法として有効である．

6. 小宇宙としての人間

　古代中国医学の生理学の基本概念が気であることはよく知られている．このことについて，山田慶兒氏による表現が理解しやすい．「天地の間（宇宙）には気が充満しており，万物は気からできている．人も万物のひとつであり，『荘子』がのべたように，気の凝集したものにほかならない．……（中略）……気は流体だから，運動は波として伝わっていく．気の充満する空間は一種の場と考えてよい．気の場の中を波が伝わる，その現象が感応である．……（中略）……池の中に石を投げたとき，波がひろがり，浮かんでいる舟や岩やあるいは岸にぶつかって，返す波となる情景を心に描けば，すぐにわかるだろう．感応の無限連鎖反応系といおうか．部分と部分，そして部分と全体がたえず響きあい，秩序をつくりだしている感応場，それが気の世界である．人体もまたひとつの感応場であり，脈診と脈法がそこに根拠を置いていることは，すでに述べた．天地と人，大宇宙と小宇宙のあいだにも，とうぜん感応関係が想定されていた」[45]．

　古代中国では人間を小宇宙と考えて，人類をはじめすべてのものを創造した大宇宙に抱かれ一体となった存在と考えていたのである．つまり，人間の身体も万物もすべて気で成り立っていることから，大宇宙と小宇宙の気の交流によって，部分は全体となり，全体は部分でもあると考えたのである．小宇宙の中にまたもっと小さな宇宙があり，それが小宇宙である人間全体を投影しているわけである．このように人間の身体の中に無限に小宇宙が存在するというのが天・地・人の法則である．

　この発想を根拠とした治療システム，鍼法もまた限りなく出現することになる．その小宇宙が顔だと考えれば「顔鍼法」に，頭とすれば「頭鍼法」に，目であれば「眼鍼法」に，耳となれば「耳鍼法」に，鼻でいえば「鼻鍼法」に，手なら「高麗手指鍼法」に，足では「足の反射帯療法」としてそれぞれシステム構成されてきたわけである．こういう相関を利用した治療法が優れた治療効果を発揮することはよく知られている．これらのことは近年の歯の咬合や仙腸関節での歪みが全身に影響を及ぼすことや，その調整を行うことにより全身のあらゆる症状を軽減させるという報告にも通底する．

　「天・地・人」は大宇宙に対応している人間を小宇宙として認識して，その人間の中の一部分（part）をより小さな宇宙として対応させるこれらすべての治療法を包含する本源

ともいえる考え方である．この思想に基づく治療システムが「天・地・人」治療システムとなる．

7. 「天・地・人」治療システムの原則

『素問』三部九候論篇第二十には「天地の至数は一に始まり，九に終わる．一なる者は天，二なる者は地，三なる者は人なり．因りてこれを三にす．三三なる者は九，以て九野に応ず．故に人に三部あり，部ごとに三候あり．以て死生を決し，以て百病を処し，以て虚実を調えて，邪疾を除く．帝曰く，何をか三部と謂う．岐伯曰く，下部あり，中部あり，上部あり，部に各おの三候あり．三候なる者は天あり，地あり，人あるなり．必ず指してこれを導けば，乃ち以て真たり」[16]，『素問』離合真邪論篇第二十七には「審らかに三部九候の盛虚を捫循してこれを調う．其の左右上下の相い失し及び相い減する者を察し，其の病の臓を審らかにして以てこれを期す．三部を知らざる者は，陰陽別かたず，天地分かたず．地を以て地を候い，天を以て天を候い，人を以て人を候い，これを中府に調え，以て三部を定む．故に曰く，刺すに三部九候の病脈の処を知らざれば，大過の且に至るありと雖も，工禁ずること能わざるなり」[16] と記されているとおり，『素問』では人体を三分割した天・地・人の各々をさらに三分割して天・地・人としている．私たちは言葉の煩雑さを避けるために前者を上・中・下，後者を天・地・人と呼ぶことにしている．

この『素問』に記されている天・地・人に準拠して，人間全体が九分割された場合の上・中・下の天・地・人の各々を対応させることが「天・地・人」治療システムの原則である．身体のどの部位における「天」も他のすべての「天」と連関していることになる．この相関関係は「地」についても，「人」についても同様である．

ただし，逆に天を地に，地を天に倒立にして対応させる場合もある．そのために，上肢や下肢については天・地が逆になっている説が出現してくるのである．このことは凸レンズによってできる像が，物体が焦点距離よりも遠いと倒立実像になり，近いと正立虚像になるのと似ている．痔に対して百会穴の灸が奏功するのもこの原理によるものである．これらのことは「上は下に取り，下は上に取る」や「左は右に，右は左に取る」などの原則にも通底している．

この天・地・人治療システムの原則を発展させることで，耳鍼法などのシステムに代表されるような，部分は全体として治療し，全体は部分として治療することが可能となる．人間は気の存在であることから身体のあらゆる部位にある気は同一のものである．その気は人間のどんな小さな部位にも共通している．換言すれば，人体全体を天・地・人に分割すると，また各々の天・地・人の中に天・地・人が，またその各々の中に天・地・人が存在するというふうにこの3分割は限りなく続いていくので，人体の中に無限に天・地・

人が存在することになる．そのすべてが各々感応し，身体全体の縮図になることから治療パターンは無限に拡がっていく．

8. 臍は小宇宙としての人体の中心

臍は天にある北極星にたとえられる．古代から天にあるすべての星々が北極星を中心に周っていることが認識されていた．北極星が天の中心であるなら，臍は人体の天・地・人の中央にあり，まさに中央の中の中心として位置付けられている．また，人は出生するまで母体の胎盤と臍で繋がって，養分や酸素の摂取と二酸化炭素その他の老廃物の排泄を行っている．すなわち，生命の維持は臍を介して行われていることから，生命の根源になっていたところでもある．

これまでにも，この臍の周囲で全身の診断や治療が行えることの報告がみられるが，私たちはとくに司天（滑肉門穴）と在泉（大巨穴）の穴に注目している．臍を中心に左右各々の上半身を司るのが司天穴であり，下半身を司るのが在泉穴である．

司天　　右滑肉門穴　　➔　　右上半身
　　　　左滑肉門穴　　➔　　左上半身

在泉　　右大巨穴　　➔　　右下半身
　　　　左大巨穴　　➔　　左下半身

これに天枢穴を配すると天・地・人のシステムの一つになる．すなわち，天は滑肉門穴，人は天枢穴，地は大巨穴に相当することになる．この考えを発展させると，六部定位脈診の配当部位とも相関があることがわかる．右滑肉門穴は肺と大腸，右天枢穴は脾と胃，右大巨穴は心包と三焦，左滑肉門穴は心と小腸，左天枢穴は肝と胆，左大巨穴は腎と膀胱に当たる．あるいは，その内側の肓兪穴を脾・胃と肝・胆として，その1寸上に肺・大腸と心・小腸を，1寸下に心包・三焦と腎・膀胱を配当させることもできる．なお，この場合，水分穴は督脈，陰交穴は任脈になる．

これらは診断部位としても治療点としても臨床に運用，重宝している（図 7-7）．

9. 「標幽賦」の天・地・人

『鍼経指南』を著した金元時代の名医竇黙の作とされる歌賦「標幽賦」は『鍼経指南』『鍼灸大全』『鍼灸聚英』『鍼灸大成』など多くの書物に引用されている．この歌賦には「天, 地, 人三才也. 湧泉同璇璣, 百會. 上, 中, 下三部也. 大包與天枢, 地機」[28] の条文がみられる．ちなみに中国の解説本『鍼灸大成校釋』にある解説をみると，「百会, 璇璣, 湧泉の三つ

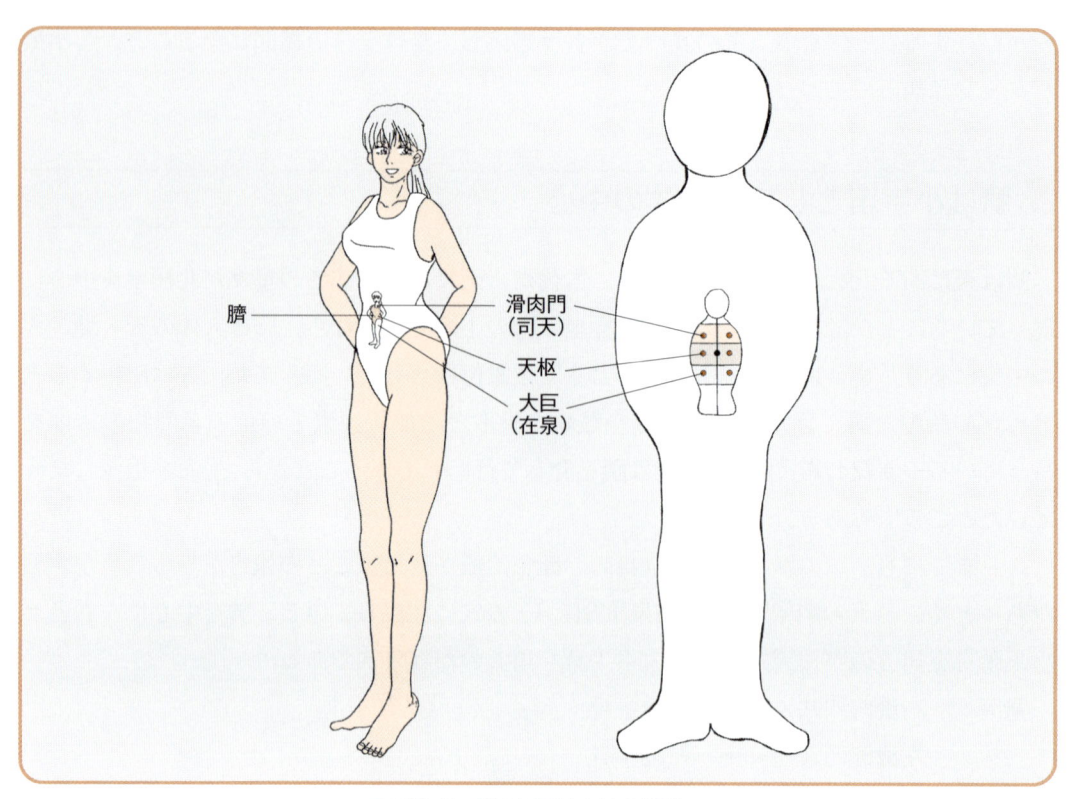

● 図 7-7　臍の周囲は人体の縮図 ●

の穴は，天・地・人三部の病を主る．上を取穴して下を治療し，下を取穴して上を治療する（たとえば湧泉穴が頭痛を治し，百会穴が脱肛を治す如くである）．また，上を取穴して上を治療し，下を取穴して下を治療する（百会穴が頭の症状を治し，湧泉穴が足や腹の諸疾患を治す如くである）．大包，天枢，地機の 3 つの穴は，人の体内の上・中・下の三部を主る．また，取穴部を按じてもよい．以って上焦・中焦・下焦の三焦の病を治療する（筆者，書き下し）」[68] となる．これは天・地・人の原則に 則 (のっと) った治療法ではあるが，あまりにも平凡で無難であるため面白味にかけ，日本においてはほとんど注目されなかったのではないだろうか．

　私はこの条文は全身治療システムの提示であると直感し，試行錯誤を繰り返した．そして「標幽賦：天・地・人治療システム」として次のように組み立て，臨床に活用している．

　「天・地・人治療システム」の基本パターンの一つであるこの方法は，症状のある部位により治療穴が決定される．上・中・下から 1 穴，天・地・人から 1 穴ずつ選穴するが，左右にある穴は虚の反応の強いほうを先に刺鍼し，十分な置鍼の後，他側に施鍼する．

　人体の上・中・下の 3 部の各々を天・地・人に 3 分割するので，全身は以下の九区分になる．

〔患部が上部（頭部）にある場合〕

【患部】　　　【治療穴】

　天————大包，百会（図 7-8-(a)）

　人————大包，璇璣（図 7-8-(b)）

　地————大包，湧泉（図 7-8-(c)）

〔患部が中部（体幹部）にある場合〕

【患部】　　　【治療穴】

　天————天枢，百会（図 7-9-(a)）

　人————天枢，璇璣（図 7-9-(b)）

　地————天枢，湧泉（図 7-9-(c)）

〔患部が下部（下肢部）にある場合〕

【患部】　　　【治療穴】

　天————地機，百会（図 7-10-(a)）

　人————地機，璇璣（図 7-10-(b)）

　地————地機，湧泉（図 7-10-(c)）

10. 四総穴の天・地・人との対応

　「四総穴歌」の歌原は明代の朱権の著作『乾坤生意』が最初のものといわれている[69]が，現代でも入手しやすい『鍼灸大全』や『鍼灸聚英』などにも「四総穴歌　肚腹三里留，腰背委中求．頭項尋列缺，面口合谷収」[28]の記載がある．

　WHO 公認の 361 穴が現行経穴とされているが，中国では古代から数多くの経穴の中から臨床において頻用する穴を重要穴として限定する試みがなされてきた．そのなかでもとくに完成度の高いものは『鍼灸大全』などに記載されている「馬丹陽天星十二穴」，「千金十一穴」，そして「四総穴」である．

　宋代の僧侶，馬丹陽の作とされる「馬丹陽天星十二穴并治雑病歌」は『鍼灸大全』に収録されている．天星十二穴として，三里・内庭，曲池・合谷，委中・承山，太衝・崑崙，環跳・陽陵泉，通里・列欠の 12 穴をあげて，「三百六十穴，不出十二訣．治病如神靈，渾如湯澆雪」[28]とその治療効果は 360 穴の中でも突出していることを述べ，この 12 穴で全身のすべての病症に対応させている．この天星十二穴を身体の各部位と対応させることで臨床に活用しやすく整理したものが千金十一穴である．

　「千金十一穴歌」では，三里・内庭（肚腹），曲池・合谷（顔面），委中・崑崙（腰背），

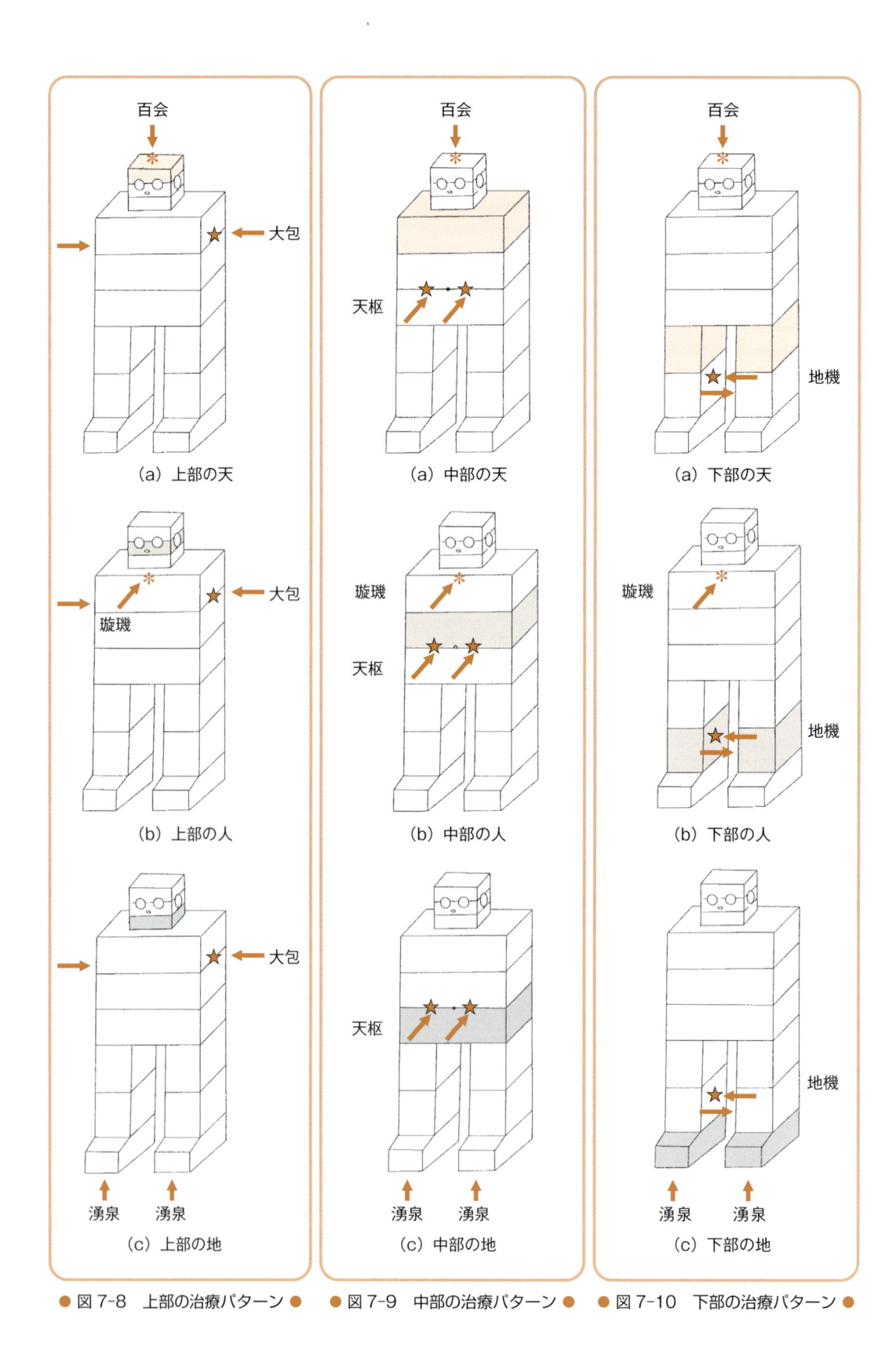

（a）上部の天 　（a）中部の天 　（a）下部の天

（b）上部の人 　（b）中部の人 　（b）下部の人

（c）上部の地 　（c）中部の地 　（c）下部の地

● 図7-8　上部の治療パターン ●　● 図7-9　中部の治療パターン ●　● 図7-10　下部の治療パターン ●

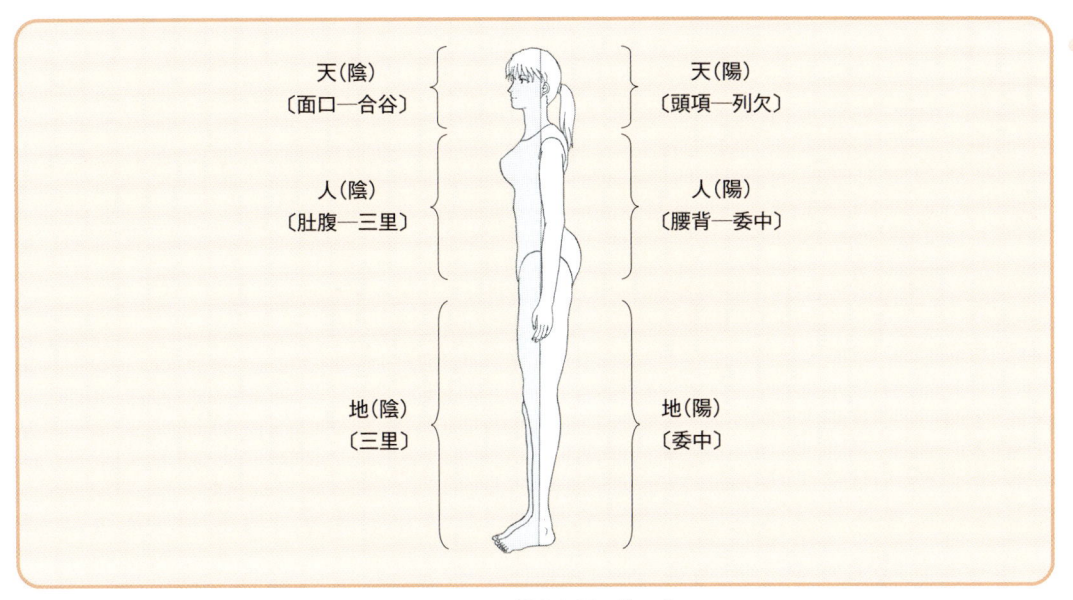

天（陰）
〔面口―合谷〕

天（陽）
〔頭項―列欠〕

人（陰）
〔肚腹―三里〕

人（陽）
〔腰背―委中〕

地（陰）
〔三里〕

地（陽）
〔委中〕

● 図 7-11　四総穴と天・地・人 ●

後渓・列欠（胸項），環跳・陽陵泉（膝前，腋脅）の 10 穴をあげて，「可補即留久，當瀉即疏泄．三百六十名，十一千金穴」[28] と 360 の経穴のなかからとくに有用な 10 穴を選び，補瀉の運用を記している．

　この「馬丹陽天星十二穴并治雑病歌」や「千金十一穴歌」を必要最小限に絞り込んだものが「四総穴歌」であり，三里（肚腹），委中（腰背），列欠（頭項），合谷（顔面）の 4 穴を総穴としている．これらのことから 361 穴の代表する穴がこの 4 つの経穴であるといえる．

　「四総穴歌」を文章どおり解釈すると，天（上部）・地（下部）・人（中部）の天（上部）の陽（後面）を列欠が，天（上部）の陰（前面）を合谷が，人（中部）の陽（後面）を委中が，人（中部）の陰（前面）を三里が担当することになる．しかし，361 穴の代表するこの四総穴で全身すべての対処ができるということであれば，千金十一穴の環跳・陽陵泉が腋脅だけでなく膝前をも担当することから，さらに三里は地（下部）の陰（前面）とも，委中は地（下部）の陽（後面）とも対応していることになる（図 7-11）．

　臨床上は，四総穴の単独使用では大きな効果を得ることが少ないので，気街システムとの併用や，馬丹陽天星十二穴や千金十一穴を加味したものを考えるか，手足の穴を同時に刺鍼する上下一対療法などとして運用するとよい．

　上下一対療法としての運用には橋本正博氏が，

　「列欠－三里」，

　「合谷－委中」，

の組み合わせ法 [70] を提唱している．もちろん，以下の配合も効果的なことがあるので，

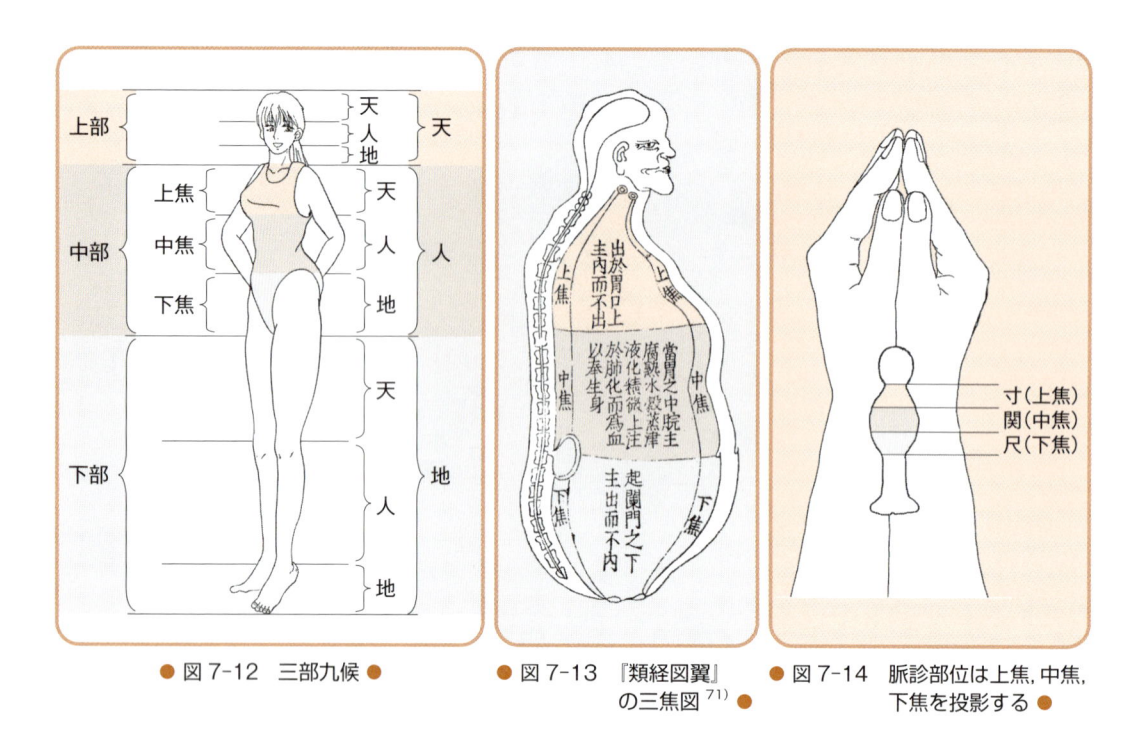

● 図7-12　三部九候 ●　　　● 図7-13　『類経図翼』の三焦図[71] ●　　　● 図7-14　脈診部位は上焦, 中焦, 下焦を投影する ●

臨機応変に対応したい.

　「列欠－委中」（肺－膀胱は子午の対極に当たり，納子法ではポピュラーな組み合わせである），

　「合谷－三里」（大腸－胃はともに陽明という同類経であり，流注上でも隣接経である）

11. 三焦は「天・地・人」の「人（体幹）」

　従来の書物によると人体を3分割したものを三焦（上焦・中焦・下焦）ととらえているようである．つまり，三焦は上焦（横隔膜から頭部まで全部）・中焦（横隔膜から臍の高さ＝上腹部）・下焦（臍の高さから下足まで全部）というふうにいわれている．これでは上焦と下焦の大きさに比較して，中焦があまりにも狭く，非常にバランスがわるい．このようなバランスのわるい3分割が許されていいものであろうか？

　古典では人全体を「天（鎖骨より上）・地（鼠径部から下）・人（鎖骨から鼠径部）」に大きく3分割し，その「天」をまた天（目より上）・地（口から下）・人（目から口）に，「地」を天（膝関節より上＝大腿部）・地（足関節から下＝足部）・人（膝関節から足関節＝下腿部）に，「人」を天（鎖骨から横隔膜＝胸部）・地（臍の高さから下＝下腹部）・人（横隔膜から臍の高さ＝上腹部）と各々を3分割している．3部を3つに分けるので合計9分割になり，三部九候理論となっていく（図7-12）.

　このなかの「人」＝体幹（鎖骨から鼠径部）を3分割したものが三焦（上焦・中焦・

下焦）である．『霊枢』衛気篇第五十二では体幹を上下の陰陽で 2 分割して胸と腹に区分している [17] が，体幹を三才観から天・地・人に 3 分割すると，胸・上腹・下腹に区分できる．これが三焦（上焦・中焦・下焦）である．つまり，三焦は従来いわれているような人の身体全体を 3 分割したものではなく，「天・地・人（上部・下部・中部）」のうちの「人（中部）」を 3 分割したものであると考えなければならない．

　これは『類経図翼』[71] の図（図 7-13）をみても明らかである．三焦のなかに五臓六腑すべてが収納されていて，上焦に肺と心，中焦に脾胃と肝胆，下焦には腎と膀胱が納められている．すべての五臓六腑が三焦に包含されることから，「人」＝中部＝三焦は「天・地・人」のなかでも特別な存在でなければならなかったといえる．手首の橈骨動脈での脈診部位も，この上焦，中焦，下焦各々が収める臓腑経絡との対応で配当が行われているわけである．「人」を人体全体と解釈するのではなく，人体全体を 3 分割した「天・地・人」のうちの一つである「人」と考えれば，整合性をもって臓腑経絡の脈診と治療ができる（図7-14）．

　ちなみに『難経集注』には「虞日三部法三才．故有天地人三部之中亦各有天地人．因而成九上部天以候頭角．上部之人以候耳目．上部之地以候口歯．中部之天以候肺．中部之人以候心．中部之地以候胸中之気．下部之天以候肝．下部之人以候脾胃．下部之地以候腎．故日三部九候也」[72] とある．

12. 三焦の治穴

　三焦の治穴（「三焦治療システム」）は『難経』三十一難に基づく有名なシステムである．「上焦は心下下鬲に在り，……（中略）……その治，膻中に在り，中焦は胃の中脘に在り，……（中略）……その治，臍の傍ら（肓兪穴・天枢穴）に在り，下焦は膀胱の上口に当たる，……（中略）……その治，臍下一寸（陰交穴）に在り．……（中略）……故に名づけて三焦と日う．その府気街にあり」[25] ここの「その府気街にあり」の文を本間祥白氏の『難経の研究』では気街を気衝穴と訳したうえで，「此の文は解し難い故に後世において誤り加えられたものと見る説あり」[25] として解説されていない．

　三焦は「天・地・人」の「人」＝体幹（鎖骨から鼠径部）であり，天・地・人治療システムの原則の一つは気街の治療である．すなわち，境界部，連結部の調整をしなければならないことを考慮すると，この『難経』三十一難の「その府気街にあり」はけっして誤って加えられたものではなく，むしろもっとも重要なキーワードであるといえる．三焦の治穴は有名なシステムであるにもかかわらず，なぜいままで注目されなかったのか．考えられる原因の一つに，この気街の調整が欠落したなかでの運用だけではあまりにも効果が小さいことがあげられる．

ここで三焦の治穴パターンをまとめておく．四街でいう「胸」を上焦に，「腹」を中焦と下焦に分割したものであるので，先にあげた四街の治療穴パターンと多くの部分で治療穴が一致している．これに『難経』三十一難が重視している任脈が加わったのと，『霊枢』五邪篇第二十の身体の三才でいう上部と中部の境界にある欠盆穴で気街を調整するという方法を採用したことで，三焦の治穴パターンが完成に近づいたと思う．病の部位が五臓であれ，局所であれ，三焦のうち上焦・中焦・下焦のいずれにあるかさえ診断がつけば，ただちに治療に移れる便利なシステムである．この場合も必要最小条件の六部定位脈診ができると，さらに効果をあげることができる．

〔前処理〕

　六部定位脈診で，右腎が左腎より虚しているときは，「三焦」すべての調整として，内関（三焦経の裏経である心包経の絡穴）と委陽（三焦経の下合穴）に切皮置鍼をしておくとよい．刺鍼の左右は VAMFIT で決定できる．左内関穴と右委陽穴になることがもっとも多い．これにより「三焦」全体の歪みが表裏から取れてくるので，本治法に匹敵する効果が得られ，頸部がフニャフニャに軟らかくなってくる．

　ただし，腎虚（左腎のほうが虚している）に使用してしまった場合や刺鍼の左右を誤ると愁訴が悪化するので注意を要する．

【患部】　　　【治療部位】

「上焦」 ⟶ 百会（四神聡），〔前方向〕膻中，天池，中府などの諸穴と欠盆付近の鎖骨上窩

　　　　　　　　〔横方向〕側胸点（大包・淵液）

　　　　　　　　〔後方向〕背兪穴（上焦のレベル）

「中焦」 ⟶ 百会（四神聡），〔前方向〕中脘，肓兪，天枢などの諸穴と気衝付近の鼠径部

　　　　　　　　〔横方向〕側腹点（帯脈）少し上気味

　　　　　　　　〔後方向〕背兪穴（中焦のレベル）

「下焦」 ⟶ 百会（四神聡），〔前方向〕陰交，肓兪，天枢などの諸穴と気衝付近の鼠径部

　　　　　　　　〔横方向〕側腹点（帯脈）少し下気味

　　　　　　　　〔後方向〕背兪穴（下焦のレベル）

13. 症　例

症例 1．腹痛　27 歳　女性

〔主訴〕お腹が痛い．卵巣嚢腫が 3 年前にみつかって，定期的に病院で診察を受けている．今日はとくにお腹全体が痛い．

〔診断と治療〕六部定位脈診では脾虚証，腹診では瘀血証．VAMFIT の診断ははっきりしない．

　背部の基本穴と右大都穴と右内関穴の処置を終えた時点で，まだ腹部症状が治まっていなかったのと，腹部の痛みが全体にあったことから，気街システムに切り替えた．百会穴と左天枢穴，左帯脈穴に切皮置鍼をしたところ，はじめの苦痛を 10 とするペインスケール（以下 PS とする）が 4 になった．置鍼したまま気衝穴に単刺して後，抜鍼すると，ほとんど苦痛がなくなり，PS は 1 になった．

症例 2．上腹部痛　46 歳　女性

〔主訴〕昼過ぎに食事を食べ過ぎてから胃が痛い．今はズーンと奥から胃が痛む．夕食は食べられなかった．ここ 1 週間の疲れが今日噴き出た感じである．

〔診断と治療〕六部定位脈診，腹診では脾虚証，脈診ではとくに心包が虚．中脘穴に強い圧痛あり．VAMFIT 診断では左天牖穴．

　心包経の虚と中脘穴の圧痛があまりにも強いことから，三焦治療システムの適応と考え，左内関穴，右委陽穴に切皮置鍼をしたところ，左天牖穴のひきつれがとれて，胃痛も PS が 10 から 0 になった．そのまま 15 分間の置鍼の後，抜鍼した．

　中脘穴の圧痛もなくなり，すっかりよくなっていた．お腹が減ってきたとのことだったが，食事は少し控えるように指示した．

症例 3．気管支喘息　12 歳　女性

〔主訴〕毎年，この時期の秋口にいつも発作が起こる．この 1 週間毎朝発作が起こる．今朝も明け方ひどい発作があった．

〔診断と治療〕来院時は発作は治まっていた．

　六部定位脈診，腹診では肺虚証．両中府穴に圧痛．VAMFIT 診断ははっきりしない．両側胸点には少し前寄りに強い圧痛あり．上背部は亀の甲のように硬い．

　鍼灸学校の学生の子どもで，父親に連日太淵穴の接触鍼と肺兪穴の灸をしてもらっているとのことだった．みると肺兪穴には灸痕が大きくついていた．太淵穴と肺兪穴の刺激を避けて，三焦治療システムを使うことにした．

右委陽穴の切皮置鍼で頸部の筋肉が緩むのを確認してから，膻中穴，両中府穴，両側胸点，両厥陰兪穴の圧痛点に切皮置鍼してカマヤミニ灸をした．施術後，上背部がうそのように軟らかくなっていた．左側胸点の圧痛が残ったので，左側胸点に膻中穴の方向に向けて皮内鍼を固定した．翌日から発作はみられない．

症例4．生理痛　41歳　女性

[主訴]以前から生理痛はひどい．今日は生理初日のため，腰と下腹部がつらい．自発痛．横になって腰と下腹部をカイロで温めていると楽になる．

[診断と治療]六部定位脈診，腹診では肝虚証．両鼠径部に圧痛あり．VAMFIT 診断でははっきりしない．輪切り症状がある場合は，縦割りのシステムである VAMFIT 診断が適応しないことがある．

　鼠径部，腰部，下腹部の痛みが横に帯状にあるので，三焦治療システムでもいいが，中部の地の反応と考え，左天枢穴，左右湧泉穴に切皮置鍼をしたところ，PS が 10 から 2 になった．左鼠径部の気衝穴付近で痛みが消失する穴を探り単刺術を施して，その鍼孔を指で閉じて脈動を感じながら数呼吸圧迫した．痛みは 0 になっていた．左天枢穴，左右湧泉穴はそのまま 15 分間の置鍼の後，右天枢穴に置鍼を追加しその後 5 分間ほどしてすべての鍼を抜鍼した．

　次の日も楽であったとの報告を受けた．

症例5．咽頭痛　22歳　女性

[主訴]今朝から少しずつ咽（のど）が痛くなりだし，午後からは嚥下痛あり．咽症状以外の主訴はない．熱もない．

[診断と治療]鍼実技の授業中の学生からの相談であったので，ちょうどその日の課題，天・地・人での処置を指示した．症状がある部位は上部（頭部）の地部なので，治療穴は「大包」，「湧泉」となる．

　学生同士で寸 6-1 番（50mm，16 号）ステンレス鍼で刺鍼をした後，報告にきた．症状がまったくなくなりました，とびっくりした様子であった．

　この例に代表されるように，軽い症状であれば天・地・人のシステムは面白いように効く．

症例6．顔面痛　48歳　女性

[主訴]今日の昼から左顔面が重はばったい感覚があったが，夕頃から少しずつ痛みだした．来院時（夜 7 時）は左目の下から横にかけてピリピリしている．

[診断と治療]六部定位脈診では肺虚証．VAMFIT 診断では左天容穴と左人迎穴を圧

迫したときに痛みの軽減を認めた．背部の施術と本治法を終わった時点で，本人はすこし楽だとは言ってはいるが，PS のはじめの痛みは変わらない．PS の結果は実際の言動と一致しないこともあるが，愁訴の軽減はほとんどなかったようである．左の陽陵泉，足三里，外丘，豊隆，天容，人迎および，右の陽陵泉，足三里の諸穴に切皮置鍼をすると PS は 8 になり，さらに愁訴が上部（頭部）の人部であることから，左大包穴と璇璣穴に切皮置鍼をすると 3 になった．そこで，臍傍の天・地・人を考慮して，司天の穴である左滑肉門穴に単刺術をすると PS は 2 になった．

　顔面の四白穴とその外側に圧痛点があったのでそこにも切皮置鍼を 10 分間した後，抜鍼した．PS は 1 になっていた．

14. VAMFIT と天・地・人の交点の運用例

　VAMFIT の経絡系統はおもに身体を縦方向に区分したシステムであるのに対し，天・地・人は身体を横方向で区分したシステムである．VAMFIT で縦縞での異常を検索できると，その主訴のある部位が天・地・人のいずれに相当するかによって使用する穴を決定することができる．すなわち，縦線と横線の交点に当たる所に治療穴を取るとよいことになる．この治療方法はとくに主訴を標的にしたい場合に効果を発揮する．咽頭痛を例にあげると，その患部は前頸部にある．この部位はすべての経絡系統が存在するところであるので，縦方向の検索は VAMFIT や脈診によって行う必要がある．横割りでの位置は，鎖骨より上を「上」部，鎖骨から鼠径部までを「中」部とするのであるから，上・中・下の三区分では「上」と「中」の境（少し上寄り）にある．

　たとえば，縦方向の使用する経脈が肺経に決定したとすると，肺経上で天・地・人の「上（天）」と「中（人）」の境に相当する穴を，各部で選択すればよいわけである．人間の身体全体を母指に投影した場合は指節間関節部橈側を，第一中手骨に投影した場合は第 1 中手指節関節の上（魚際穴の下）を，前腕全体に投影した場合は列欠穴を，前腕全体を逆にした場合は孔最穴を，上肢全体に投影した場合は手関節（太淵穴）を，上肢全体を逆にした場合は肘関節（尺沢穴）を，上腕全体に投影した場合は侠白穴を，上腕全体を逆にした場合は天府穴を選択することになる（図 7-15）．

　このようにどの経絡の変動であるかが検索できた時点で，いくつかの治療穴が選択肢のなかに入ってくる．理論的にはそのうちのどの穴でも効果があるが，より大きな治療効果を期待するときはそのなかでとくに反応の強いものを選べばよい．

　いずれにしても，一般に特効穴と呼ばれる経穴の部位は各経絡におけるこの原則に一致していることが多いことは注目に値する．腰痛の例をあげると，崑崙穴と委中穴がその特効穴としてよく知られている．たしかに腰部の支配経絡のなかでも最大のものが膀胱経で

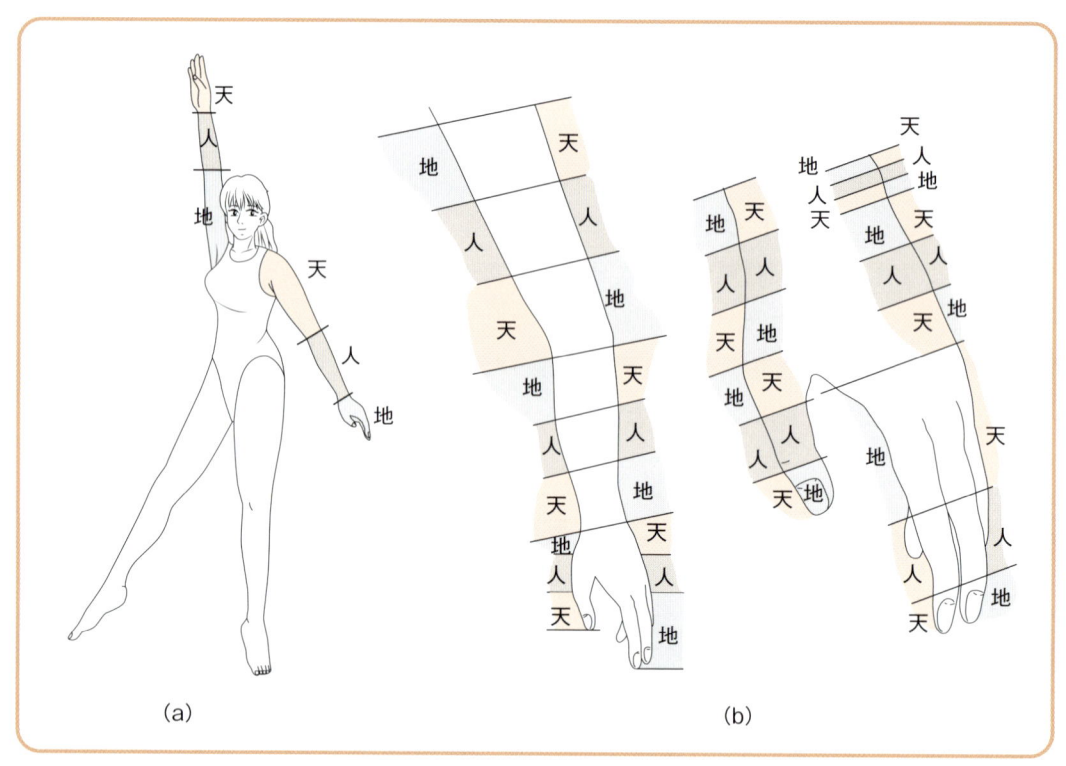

(a)

(b)

● 図7-15　身体の中の小宇宙の天・地・人 ●

あることからも，腰痛の場合，膀胱経が変動を起こしている確率は高い．しかも崑崙穴は正立時の，委中穴は倒立時の下肢における「人」と「地」の境に位置し，体幹（上焦・中焦・下焦）のなかでの「人」と「地」の境界にある腰部に対応している．この対応を考慮すると，たとえば痛みが臍の高さよりも上部にある場合と下部にある場合では取穴に差異が生じることになる．すなわち，臍の高さよりも下部の腰痛では痛みの部位が「地」の領域側となるので，崑崙穴は下寄りに，委中穴は上寄りに取穴しなければならないことになる．腰の痛みが臍より上部にある場合はその逆となる．また，このいずれの特効穴もVAMFIT によって天柱穴（膀胱経の頸入穴）が検索された場合にとくに有効である．さらにその場合は天柱穴への刺鍼により効果が倍増する．そのうえで，下腿における「人」と「地」の境に飛揚穴や跗陽穴を設定する必要と意義を理解していなければならない．なお，原穴の京骨穴の使用に際しては，指骨，足根骨，中足骨に足の「天・地・人」を配当して「人」と「地」の境界である足根骨（立方骨）と第5中足骨の連結部を考慮することになる．

　他の経絡が検索されれば，その経における「天・地・人」を用いなければならないことは当然のことである．

　施術者はこれらの天・地・人対応の投影の認識と意識をもって施術に当たれば，そうで

186

なかったときに比べて明らかな治療効果の向上がみられるから不思議である．施術者のこれらの知識を背景とした自信と強い信念が治療効果の重要な要素となることもしばしばある．

*15.*刺鍼の深浅の天・地・人

　刺鍼の深浅にも「天・地・人」が存在することが『鍼灸聚英』（高武）の「蘭江賦」[27]の記載にある．また，『素問』の金匱真言論篇第四や陰陽応象大論篇第五に，肺と皮毛，心と血脈，脾と肌肉，肝と筋，腎と骨との関係が記載されていることから，五臓の気が皮膚から骨までの深さ 5 層に配当されていることはよく知られている．

　ここで，初心にもどって二人一組での刺鍼練習を思い出していただきたい．鍼尖を体表に近づけるだけでも，被鍼者はくすぐったいような「気」を感じるものである．実際に銀鍼（できれば金鍼のほうがよい）で，被鍼者の孔最穴に鍼管を使わない撚鍼法を流注向きに行ってみると，まず切皮するかしないかの深さで，被鍼者がくすぐったいようなホヤホヤした感覚が母指か示指に起こることを訴える．これは鍼尖が肺の層にあることを示している．そこからゆっくりと鍼尖を進めていくとその感覚は消失するが，しばらくすると今度は温かいような感覚が起こってくる．鍼尖がその層を貫くと，再度それはなくなり，次の層に入ったときにこれまでと異なる得気が起こる．この得気も鍼尖がその層から抜けると消える．さらに深くに鍼尖が達すると，今度は電撃様の感覚が指先に向かって走るが，この感覚もその層の貫通とともに消失する．このような刺鍼練習を行うことでいわゆる「響き」と呼ばれるものにいくつか種類があること，しかもその各々が存在する層の深度が異なり，治療効果は患者の欲する“快”の響きによるものがもっとも有効であることを術者も被鍼者も認識することができる．

　これらのことは人体の頭の頂から足の先までを分ける天・地・人とは別ベクトルの，皮膚表面からの深さの「天・地・人」が存在することを示唆している．

　人間が気の存在であることから，その人間の身体のありとあらゆる部分にある気の本質は共通した性質を有していることになる．それはどんな小さな小宇宙になったとしても，どの方向，深さに対してでも変わりはない．この刺鍼の深浅の天・地・人と身体の天・地・人の対応と相関を意識することは臨床上きわめて重要な要素となる．すなわち，五臓のうちの何をねらうか，あるいは身体や三焦のどこを治療対象にするかによって打つべき鍼の深さが異なるわけである（図 7-16）．たとえば刺鍼部がどの部位であれ，体幹でいえば治療目標が腰部の場合は頸部の場合よりも刺鍼が深くなり，五臓では肺よりも腎に対応する刺鍼のほうが深くなる．

　場合によっては，五臓に対応する 5 層のうちのいくつか，あるいはそのすべての層で

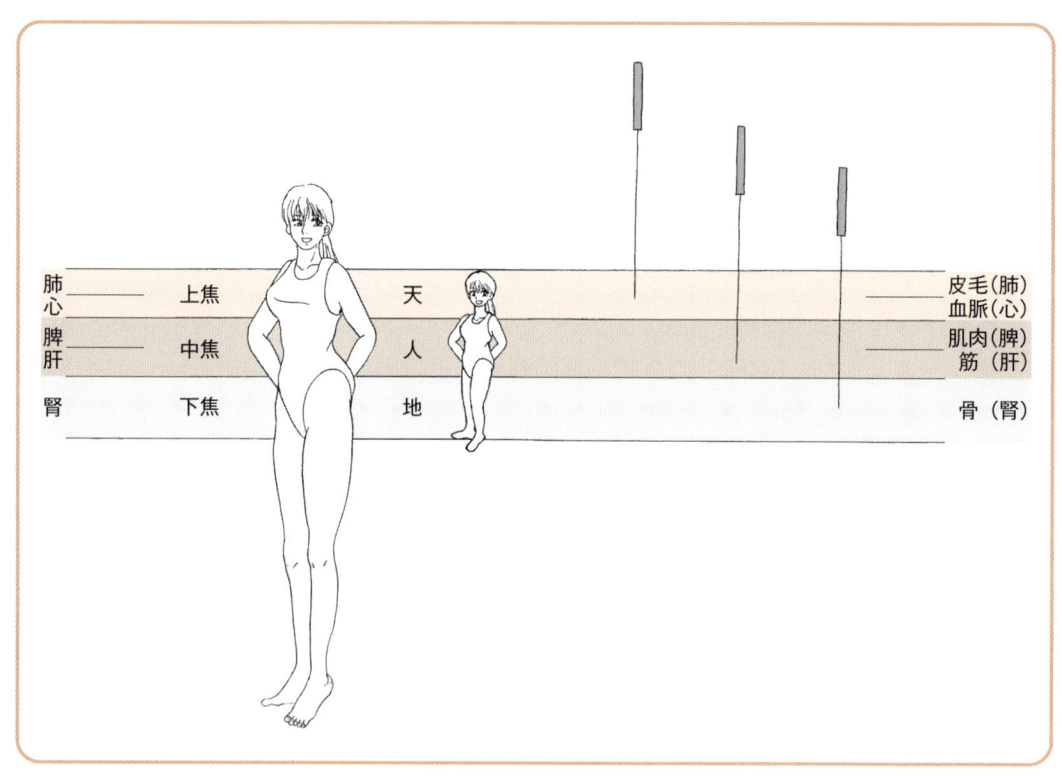

肺	上焦	天		皮毛(肺)
心				血脈(心)
脾	中焦	人		肌肉(脾)
肝				筋 (肝)
腎	下焦	地		骨 (腎)

● 図 7-16　刺鍼の深浅の天・地・人 ●

　の調整が必要となることもある．そのためには各深度での歪（ひず）みの検索法とそれに対応でき
る手法技術の習得が必要となる．

　診断は患者に触れる前から始まる．最初の診断は望診で，皮膚の表層と身体全体をみる
ことになる．色調，艶の有無，くすみ，色素沈着，体毛の多少，粗密，走行などの皮膚上
の異常点の観察と，肌肉の肥厚，筋の左右差，骨の歪（ひず）みなど深部の診察が可能である．次
の診断は気を感得した後，切診を行う．これにより，皮膚から骨までの各々の層での細粗，
温冷，乾湿，陥凹，膨隆，硬軟，硬結など多くの情報をキャッチできる．具体的なツボの
診断モデルの例をあげてみる．

　皮膚上を指や掌をかざしながら探っていくと，腠理から漏れ出る気が多量に感知できた
部位が腠理が粗になっていることになる．その部の皮毛（肺）は虚の状態であることを示
している．触れてみると皮膚はホヤホヤして緊張度がなくなっている．ほんの軽く撫でる
だけでもその変化は感得できるであろう．なお，リンパマッサージの力度で擦ってみても
軟らかければ，血脈（心）の層の虚もあることになる．結合織マッサージの皮膚波法，擦
過軽擦のような手技によって診ても力がなく軟であるならば，肌肉（脾）の層まで虚になっ
ているということになる．今度は筋肉マッサージの要領で揉み込んだとき，硬結が触れ，
なおかつ実痛があるなら，この筋（肝）の層は実の状態になっていることを示している．

すなわち，このツボに関しては，肺，心，脾の層は虚の状態，筋の層では陰陽関係から実の状態になっているのである．原則的には治療は虚の層を補ってもよいし，実の層を瀉してもよいわけであるが，表面の調整から始めると失敗がない．第 1 層目の皮毛（肺）を整えるだけでも，すべての層が調うことも多い．この層の手技としては接触鍼や小児鍼がもっとも適している．再度の診断で，他の層の虚実が除去されていないときはその次の層へと手技を進めていけばよい．円鍼による軽擦やごく浅い切皮置鍼で対応できる．もちろん，さらに次の層に進む場合もある．これらはツボの一つ一つに対して行うより，全身の治療として最浅層の手技から順に進めていくほうが労が少ない．

　ちなみに現行の刺鍼基本手技のひとつである屋漏術は皮膚からツボの底までの天・地・人の深さの各々で留めて運鍼する方法である．

16. 横に流れる経脈

　人体を頭から足に向かう縦のベクトルの「天・地・人」が存在すると同時に，皮毛（肺）・血脈（心）・肌肉（脾）・筋（肝）・骨（腎）の各々の層を五臓の気が流れるという体表から体内に向かうベクトルの「天・地・人」が存在するということから，人体の横のベクトルの「天・地・人」も存在することが想定されるだろう．すべての経絡上に，各々五行穴が存在していることが，その正しさを証明している．陰経を例にすると，五行（木・火・土・金・水）の順に五臓（肝・心・脾・肺・腎）の気が縦に流れる経脈を横切るように流れているわけである（図 7-17）．これが成立しないと，五行穴という要穴が臨床意義を失ってしまい，『難経』六十九難による本治法が破綻してしまう．たとえば，経絡治療で重用される本治法では，肝虚証には曲泉穴（肝経の合水穴）が治療穴となる．それは，肝虚証とは肝（木）と腎（水）の虚であるからだ．肝経（木）中の腎（水）穴である曲泉穴は，いわゆる肝経と腎経の交点ともいえ，この両経を同時に補う穴となる．

　『難経』六十九難の他の治療穴も，すべて同様である．

　心虚証（心・肝の虚）⇒少衝（心経中の井木穴）：心経と肝経の交点

　脾虚証（脾・心の虚）⇒大都（脾経中の滎火穴）：脾経と心経の交点

　肺虚証（肺・脾の虚）⇒太淵（肺経中の兪土穴）：肺経と脾経の交点

　腎虚証（腎・肺の虚）⇒復溜（腎経中の経金穴）：腎経と肺経の交点

　心包虚証（心包・肝の虚）⇒中衝（心包経中の井木穴）：心包経と肝経の交点

　図 7-17 をみれば分かるが五臓の気の流れは，体内だけでなく，その周囲を取り巻くように流れていると想定すると，実際の臨床で起こる現象と合致する．

　気を感得できると，直接，触れることなく，診断ができるからである．

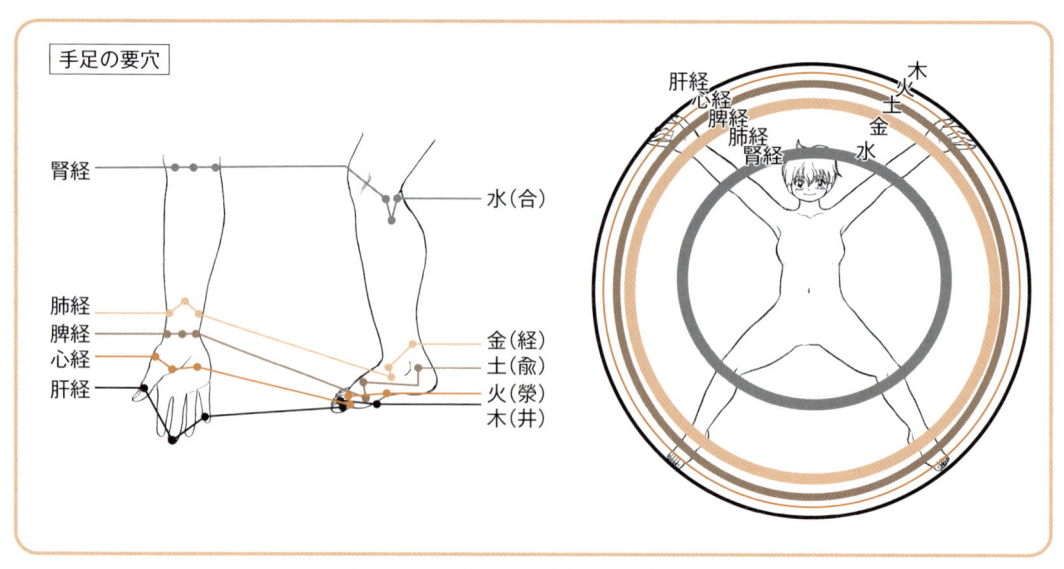

● 図 7-17　経絡の横の流れ（陰経の例）●

　こうしてみると，医科学の祖とよばれるスイスのパラケルスス（Paracelsus）が提唱した"アルケウス（身体と魂を結合する霊的な気体）"や近代神智学などに代表される"オーラ"などの概念と"気"は類似する部分も多い．

　長年，臨床に携わってきた治療家は，その体験から"気"の存在に気がついていることが多い．しかし，これを広く大きな声で話せないのは，理解されない方に変人扱いされるというリスクの大きさの割に，益が少ないためである．"気"が詐欺的に利用されたり，集団の中で悪用されセクト（宗派・教派）化したりしているという話もよく聞くことである．

　私たち東洋医学の世界では，臨床に役立つ部分だけの実用的な運用に徹することが重要である．"気"を感得できる方は，それを利用すればいいだけのことである．しかし，感得できなくても，"気"について意識してなくても，私たちには，先人達が遺してくれた伝統医学というシステムがある．正しい"気"のシステムに則った臨床を行えば，治療には何の支障もないことを強調しておきたい．

17. 刺鍼してよい経穴（刺鍼要求穴）と刺鍼してはいけない経穴（刺鍼拒否穴）

　治療に有効な経穴を取穴できることは運鍼の技術よりも優先されるべき重要な課題である．人体に顕現する経穴は刺鍼を要求している場合と，刺鍼を拒否している場合があるからである．前者に刺鍼すると愁訴が軽減するが，後者に刺鍼すると愁訴が増悪してしまうのである．このことから，この両者を検索および識別できるようになることは，治療者に

とって必要かつ大切な資質であることがわかる．しかし，この課題は初心者にとって決して低いハードルではない．そこで第 4 章で述べた"体前屈兪穴検索法"が有用なツールとなる．この検索法を利用するとだれにでも簡単にこれらの経穴の発現様式と特性を学習することができる．

　経穴の反応が認識しやすい背兪穴で"体前屈兪穴検索法"を行って体前屈を増加させる背兪穴が検索できると，その穴が刺鍼するべき穴（刺鍼要求穴）であり，刺鍼により高い治療効果が期待できる治療穴となる．逆に体前屈を減少させる背兪穴が刺鍼をしてはいけない穴（刺鍼拒否穴）であり，そこに刺鍼すると愁訴の増悪がみられると同時に，証を間違えた本治法の置鍼で出現するのと同じ悪反応が身体の各部で起こってしまう．臨床現場ではこれらの経穴の状態を指頭で触れて判別できることが要求されるのであるが，刺鍼要求穴と刺鍼拒否穴には明白な差異がある．刺鍼要求穴は表面が軟らかくなっており，指で触れるとその指に吸い付き引き込んでくるもので，施術者の指の感覚が快く感じられる．患者のほうも圧されて気持ちよさを訴える．刺鍼拒否穴は硬くしこっていて圧しても指をはね返してくるもので，圧すと患者は痛がり，施術者も気持ちよく圧すことができない場合が多い．

　刺鍼した場合，刺鍼要求穴は鍼が吸い込まれていくが，刺鍼拒否穴のほうは鍼が入っていかず，無理に刺入しようとすると患者が苦痛を訴える．これらの背兪穴の顕現状態を"体前屈兪穴検索法"での結果で確認しながら把握する訓練を積み，指に感覚を覚え込ませることで刺鍼要求穴と刺鍼拒否穴を識別できるようになる．

*18.*治療家の心得

　VAMFIT や天・地・人のシステムを運用していると，その優れた治療効果から鍼灸治療に限界がないような錯覚に陥ってしまうことがあるかもしれない．しかし鍼灸にかぎらずどんな治療法にもかならず限界とその不適応症があることを忘れてはならない．急を要する疾患や，鍼灸よりももっと適した治療方法が存在する疾患もある．たとえば，クモ膜下出血により起こった頭痛や心臓発作による胸痛の場合は一刻を争って病院に送るべきであるし，骨折直後や関節を脱臼している場合は整形外科医や柔道整復師の処置が優先されるべきである．また，医師と連繋して治療に当たらなければならないような場合もある．大事なことはその患者にもっとも適した治療法を提供することである．そのためには，現在行われている医療についての知識がどうしても必要になる．その疾患に関して現代医学での最新医療の現場ではどんなことが行われているか？　その治療成績は？　その限界は？　また，他の療法での現状は？　など，知るべきことは多い．そのうえで，鍼灸治療の適応と効果を考えて，必要であれば他の医療機関を紹介すべきである．私たちは本治法

の効果がないときや VAMFIT や天・地・人のシステムでの効果があまりにも少ないとき
なども専門医を紹介するようにしている.

おわりに

　前世紀の終わりまで，東京，渋谷・センター街に日本でも有数の患者数を誇る鍼灸専門の治療院があった．岩田鍼院である．ベッド数 10 台，治療責任者 3 名，助手 10 名，治療時間午前 9 時～午後 9 時（受付は夜 8 時まで）の 12 時間，患者 1 人当たりの所要時間平均 60 分．全予約制であったので，いつもベッドはほぼ満床であった．平成 13（2001）年 12 月，諸事情により閉院したが，断りきれない患者を抱え，現在でも移転場所で岩田一郎先生お一人が治療に当たられている．

　私は学校法人花田学園 日本鍼灸理療専門学校の常勤教員を勤めながら，この岩田鍼院で副院長として 18 年間臨床に携わった．当時，花田学園は昼間部出勤の日は午後 4 時まで，夜間部出勤の日は午後 3 時からの業務であったので，治療院のほうは逆に午後 4 時 30 分から夜 9 時まで，あるいは午前 9 時から午後 2 時 30 分までを担当させていただいた．同じ花田学園の講師でもある岩田一郎院長に，私の学校の勤務時間に合わせてうまくシフトをしいていただけたおかげで，学校業務，研究と臨床の両立をすることができた．私は毎日，朝早くから夜遅くまで仕事に追われることになったが，おかげで充実した毎日を送ることができた．

　これらのことが可能であったのは，岩田一郎先生のご尽力と現在の学校法人花田学園の櫻井康司理事長の教員資質に対する基本理念が教育，研究，臨床の三本柱をバランスよく持つことというものであり，教員にとっての臨床の必要性を理解していただいていたからである．

　研究と臨床と教育は相互に関連し合ったものなので，各々のなかでそれぞれを活用することができる．臨床に裏付けられた講義をすることができるし，臨床に直結した研究ができる．その研究をまた，教育や臨床に生かすことができるのである．

　VAMFIT は私が岩田鍼院の岩田院長をはじめ多くの助手諸氏，および患者の方々とともに試行錯誤の末，創り上げていったものである．この治療システムが生まれた背景には岩田鍼院の特異性があった．毎日，施術者として診ることのできる患者数の多さ，臨床的興味津々の助手たち，休日ごとに行った新治療システムの研究会，すべてに寛大で臨床能力と経営能力に長けたトップ．

　岩田一郎院長は 22 年前の岩田鍼院開設当初から日本一の患者数を誇る治療院を目指したという．意外にも予想よりもずいぶん早く，その目標は達成された．患者数がそこまで多くなった理由は治療者の医療面接，治療技術を含めた総合的な腕だけではないファクターももちろんある．治療院のある場所の地の利，交通の至便さをはじめ，花田学園の教職員，学生など学校関係者からの紹介者も多かったことなどもあげられる．そういう意味

では周囲の人たちが皆で支えてくれていたことには私も感謝してもしきれない．そして治療に満足した患者はまた他の患者を紹介してくる．その患者がまた患者を連れてくる．このように，その期待に応えることができる臨床技術があれば，患者の数は増える一方になってくる．しかし，治療院には収容能力に限界があるので，そのキャパシティー以上の数を増やすことはできない．そうするとどうしても，予約が取れなくなって患者に迷惑をかけることになる．

　私は岩田先生から副院長として患者を任せていただけたおかげで，数多くの臨床経験を非常に短期間で積むことができた．また，個人的な理由から採算を度外視した治療をさせていただいたりもした．今から考えても，恵まれすぎる環境で治療と臨床研究に専念させていただいていた．経営者の岩田院長にとっては，それこそ，ボランティアのつもりであったにちがいない．

　VAMFITはこのように多くの方の理解と協力によってできたものである．VAMFITは経絡治療の基本寒熱証に対する本治法，およびその寒熱の波及部位から発生する主訴に関わる正経十二経，十八絡脈，奇経八脈，十二経別，十二経筋のすべてにわたり整合性をもち，しかも天・地・人を包含したシステムとなっている．そのうえに簡単に運用でき，なおかつ非常に高い治療効果を期待できることから，古典医学の実践者の治療にきっと役立つものになると考えている．本書が経絡治療を志す方にとって，技術向上の一助になることを願って止まない．

　最後に学校法人花田学園・理事長櫻井康司先生と岩田鍼院院長岩田一郎先生，あらためて，ここにお二人の寛大なお力添えに感謝の念を表します．また，本研究並びに本稿執筆に際し，種々御助言励ましをいただいた財団法人東洋医学研究所副所長の白石武昌先生と，協同研究者である日本鍼灸専門学校の光澤　弘先生，武藤厚子先生，高山美歩先生には経絡治療学会の学術大会 VAMFIT 実技発表から本書をまとめるまですべての研究にご尽力下さり，深く感謝いたします．イラストについてはどんな無理な注文にも快く応じてくれた山本恵美さんに御礼申し上げます．なお，経絡治療学会会長の岡田明三先生には推薦の御言葉をいただき，大変光栄に存じます．

　終わりに，VAMFIT の単行本化を勧めていただきました医歯薬出版株式会社に心から感謝を申し上げます．

　平成 15 年 7 月吉日

木　戸　正　雄

あとがき

　2003 年にイギリスの宇宙物理学者マーティン・リースが「有能な生物学者が一人でも狂気に駆られて，どんなワクチンも効かないようなウイルスをばらまけば，人類は 21 世紀に滅びる.」と予言した（『Our Final Century?：Will the Human Race Survive the Twenty-first Century? 』2003 年）.そして，その 17 年後，それに近いことが現実となった.2019 年 12 月，中華人民共和国湖北省武漢市から原因不明の肺炎の報告があり，翌年 3 月 11 日には WHO により新型コロナウイルス感染症（COVID-19）のパンデミックの認識が示されたのだ.

　私たちはそれまで経験したことのない得体の知れない感染症との闘いを強いられることになったが，幸い，人類は滅びることもなく，無事にこの危機を乗り越えた.しかし，この過程で人と人の距離感がデリケートになってしまった時期があった.そして，これをきっかけに，私たちは，人間にとって人と人の繋がりがいかに大切なものであったかを改めて気付かされることになった.学校の現場でも，リモート授業にしてしまうと，対面授業に比して学習効率も，人間関係も，学生の心理状態もすべて劣悪になるという問題が浮き彫りになった.

　東京都健康長寿医療センター研究所の村山洋史氏らによる全国の都道府県のコロナ死亡率に関する報告によると，他の人の役に立とうとする互酬性の規範が豊かな住民同士のつながりが強い都道府県ほど，COVID-19 による死亡率が低いという結果であった.

　この社会を構成している人間は，人によって生かされ，人のために生きていること.人と人の繋がりは不可欠であり，その繋がりが人の健康と命を守るということも確認することができたともいえる.

　私たち臨床家としても，患者との繋がり方，接し方の意義と重要性を認識しなければならないだろう.今さら述べるまでもなく，人と人の交流は“氣”の交流であり，鍼灸の臨床家は，意識しているかいないかに関わらず，これを実践していることになる.

　本書は，先人達が遺してくれた経絡系統という“氣”の治療システムである.これに則って臨床を行えば，“氣”について特段の意識がなくても，初心者であっても十分な治療効果を期待することができることだろう.新たに紹介した独陰穴などは，ぜひ追試して，その効果を実感してほしい.

　最後に，本書『経絡系統治療システム〈VAMFIT〉』の発行にあたって，私の無理難題にも快く対応してくださった医歯薬出版株式会社編集部に心から感謝を申し上げる.

　2024 年 9 月吉日

木 戸 正 雄

参考文献

1）石田勝，岩田一郎，木戸正雄：新治療システムの研究（1）．医道の日本，521：101-108，1988.

2）石田勝，岩田一郎，木戸正雄：新治療システムの研究（2）．医道の日本，522：27-32，1988.

3）石田勝，岩田一郎，木戸正雄：新治療システムの研究（3）．医道の日本，525：31-33，1988.

4）石田勝，岩田一郎，木戸正雄：新治療システムの研究（4）．医道の日本，537：29-35，1989.

5）石田勝，岩田一郎，木戸正雄：新治療システムの研究（5）．医道の日本，538：45-51，1989.

6）石田勝，岩田一郎，木戸正雄：新治療システムの研究（6）．医道の日本，542：40-44，1989.

7）石田勝，岩田一郎，木戸正雄：新治療システムの研究（7）．医道の日本，559：37-43，1991.

8）石田勝，岩田一郎，木戸正雄：新治療システムの研究（8）．医道の日本，570：52-55，1992.

9）木戸正雄，他：肝虚証とVAMFIT．経絡治療，145：37-43，2001.

10）木戸正雄：腰痛の経絡治療．経絡治療，149：18-29，2002.

11）木戸正雄：VAMFITの運用法．経絡治療，148：16，2002.

12）近藤鴨治，他：肩こりについての研究 第1報．（社）東洋療法学校協会誌，17：72-80，1993.

13）石田秀美，他：現代語訳 黄帝内経霊枢 上巻．東洋学術出版社，1999.

14）皇甫謐：黄帝鍼灸甲乙経．盛文堂，漢方医書領布会，1975.

15）石田秀美，他：現代語訳 黄帝内経素問 中巻．東洋学術出版社，1992.

16）石田秀美，他：現代語訳 黄帝内経素問 上巻．東洋学術出版社，1991.

17）石田秀美，他：現代語訳 黄帝内経霊枢 下巻．東洋学術出版社，2000.

18）経絡治療学会編纂：日本鍼灸医学（経絡治療・基礎篇）．p10-11，経絡治療学会，1997.

19）経絡治療学会編纂：日本鍼灸医学（経絡治療・臨床編）．p23-30，経絡治療学会，2001.

20）小川卓良，他：証を立てる上での問題点．日本経絡学会誌，17：26，1990.

21）岡部素道：鍼灸経絡治療．第6版，p86-89，積文堂出版，1983.

22）向野義人，他：経絡テスト．医歯薬出版，1999.

23）中村隆一，他：基礎運動学．第3版，p183-259，392-396，医歯薬出版，1990.

24）塚原正樹：絡穴考（2）．医道の日本，550：98-102，1990.

25）本間祥白：難経の研究．医道の日本社，1965.

26）光澤弘，木戸正雄，武藤厚子，白石武昌：VAMFITの運用法（2）．経絡治療，152：16，2003.

27) 高武：鍼灸医学典籍大系 第 12 巻 鍼灸聚英発揮. p29-42, 213-215, 出版科学総合研究所, 1978.

28) 徐鳳：鍼灸大全. p18-21, 44, 79-119, 130-143, 人民衛生出版社, 1987.

29) 福島弘道：経絡治療要綱. p317-324, 東洋はり医学会事務局, 1984.

30) 袁九稜：子午流注（納甲法）. 医道の日本, 488：71-77, 1985.

31) 赤崎幾哉：自律神経失調症と十干の臨床応用. 経絡治療, 86：88-90, 1986.

32) 靳賢：鍼灸大成　巻七. p302-305, 大中國図書公司, 1978.

33) Mutoh A, Kido M, Mitsuzawa H, Mizukami Y：Is it the Bladder Meridian Only That Troubles Lower Back? Silver Bullet for Lower Back Can Miss the Target, While Diagnostic Therapy Never Fails (Seventh Report on VAMFIT). WFAS Tokyo/Tsukuba 2016.

34) 友野直道, 他：脈診を初めてはじめる人のために. 経絡治療, 140：11-16, 2000.

35) 中島宏, 他：脈診を初めてはじめる人のために 2. 経絡治療, 144：13-19, 2001.

36) 木戸正雄, 他：脈診を初めてはじめる人のために 3. 経絡治療, 148：13-21, 2002.

37) 高山美歩, 他：脈診を初めてはじめる人のために 4. 経絡治療, 152：61-67, 2003.

38) 木戸正雄編著, 光澤弘, 武藤厚子：脈診習得法（MAM）. 医歯薬出版, 2013.

39) 首藤傳明：経絡治療のすすめ. p154-156, 医道の日本社, 1983.

40) 竹之内診佐夫, 濱添圀弘：鍼灸医学. p47-51, 南山堂, 1977.

41) 杉充胤編訳：経絡十講. 医道の日本社, 1980.

42) 王執中：鍼灸医学典籍大系 第 8 巻 鍼灸資生経. p79-81, 出版科学総合研究所, 1978.

43) 滑伯仁：十四経発揮. 旋風出版社, 1989.

44) 柴崎保三：鍼灸医学大系 8 黄帝内経素問 第 49〜60. p4009, 雄渾社, 1979.

45) 山田慶兒：中国医学はいかにつくられたか. p73-89, 岩波書店, 1999.

46) 吉川文雄：人体系統解剖学. p98-141, 南山堂, 1984.

47) 藤田恒太郎：生体観察. p27-33, 南山堂, 1978.

48) Hoppenfeld S：Physical examination of the spine and extremities. Appleton-century-crofts, 1976.（Stanley Hoppenfeld 著, 野島元雄監訳：図解 四肢と脊椎の診かた. p101-105, 医歯薬出版, 1984.）

49) 入江正：経別・経筋・奇経療法. 医道の日本社, 1982.

50) 木戸正雄：天・地・人治療 鍼灸医術の根本的治療システム. 医歯薬出版, 2009.

51) 竇漢卿, 李鼎輯注, 王羅珍校録：鍼経指南. 啓業書局有限公司, 1991.

52) WHO 西太平洋地域事務局著, 第二次日本経穴委員会訳：WHO/WPRO 標準経穴部位 日本語公式版. 医道の日本社, 2009.

53) 日本理療科教員連盟, 東洋療法学校協会編, 教科書執筆委員会著：新版 経絡経穴概論. 医道の日本社, 2009.

54) 山下詢：針灸治療学 正経と奇経の運用. 医歯薬出版, 1975.

55) 南京中医学院編：中国漢方医学概論. 中国漢方医学概論刊行会, 1965.

56）久米建寿：東洋医学の革命児　平田内蔵吉の生涯と思想・詩．p358，たにぐち書店，1995.

57）柴崎保三：鍼灸医学大系 16 黄帝内経霊枢 第 11〜21．p1251，雄渾社，1979.

58）素問．日本内経医学会，2004.

59）木戸正雄，他：黄帝内経素問（刺腰痛篇）における素経脈．p150，第 72 回全日本鍼灸学会学術大会抄録集，2023.

60）柴崎保三：鍼灸医学大系 7 黄帝内経素問 第 41〜48．雄渾社，1979.

61）家本誠一：黄帝内経素問訳注 第 2 巻．医道の日本社，2010.

62）李時珍，王羅珍，李鼎校注：現代語訳奇経八脈考．東洋学術出版社，1995.

63）陸瘦燕，朱汝功編著：針灸腧穴図譜．上海技術出版，1961.（陸瘦燕，朱汝功編著，間中喜雄訳：奇穴図譜．p51-61，医道の日本社，1971.）

64）木戸正雄：素霊の一本鍼．ヒューマンワールド，2009.

65）第 2 軍医大学第 1 付属治療院精神神経科編，張心曙著：腕顆針．上海科学技術出版社，1978.（第 2 軍医大学第 1 付属治療院精神神経科編，張心曙著，杉充胤訳：腕顆針．医道の日本社，1979.）

66）山田安正：現代の解剖学．p2，190-191，金原出版，1992.

67）坂本静男：臨床スポーツ医学 Vol.15 臨時増刊号 熱中症．p264-26，文光堂，1998.

68）黒竜江省祖国医薬研究所：針灸大成校釋．p187，人民衛生出版社出版，1984.

69）施土生：針灸歌賦校釈．p99，山西科学教育出版社出版，1987.

70）橋本正博：新釈・鍼灸経絡治療．p19-29，医歯薬出版，1985.

71）張介賓：類経・類経図翼・類経附翼．復刻版 第四分冊 類経図翼（全十一巻）．p40，経絡治療学会，1978.

72）王九思：難経集注 巻二．p18，台湾中華書局，1988.

索 引 ● 一般（経穴・古典文献を除く）

索　引 ● 古典文献

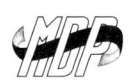

【著者略歴】

木戸正雄（き ど まさ お）

1954 年，大阪府生まれ
京都工芸繊維大学（応用生物学科）卒業
日本鍼灸理療専門学校卒業
元岩田鍼院副院長
現在：天地人治療会会長
　　　日本鍼灸理療専門学校同窓会会長
　　　日本鍼灸理療専門学校講師
　　　（一財）東洋医学研究所主任研究員
　　　（一財）東洋医学研究所評議員
　　　（学）花田学園評議員
　　　日本伝統鍼灸学会評議員
　　　経絡治療学会評議員
　　　経絡治療学会夏期大学講師
　　　経絡治療学会誌編集同人
著書：『変動経絡検索法〈VAMFIT〉—だれでもできる経絡的治療—』（単著 医歯薬出版）
　　　『天・地・人 治療—鍼灸医術の根本的治療システム—』（単著 医歯薬出版）
　　　『素霊の一本鍼「柳谷秘法一本鍼伝書」を現代臨床に活かす』（単著 ヒューマンワールド）
　　　『脈診習得法（MAM）—だれでも脈診ができるようになる—』（編著 医歯薬出版）
　　　『痛みのマネジメント—西洋医学と鍼灸医学からのアプローチ—』（分担執筆 医歯薬出版）
　　　『新しい鍼灸診療 第 2 版』（分担執筆 医歯薬出版）
　　　『日本鍼灸医学 経絡治療・臨床編』（共著 経絡治療学会）
　　　『柳谷素霊に還れ』（共著 医道の日本社）
　　　『日本鍼灸を求めて 2』（共著 緑書房）
　　　『腰部と骨盤の手技療法』（監訳 緑書房）
DVD ＆ビデオ：
　　　『変動経絡治療システム VAMFIT』（医道の日本社）
　　　『素霊の一本鍼』（ヒューマンワールド）

新版　経絡系統治療システム〈VAMFIT〉
—だれでもできる経絡的治療—

ISBN978-4-263-24109-7

2024 年 11 月 10 日　第 1 版第 1 刷発行

著　者　木　戸　正　雄
発行者　白　石　泰　夫
発行所　医歯薬出版株式会社

〒 113-8612　東京都文京区本駒込 1 - 7 - 10
TEL.（03）5395-7641（編集）・7616（販売）
FAX.（03）5395-7624（編集）・8563（販売）
https://www.ishiyaku.co.jp/
郵便振替番号 00190-5-13816

乱丁，落丁の際はお取り替えいたします　　　　　印刷／製本・壮光舎印刷

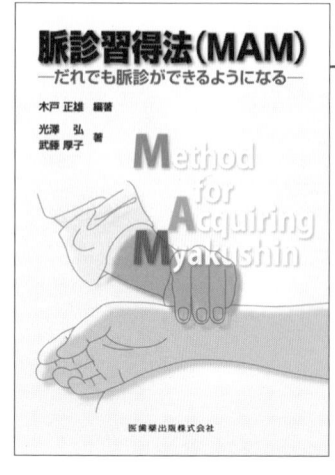
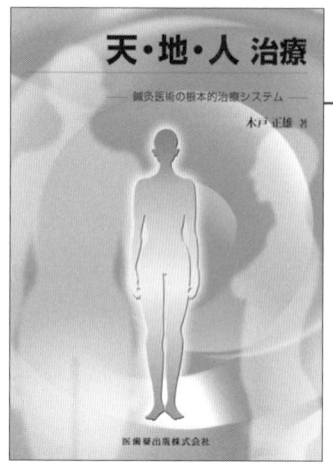